神経疾患のリハビリテーション

【監修】江藤文夫 国立障害者リハビリテーションセンター 顧問
【編集】和田直樹 群馬大学大学院医学系研究科リハビリテーション医学分野 教授

南山堂

監修

江藤 文夫　国立障害者リハビリテーションセンター　顧問

編集

和田 直樹　群馬大学大学院医学系研究科リハビリテーション医学分野　教授

執筆（執筆順）

和田 直樹　群馬大学大学院医学系研究科リハビリテーション医学分野　教授
竹島 慎一　昭和大学医学部リハビリテーション医学講座　助教
川手 信行　昭和大学医学部リハビリテーション医学講座　教授／診療科長
笠井 史人　昭和大学医学部リハビリテーション医学講座　准教授
仲保 徹　昭和大学保健医療学部理学療法学科　准教授
田中 聡一　高崎健康福祉大学保健医療学部理学療法学科　教授
早乙女貴子　東京都立神経病院リハビリテーション科　医長
宗宮 真　群馬パース大学大学院保健科学研究科　准教授
大竹 弘哲　前橋赤十字病院リハビリテーション科　部長
宮口 琢磨　前橋赤十字病院リハビリテーション科
臼田 滋　群馬大学大学院保健学研究科リハビリテーション学　教授
先崎 章　埼玉県高次脳機能障害者支援センター／東京福祉大学　教授
野﨑 園子　関西労災病院神経内科・リハビリテーション科　部長
山口 晴保　群馬大学　名誉教授
花山 耕三　川崎医科大学リハビリテーション医学　教授

監修のことば

　臨床医学では疾患重症度の指標として日常生活における活動 (activities) の制限が重視される．20世紀後半にパーキンソン病の薬物療法が企図された当時は古典的な三徴候を中心に神経学症状を点数化する重症度評価が複数考案されたが，日常生活での活動の制約を組み込んだ Hoehn & Yahr 分類が評価の主軸として採用されて以来，脳神経疾患でも活動に焦点を当てた取り組みが活性化された．同じ頃，神経生理学の知見が拡大され，電気生理学的診断手技の普及に伴い，神経筋疾患でリハビリテーションの適応が拡大した．さらにコンピュータ技術の進歩により脳脊髄の画像診断法が開発され，21世紀を前にして脳神経機能の可塑性に着目した研究が臨床領域に拡大され，ニューロリハビリテーションとして発展中である．

　1996年に神経学的リハビリテーションの第1回国際会議が英国のニューカッスルで開催されて以降，医師だけでなく多くの理学療法士 (PT)，作業療法士 (OT)，言語聴覚士 (ST) といったリハビリテーションに関わる専門職が多数参加して神経学の臨床的領域の発展が加速された．同じ年に英国のケンブリッジ大学関連施設として神経心理学リハビリテーションの実践を目指す Oliver Zangwill Centre が開設された．その主任の職種は開設者の神経心理学者，次いで PT，現在は ST である．

　リハビリテーション医療提供の仕組みは国によりさまざまであるが，多数専門職の連携チームにより実践されることは共通している．そこでは患者のトリートメントに関する情報の共有が大切である．本書の初版が平井俊策 先生の編集により刊行されたのは1984年のことであった．その頃から神経学の基礎的領域の発展が加速され，それらが臨床にも反映され始めた1997年に改訂されて以来，すでに20年以上が過ぎた．

　今回，新版の刊行にあたっても初版以来の方針を踏まえた．編者の和田直樹 先生は平井俊策 先生から直接神経学について教授され，リハビリテーションに専心することを奨励された．適任の編者を得て，執筆者だけでなく内容もレイアウトも一新され，充実したものが出来上がったと考える．今後は関係の皆様に十分にご利用いただくとともに，いろいろとご批判とご意見をいただいて本書がよりよいものとなることを願うものである．

　2019年9月

国立障害者リハビリテーションセンター　顧問

江 藤 文 夫

序

　私がレジデントとして働いていた当時には，神経のリハビリテーションを学びたいと考えても教科書はほとんどなく，医師として最初に師事した平井俊策 先生が編集された「神経疾患のリハビリテーション」をほぼ唯一のバイブルとして診療にあたっていた．その後，この分野を本格的に学びたいと考えた時に，同書の共同編集者の江藤文夫 先生の元で学ぶ機会を与えていただいた．この度，新版として新たな息吹を吹き込むため，その編集という重責を任されることになり，少なからぬ縁を感じるとともに，神経疾患を取り巻く状況について自分のレジデントの頃と現在とを比較して考えてみた．

　神経疾患は，この20年間で画像診断，遺伝子診断の発達により特に診断の面で飛躍的な進歩を遂げた．早期診断が可能となったおかげで脳梗塞急性期の血栓溶解療法が可能となり，他にも難治性の痙縮に対するボツリヌス毒素療法など当時では考えられなかったような革新的な治療が導入され，その恩恵を受けることができた患者も多数存在する．一方で，いまだ有効な治療方法が開発されておらず，現在でもリハビリテーションが治療の中心となる疾患も数多く存在する分野でもある．将来，再生医療や遺伝子治療が実用化される時代が来ても，この分野におけるリハビリテーションの重要性は変わらないと考える．また，リハビリテーション関連職種の人数は当時の10倍以上に増えており神経疾患に携わる医療者は今後もさらに増えることが予想されるうえ，多職種の連携も当時とは比較にならないほど重要視されている．

　このように神経のリハビリテーションを学ぶ者が増える中，初学者の中には神経疾患に対して苦手意識を持つ者も多いため，医学生や療法士養成校の学生にも理解できるわかりやすい教科書が必要と考え，本書は全面カラー刷とし，図や表を多用し，「リハ科医の視点」，「PT・OT・STへのアドバイス」，「治療手技のTips」などの実際の臨床現場で役立つような項目を設けた．初期研修医やリハビリテーションを学ぶレジデント，既に臨床現場で勤務している療法士にも対応できる専門的な内容を含み，医師と療法士の相互視点で学べる教科書を目指し多方面の専門家に，最新の知見に基づき執筆をお願いした．本書が神経疾患のリハビリテーションを学ぶ多くの方にとっての一助となれば幸いである．

　本書の刊行にあたり南山堂の萩川氏をはじめとする編集部スタッフの方々の御努力に深謝する．

　2019年9月

群馬大学大学院医学系研究科リハビリテーション医学分野　教授
和田直樹

Contents

第 1 章 神経疾患とリハビリテーション （和田直樹） 1

[1] リハビリテーションからみた神経疾患　1
1. リハビリテーションの概念 ……………………………………………………………… 1
2. わが国における神経疾患とリハビリテーション ……………………………………… 1
3. 神経疾患のリハビリテーションの歴史 ………………………………………………… 2
4. 障害のとらえ方（ICF を中心に）………………………………………………………… 3
5. チーム医療としてのリハビリテーション ……………………………………………… 5
6. リハビリテーションからみた神経疾患の障害の特徴 ………………………………… 5
7. 障害に対するリハビリテーション治療について ……………………………………… 6
    - A 中枢性運動麻痺に対するリハビリテーション治療 ……………………………… 6
    - B 錐体外路症状に対するリハビリテーション治療 ………………………………… 6
    - C 運動失調に対するリハビリテーション治療 ……………………………………… 7
    - D 摂食・嚥下障害に対するリハビリテーション治療 ……………………………… 7
    - E 末梢神経障害に対するリハビリテーション治療 ………………………………… 7
    - F 呼吸機能障害に対するリハビリテーション治療 ………………………………… 7
    - G 高次脳機能障害に対するリハビリテーション治療 ……………………………… 8
    - H 認知症に対するリハビリテーション治療 ………………………………………… 8
8. 発症のタイプによるリハビリテーションの対応 ……………………………………… 8
9. 福祉・介護との連携 ……………………………………………………………………… 10

[2] 神経系の可塑性　11
1. 神経系の構成からみた可塑性 …………………………………………………………… 12
    - A 神経細胞レベルでの可塑性 ………………………………………………………… 12
    - B 神経伝導路レベルでの可塑性 ……………………………………………………… 12
    - C 大脳皮質の機能局在のレベルでの可塑性 ………………………………………… 13
    - D 脳の構造レベルでの可塑性 ………………………………………………………… 13
2. 神経の可塑性を利用したリハビリテーション ………………………………………… 13
    - A constraint-induced movement therapy：CI 療法 ……………………………… 14
    - B 反復経頭蓋磁気刺激療法 …………………………………………………………… 14
    - C 促通反復療法 ………………………………………………………………………… 14
    - D 部分免荷トレッドミル歩行訓練 …………………………………………………… 14
    - E ロボット訓練 ………………………………………………………………………… 15
    - F ボツリヌス療法 ……………………………………………………………………… 15
    - G 仮想現実 (virtual reality：VR) 技術を用いたリハビリテーション …………… 15
    - H 再生医療を用いたリハビリテーション …………………………………………… 16

[3] 神経疾患の検査法　17

1 電気生理学的検査　17
- A 脳　波　17
- B 神経伝導検査　17
- C 筋電図検査　17
- D 体性感覚誘発電位　18
- E 経頭蓋磁気刺激　19
- F 脳磁図　19

2 画像検査　19
- A コンピュータ断層撮影 (CT)　19
- B 磁気共鳴画像 (MRI)　19
- C ポジトロン断層法 (PET)　21
- D 近赤外線スペクトロスコピー (NIRS)　21
- E 嚥下機能検査　22

3 自律神経検査　23
- A 温熱性発汗試験　23
- B 定量的軸索反射性発汗試験　24
- C 心電図 R-R 間隔変動検査　24
- D 起立試験　24
- E Valsalva 試験　24
- F 血漿ノルアドレナリン測定　24
- G MIBG 心筋シンチグラフィー　24

4 動作解析検査　25
- A 重心動揺検査　25
- B 歩行解析　25

第2章　片麻痺のリハビリテーション　29

[1] 片麻痺の特性　（竹島慎一，川手信行）　29

- **Lecture 1.** 片麻痺とは　29
- **Lecture 2.** 病変部位による症状の違い　30
  - A 大脳皮質　30
  - B 内包付近　31
  - C 脳　幹　31
  - D 脊　髄　31
- **Lecture 3.** 回復の予測　32
- **Lecture 4.** 皮質脊髄路と片麻痺発症の際の代償機能　32
  - A 外側皮質脊髄路　32
  - B 前皮質脊髄路　32

Contents

Lecture 5. 脳損傷後の大脳半球抑制の不均衡 ……………………………… 34
Lecture 6. 痙縮について ……………………………………………………… 34
Lecture 7. 上位運動ニューロン徴候について ………………………………… 37
- A 上肢 Barré 徴候 …………………………………………………… 37
- B 第5指徴候 ………………………………………………………… 37
- C Wartenberg 徴候 ………………………………………………… 37
- D Mingazzini 試験 ………………………………………………… 38
- E 下肢 Barré 徴候 …………………………………………………… 38
- F 連合運動の異常 …………………………………………………… 39

[2] 片麻痺の評価法　（笠井史人）　41

Lecture 1. 片麻痺評価の目的 ………………………………………………… 41
Lecture 2. 運動機能評価法 …………………………………………………… 42
- A Brunnstrom ステージ …………………………………………… 42
- B 上田式12段階片麻痺機能検査 …………………………………… 42
- C モディファイドアシュワーススケール (modified Ashworth scale：MAS) …… 44
- D モトリシティーインデックス (motricity index：MI) …………… 44

Lecture 3. 総合評価法 ………………………………………………………… 45
- A Fugl-Meyer 評価法 ……………………………………………… 45
- B 脳卒中機能評価法 ………………………………………………… 45
- C NIHSS (National Institute of Health stroke scale) …………… 48
- D 脳卒中重症度スケール (JSS) …………………………………… 49

Lecture 4. 上肢機能評価法 …………………………………………………… 49
- A Wolf motor function test (WMFT) ……………………………… 49
- B モーターアクティビティログ (motor activity log：MAL) ……… 51
- C 簡易上肢機能検査 (simple test for evaluating hand function：STEF) …… 51
- D action research arm test (ARAT) ………………………………… 52

[3] 片麻痺に対するリハビリテーション診療の考え方　（川手信行）　53

Lecture 1. なぜ，片麻痺リハビリテーションは発症直後から行うべきか？ … 53
Lecture 2. 急性期➡回復期➡生活期：一貫した流れをつくって対応する …… 54
Lecture 3. 痙縮に対するアプローチ ………………………………………… 56

[4] 片麻痺に対するリハビリテーション治療の手技　（仲保 徹，川手信行）　58

Lecture 1. 超急性期～急性期のリハビリテーション ………………………… 58
- A 座位保持 …………………………………………………………… 58
- B 立位保持 …………………………………………………………… 61

Lecture 2. 回復期リハビリテーション ……………………………………… 63
- A 座位動作 …………………………………………………………… 63
- B 起立・着座動作 …………………………………………………… 65

　　　　C 立位での姿勢制御 ･･･ 68
　　　　D 歩　行 ･･･ 69
　　　　E 日常生活訓練（ADL 訓練）･･ 73
　LECTURE 3. 装具療法 ･･･ 74
　LECTURE 4. 生活期リハビリテーション ･････････････････････････････････ 75

第3章　パーキンソン病のリハビリテーション　（田中聡一）　79

[1] パーキンソン病の特性　79
　LECTURE 1. パーキンソン病の運動症状と非運動症状 ････････････････････････ 79
　　　　A パーキンソン病の運動症状 ･･ 79
　　　　B パーキンソン病の非運動症状 ･･････････････････････････････････････ 80
　LECTURE 2. パーキンソン病とパーキンソニズム ････････････････････････････ 82
　　　　A 脳血管性パーキンソニズム ･･ 82
　　　　B 薬剤性パーキンソニズム ･･ 83
　　　　C 進行性核上性麻痺 ･･ 83
　　　　D 多系統萎縮症 ･･ 83
　　　　E レビー小体型認知症 ･･ 83
　LECTURE 3. パーキンソン病の診断基準 ･････････････････････････････････ 84
　LECTURE 4. パーキンソン病の薬物療法・手術療法と，長期薬物療法による付随症状 ･･････ 85
　　　　A 薬物療法 ･･･ 85
　　　　B 手術療法 ･･･ 85
　　　　C 長期薬物療法による付随症状 ･･ 85

[2] パーキンソン病の評価法　87
　LECTURE 1. リハビリテーション介入前の評価 ･･･････････････････････････ 88
　LECTURE 2. リハビリテーション訓練開始直前の情報 ･･････････････････････ 89
　LECTURE 3. 運動機能・運動症状，非運動症状を評価 ･･･････････････････････ 89

[3] パーキンソン病に対するリハビリテーション診療の考え方　90
　LECTURE 1. ADL の維持および障害予防による QOL の維持・向上 ･･････････ 90
　LECTURE 2. パーキンソン病のリハビリテーション ･･･････････････････････ 90
　　　　A リハビリテーションが有効的な症状 ････････････････････････････････ 90
　　　　B パーキンソン病特有のリハビリテーション ･････････････････････････ 91
　LECTURE 3. 加齢，廃用を考えたリハビリテーション ･････････････････････ 91
　LECTURE 4. 自主訓練とその継続 ･･･････････････････････････････････････ 91

[4] パーキンソニズムに対するリハビリテーション治療の手技　92

- **LECTURE 1.** HY の重症度分類を用いてのリハビリテーションプラン ……… 92
- **LECTURE 2.** リハビリテーションの基本手技 ……… 93
  - A パーキンソン病リハビリテーションの基本 ……… 93

第4章　運動失調のリハビリテーション　　（和田直樹）　99

[1] 運動失調の特性　99

- **LECTURE 1.** 運動失調の概説・原因 ……… 99
- **LECTURE 2.** 小脳性運動失調 ……… 101
  - A 小脳の構造と機能 ……… 101
  - B 小脳性運動失調の原因となる疾患 ……… 103
- **LECTURE 3.** 感覚障害性運動失調 ……… 104
- **LECTURE 4.** 前庭機能障害性運動失調 ……… 104

[2] 運動失調の評価法　105

- **LECTURE 1.** 運動失調・バランスの評価スケール ……… 105
- **LECTURE 2.** 定量的評価法 ……… 105

[3] 運動失調に対するリハビリテーション診療の考え方　107

- **LECTURE 1.** 急性発症疾患に対する考え方 ……… 107
- **LECTURE 2.** 慢性進行性疾患に対する考え方 ……… 107
- **LECTURE 3.** 脊髄小脳変性症の病期別リハビリテーションの具体例 ……… 108
  - A 重症度　Ⅰ度（微度） ……… 108
  - B 重症度　Ⅱ～Ⅲ度（軽度～中等度） ……… 108
  - C 重症度　Ⅳ度（重度） ……… 109
  - D 重症度　Ⅴ度（極度） ……… 110

[4] 運動失調に対するリハビリテーション治療の手技　111

- **LECTURE 1.** 固有知覚と運動学習を利用する ……… 111
  - A 固有知覚を利用する手法 ……… 111
  - B 運動学習効果を利用する手法 ……… 111

第5章 筋萎縮性疾患のリハビリテーション　（早乙女貴子）　117

[1] 筋萎縮性疾患の特性　117
- **LECTURE 1.** 筋原性筋萎縮と神経原性筋萎縮の違い …… 117
- **LECTURE 2.** 筋萎縮を呈する主な疾患 …… 118
  - A 筋原性筋萎縮を呈する疾患 …… 118
  - B 神経原性筋萎縮を呈する疾患 …… 120

[2] 筋萎縮性疾患の評価法　121
- **LECTURE 1.** 診察のポイント …… 121
  - A 問　診 …… 121
  - B 視　診 …… 122
  - C 触診：筋量（volume）や筋緊張をみる …… 124
  - D 評価方法 …… 124

[3] 筋萎縮性疾患に対するリハビリテーション診療の考え方　126
- **LECTURE 1.** リハビリテーションプログラム作成とゴール設定の考え方 …… 126
- **LECTURE 2.** リハビリテーションプログラム作成やゴール設定時に考慮すべき点 …… 128

[4] 筋萎縮性疾患に対するリハビリテーション治療の手技　130
- **LECTURE 1.** 装具・歩行補助具・車椅子・日常生活用具・コミュニケーション機器の検討・選定のポイント …… 130
  - A 装具の検討 …… 130
  - B 歩行補助具の選定 …… 131
  - C 車椅子導入・作製・レンタルの検討 …… 132
  - D 日常生活用具の紹介 …… 132
  - E コミュニケーション機器の紹介・選定 …… 133
- **LECTURE 2.** 呼吸器合併症予防に有用なアプローチ …… 133
  - A 呼吸理学療法 …… 133
  - B 摂食嚥下機能障害への対策 …… 135

第6章 脊髄障害のリハビリテーション　（宗宮　真）　141

[1] 脊髄障害の特性　141
- **LECTURE 1.** 脊髄の概要と脊髄障害 …… 141
- **LECTURE 2.** 縦断像から見た脊髄障害 …… 142
- **LECTURE 3.** 横断像から見た脊髄障害 …… 143

- **LECTURE 4.** 脊柱の構成要素に由来する脊髄障害と脊髄自体に由来する脊髄障害 ……… 144
- **LECTURE 5.** 特徴的な脊髄障害・症候群 ……………………………………………………… 145

[2] 脊髄障害の評価法　146

- **LECTURE 1.** 痙縮を中心とした症状と神経学的所見の評価 ……………………………… 147
  - A 痙縮を中心とした症状 …………………………………………………………… 147
  - B 神経学的所見の評価 ……………………………………………………………… 147
  - C 痙縮に伴う巧緻運動障害や筋力低下を調べる検査 …………………………… 147
- **LECTURE 2.** 脊髄損傷で用いられる評価スケール ……………………………………… 149
- **LECTURE 3.** 痙縮, 脊髄症, 多発性硬化症に関する評価スケール …………………… 150
- **LECTURE 4.** 神経根症状, 脊椎症状, 自律神経症状の評価 …………………………… 151
- **LECTURE 5.** 脊髄障害の画像検査 ………………………………………………………… 153

[3] 脊髄障害に対するリハビリテーション診療の考え方　155

- **LECTURE 1.** 原因疾患ごとの発症形式, 経過, 予後, 治療, リハビリテーション方針 … 156
  - A 脊髄損傷・脊髄血管障害 ………………………………………………………… 156
  - B 多発性硬化症 ……………………………………………………………………… 156
  - C 頚椎症性脊髄症などの脊椎変性疾患 …………………………………………… 156
  - D その他の疾患 ……………………………………………………………………… 156
- **LECTURE 2.** 原因疾患ごとの行うべきではない動作や物理療法 ……………………… 157
- **LECTURE 3.** 障害部位による運動麻痺や感覚障害, 機能予後 ………………………… 157
- **LECTURE 4.** 随伴する機能障害（呼吸機能障害, 自律神経障害, 膀胱直腸障害）…… 159
  - A 呼吸機能障害 ……………………………………………………………………… 159
  - B 自律神経障害（起立性低血圧, うつ熱, 自律神経過反射）…………………… 159
  - C 膀胱直腸障害 ……………………………………………………………………… 159
- **LECTURE 5.** 廃用症候群・合併症の予防 ………………………………………………… 160
  - A 異所性骨化 ………………………………………………………………………… 160
  - B 褥瘡 ………………………………………………………………………………… 160
  - C 深部静脈血栓症 …………………………………………………………………… 160

[4] 脊髄障害に対するリハビリテーション治療の手技　161

- **LECTURE 1.** 脊髄損傷急性期 ……………………………………………………………… 161
- **LECTURE 2.** 脊髄損傷回復期 ……………………………………………………………… 163
- **LECTURE 3.** 脊髄損傷生活期（維持期）………………………………………………… 166
- **LECTURE 4.** 脊椎変性疾患 ………………………………………………………………… 166
- **LECTURE 5.** 多発性硬化症 ………………………………………………………………… 167

第 7 章 末梢神経障害のリハビリテーション （大竹弘哲，宮口琢磨） 171

[1] 末梢神経障害の特性　171

- **Lecture 1.** 末梢神経障害の症状 ……………………………………………… 171
- **Lecture 2.** 末梢神経の構造 ………………………………………………… 171
  - A 軸索と髄鞘 ……………………………………………………… 171
  - B 有髄線維と無髄線維 …………………………………………… 171
  - C ガングリオシドと抗ガングリオシド抗体 …………………… 172
- **Lecture 3.** 末梢神経障害をきたす病態 ………………………………………… 172

[2] 末梢神経障害の評価法　173

- **Lecture 1.** 理学所見での評価 …………………………………………………… 173
- **Lecture 2.** 神経生理学的検査の所見 …………………………………………… 174

[3] 末梢神経障害に対するリハビリテーション診療の考え方　175

- **Lecture 1.** シャルコー・マリー・トゥース病（CMT）……………………… 175
  - A 装具療法 ………………………………………………………… 177
- **Lecture 2.** ギラン・バレー症候群（GBS）…………………………………… 178
- **Lecture 3.** 慢性炎症性脱髄性多発神経炎（CIDP）…………………………… 178

[4] 末梢神経障害のリハビリテーション治療の手技　179

- **Lecture 1.** 筋力強化訓練など …………………………………………………… 179
- **Lecture 2.** ROM 訓練と物理療法など ………………………………………… 180
- **Lecture 3.** 装具など ……………………………………………………………… 180
- **Lecture 4.** 福祉制度 ……………………………………………………………… 181
  - A 難病医療費助成制度 …………………………………………… 181
  - B 障害者総合支援制度 …………………………………………… 182

第 8 章 脳性麻痺のリハビリテーション （臼田 滋） 185

[1] 脳性麻痺の特性　185

- **Lecture 1.** 脳性麻痺の定義と病型分類 ………………………………………… 185
  - A 脳性麻痺の定義 ………………………………………………… 185
  - B 脳性麻痺の病型と障害の分布 ………………………………… 185
- **Lecture 2.** 脳性麻痺のリスクファクターと診断 ……………………………… 187
  - A 脳性麻痺のリスクファクター ………………………………… 187
  - B 脳性麻痺の診断 ………………………………………………… 187

Lecture 3. 脳性麻痺の病態 188
- A 運動障害 188
- B 感覚・知覚障害 189
- C その他の合併症 189

Lecture 4. 脳性麻痺の障害構造 190

[2] 脳性麻痺の評価法　191

Lecture 1. 新生児期の評価 191
- A Dubowitz 新生児神経学的評価法 191
- B Brazelton 新生児行動評価 192

Lecture 2. 発達検査 192
- A 遠城寺・乳幼児分析的発達検査法 192
- B デンバー発達判定法 192
- C Milani-Comparetti の運動発達評価表 192
- D アルバータ乳幼児運動発達検査法 193

Lecture 3. 粗大運動の評価法 193
- A 粗大運動能力分類システム 193
- B 粗大運動能力尺度 194

Lecture 4. 日常生活活動の評価法 194
- A 子どものための機能的自立度評価法 194
- B 子どもの能力低下評価法 194

[3] 脳性麻痺に対するリハビリテーション診療の考え方　195

Lecture 1. 運動パフォーマンスの最適化 195
- A 神経障害と発達の障害 195
- B 運動制御, 運動学習, 運動発達 196
- C 目標の設定 196
- D タイプによる考え方の違い 197

Lecture 2. 日常生活での経験とチームアプローチ 198
- A 日常生活における環境調整 198
- B 人的環境, 物的環境, 社会的環境 198

Lecture 3. 薬物治療と手術療法の併用 199
- A 他診療科との連携 199
- B 痙縮に対する治療 199
- C 経口抗痙縮薬と抗てんかん薬 199
- D 整形外科的治療 199

Lecture 4. ライフステージによるニーズの変化 200

[4] 脳性麻痺に対するリハビリテーション治療の手技　202

- **Lecture 1.** 関節可動域運動・ストレッチング　202
- **Lecture 2.** 筋力増強運動　204
- **Lecture 3.** 有酸素運動　205
- **Lecture 4.** 姿勢の選択とポジショニング　205
- **Lecture 5.** バランス練習　206
  - A バランス練習の種類と難易度に影響する要素　206
  - B タイプ別の留意点　207
  - C 課題の難易度の調整とバランス能力の必要性　208
- **Lecture 6.** 歩行練習　208
  - A 歩行練習の内容と方法　208
  - B 関連動作の練習　209
  - C 歩行パターン　209
- **Lecture 7.** 福祉用具　211
  - A 福祉用具の考え方　211
  - B 上下肢装具　211
  - C 座位保持装置，車椅子　211
- **Lecture 8.** 日常生活場面での育児に対する支援　212
  - A 育児に対する支援　212
  - B 基本動作とセルフケア　212
  - C 遊 び　213
- **Lecture 9.** 呼吸・嚥下機能　214
  - A 呼吸機能　214
  - B 嚥下機能　214
- **Lecture 10.** 特殊な状況に対する対応　215
  - A 成人期アテトーゼ型における頸椎症性脊髄症に対する手術　215
  - B 発達障害を合併した症例　215
  - C 重症心身障害児　216

第9章　高次脳機能障害のリハビリテーション　（先崎 章）　219

[1] 高次脳機能障害の特性　219

- **Lecture 1.** 高次脳機能障害（神経心理学的障害）とは？　219
- **Lecture 2.** 高次脳機能障害は，個々の障害が別々にあるわけではない．最大の難関は"気づき"を得ること　220
- **Lecture 3.** 脳血管障害（脳卒中）の高次脳機能障害の特徴　221
- **Lecture 4.** 外傷性脳損傷や脳炎，低酸素脳症の高次脳機能障害の特徴　221
- **Lecture 5.** 社会的行動障害をどうとらえ対応するか　222

[2] 高次脳機能障害の評価法　223

- **Lecture 1.** 評価の意義 ……………………………………………………………… 223
- **Lecture 2.** 評価の技法，神経心理学的検査 …………………………………… 224
- **Lecture 3.** 前頭葉障害評価は検査の数値だけでなく記述で ………………… 226
- **Lecture 4.** リハビリテーション医療の効果測定（評価）に際して ………… 226

[3-1] 高次脳機能障害に対するリハビリテーション診療の考え方
（回復期，生活期初期の介入にあたって）　228

- **Lecture 1.** 神経基盤の回復のメカニズムは？ ………………………………… 228
    - A 神経生物学的な復元（再建） ………………………………………… 228
    - B 脳の可塑性による復元（再建） ……………………………………… 228
    - C 抑制作用の解除 ………………………………………………………… 228
    - D 再組織化（代償） ……………………………………………………… 229
- **Lecture 2.** リハビリテーション医療では適切で明確な目標設定が大切 …… 229
- **Lecture 3.** 高次脳機能障害（広義）への対応の原則 ………………………… 229
- **Lecture 4.** 小グループ活動の利用　ただし十分なスタッフの数が必要 …… 231
- **Lecture 5.** 自己効力感をいかに高めるか　精神科リハビリテーションにおける基本原則を応用 …………………………………………………… 231

[3-2] 高次脳機能障害に対するリハビリテーション診療の考え方
（生活期での介入にあたって）　232

- **Lecture 1.** 機能回復が頭打ちになっても社会適応度の改善はある．日中の活動や参加の場の確保が重要 ……………………………………… 232
- **Lecture 2.** 身につけたスキルを失わないようメンテナンスを行う ………… 233
- **Lecture 3.** 気づきの乏しい者への対応 ………………………………………… 234
- **Lecture 4.** 社会的行動障害への対応（リハビリテーション医療） ………… 234

[4] 高次脳機能障害に対するリハビリテーション治療の手技　237

- **Lecture 1.** 高次脳機能障害へのリハビリテーション医療のポイント（まとめ） … 237
- **Lecture 2.** リハビリテーション医療の実際とエビデンス（主に，I 広義の高次脳機能障害に対して） ……………………………… 237
    - A 直接的訓練 ……………………………………………………………… 238
    - B 代償技術の導入（外的補助具の使用） ……………………………… 239
    - C 自己教示，外言語化，細分化 ………………………………………… 239
    - D 環境調整 ………………………………………………………………… 240
- **Lecture 3.** 失語症者への対応 …………………………………………………… 241
    - A 対応の原則 ……………………………………………………………… 241
    - B 言語機能へのアプローチ ……………………………………………… 242

　　　　C 刺激法 ………………………………………………………… 242
　　　　D 失語症のコミュニケーション能力の開発 ……………… 242
　LECTURE 4. （左）半側空間無視，失認，失行への対応 ……………………… 243

第 10 章　摂食嚥下障害のリハビリテーション　（野﨑園子）　247

[1] 摂食嚥下障害の特性　247

　LECTURE 1. 正常の摂食嚥下の運動モデル …………………………………… 247
　　　　A 4期モデル …………………………………………………… 247
　　　　B プロセスモデル ……………………………………………… 248
　LECTURE 2. 神経機構 …………………………………………………………… 248
　　　　A 咀嚼の神経機構 ……………………………………………… 248
　　　　B 嚥下の神経機構 ……………………………………………… 248

[2] 摂食嚥下障害の評価法　250

　LECTURE 1. ベッドサイドで発見できる摂食嚥下障害のサイン ……………… 250
　LECTURE 2. スクリーニングテスト …………………………………………… 251
　　　　A 反復唾液嚥下テスト ………………………………………… 251
　　　　B 改訂水飲みテスト …………………………………………… 251
　　　　C 頚部聴診 ……………………………………………………… 251
　LECTURE 3. 標準的検査 ………………………………………………………… 252
　　　　A 嚥下造影（VF）……………………………………………… 252
　　　　B 嚥下内視鏡（VE）…………………………………………… 252
　LECTURE 4. 摂食嚥下重症度 …………………………………………………… 253

[3] 摂食嚥下障害に対するリハビリテーション診療の考え方　254

　LECTURE 1. 神経疾患の摂食嚥下障害 ………………………………………… 254
　　　　A 比較的急速に進行するタイプ ……………………………… 256
　　　　B 緩徐に進行するタイプ ……………………………………… 256
　　　　C 変動するタイプ ……………………………………………… 256
　　　　D 急に発症して徐々に回復するタイプ ……………………… 256

[4] 摂食嚥下障害に対するリハビリテーション治療の手技　257

　　　　A 摂食嚥下訓練 ………………………………………………… 257
　　　　B 機能に見合った嚥下調整食と栄養管理 …………………… 257
　　　　C 直接訓練法 …………………………………………………… 259
　　　　D 食前の嚥下体操・リハビリテーション …………………… 260
　　　　E 姿勢・食具・環境の調整 …………………………………… 260
　　　　F 食具の工夫と口へ運ぶ量や速さを適したものにする …… 260

- G 呼吸訓練 ……………………………………………………………… 262
- H 誤嚥防止術 …………………………………………………………… 262
- I 介護者のケア ………………………………………………………… 262
- J チーム医療 …………………………………………………………… 262

第11章 認知症のリハビリテーション （山口晴保） 265

[1] 認知症の特性 265
- LECTURE 1. 認知症は生活障害 ……………………………………………… 265
- LECTURE 2. 徐々に進行して死に至る ……………………………………… 266
- LECTURE 3. 病識低下が認知症の本質 ……………………………………… 268
- LECTURE 4. 自己崩壊の不安 ………………………………………………… 269

[2] 認知症の評価法 270
- LECTURE 1. 脳病変の評価：MRI・CT，脳血流 SPECT ………………… 270
- LECTURE 2. 認知機能の評価：MMSE，HDS-R ………………………… 270
- LECTURE 3. 生活障害の評価：IADL，ADL，コミュニケーション，参加 … 271
- LECTURE 4. BPSD の評価：NPI，DBD スケール，BPSD＋Q ………… 272
- LECTURE 5. 影響因子の評価：せん妄，体調，環境，薬剤 ……………… 273

[3] 認知症に対するリハビリテーション診療の考え方 274
- LECTURE 1. 認知症リハビリテーションの全体像 ………………………… 274
- LECTURE 2. 認知機能の改善を目指す ……………………………………… 275
  - A 短期的に認知機能向上を目指すリハビリテーション ………… 275
  - B 長期的に認知症の進行抑制を目指すエクササイズと目的のある人生 … 276
- LECTURE 3. 生活機能の向上を目指す ……………………………………… 276
- LECTURE 4. 心の安定を目指す ……………………………………………… 277
- LECTURE 5. 脳活性化リハビリテーション5原則 ………………………… 277
- LECTURE 6. ユマニチュード® ……………………………………………… 279

[4] 認知症に対するリハビリテーション治療の手技 280
- LECTURE 1. 回想法 …………………………………………………………… 281
- LECTURE 2. 現実見当識練習 ………………………………………………… 283
- LECTURE 3. 認知課題 ………………………………………………………… 283
- LECTURE 4. 生活障害 ………………………………………………………… 284
- LECTURE 5. 廃用防止 ………………………………………………………… 284

第12章 神経疾患の装具療法　　　　　　　　　　（花山耕三）　289

[1] 装具の概要　289

- **LECTURE 1.** 装具とは ……… 289
- **LECTURE 2.** 装具の目的 ……… 290
- **LECTURE 3.** 装具の基本 ……… 290
  - A 装具の名称 ……… 290
  - B 装具の基本構造 ……… 290
- **LECTURE 4.** 装具作製にあたって考慮すべきこと ……… 291
  - A 関節の制御 ……… 291
  - B 3点固定 ……… 291
  - C 接触部分 ……… 292
  - D アライメント ……… 292
  - E 麻痺肢における自由度制約 ……… 292
  - F 起立・歩行 ……… 292

[2] 神経疾患の装具の特性　293

- **LECTURE 1.** 神経疾患の装具の目的 ……… 293
- **LECTURE 2.** 神経疾患の装具作製にあたり考慮すべきこと ……… 293

[3] 疾患・目的別にみた装具処方　294

- **LECTURE 1.** 脳卒中の起立・歩行のための装具 ……… 294
- **LECTURE 2.** 脳性麻痺の装具 ……… 296
- **LECTURE 3.** 脊髄障害の装具 ……… 296
  - A 上肢の装具 ……… 296
  - B 起立・歩行用装具 ……… 296
- **LECTURE 4.** 神経変性疾患，末梢神経障害，ポリオの装具 ……… 297
  - A 神経変性疾患，末梢神経障害 ……… 297
  - B ポリオ／ポストポリオ症候群 ……… 297

　　　日本語索引 ……… 299
　　　外国語索引 ……… 304

第1章 神経疾患とリハビリテーション

［1］リハビリテーションからみた神経疾患

1 リハビリテーションの概念

"リハビリテーション"という言葉は，元々は破門されたカトリック教徒の破門を撤回し，名誉を回復する際に使用した"re（再び）"，"habilitate（適した状態にする）"という言葉が語源といわれている．医学の分野で使用されたのは，戦争の際の傷痍軍人の社会復帰という意味で使われたのが最初だと考えられている．1968年にWHOが「リハビリテーションとは，障害者の機能的能力を最高レベルに達せしめるために，個体を訓練あるいは再訓練するため，医学的，社会的，教育的，職業的手段を組み合わせ，かつ相互に調整してもちいること．」と定義し，1982年に国連総会において障害者に関する世界行動計画として「身体的，精神的，社会的に最も適した生活水準の達成を可能とすることによって，各人が自らの人生を変革していくことを目指し，且つ時間を限定した過程である．」という概念であると提唱している．

医学の発達に伴い，死亡率が減少し平均寿命は延びたが，障害を抱えながら生きる患者が増える中で，近年では障害というマイナスの面のみに着目するのではなく，活動，参加という，よりプラスの面を重視する考え方が中心となってきた．日本リハビリテーション医学会では"リハビリテーション"を「疾病・外傷で低下した身体的・精神的機能を回復させ，障害を克服するという従来の解釈のうえに立って，ヒトの営みの基本である活動に着目し，その賦活化を図る課程」と定義している[1]．

2 わが国における神経疾患とリハビリテーション

日本ではリハビリテーション専門病棟に脳血管疾患の患者が多数入院している印象があり，リハビリテーションを受ける患者の大多数が神経疾患のように思われるが，実際のところはどうであろうか．医療保険における神経疾患のリハビリテーションは，医療保険の算定上は脳血管疾患等リハビリテーション料に含まれ，その割合は算定件数では全体の2割程度である（図1-1）[2]．運動器リハビリテーションについては，外来での算定も多いため延べ算定数が多くなっていると考えられる．入院患者数の内訳をみると，介護保険が始まった2000年からしばらくして脳血管疾患による入院患者は減少に転じているが，神経疾患の入院患者は徐々に増えていることがわかる（図1-2）[3]．これは，脳血管疾患では介護保険の施設が入院患者の受け皿になってきているが，その他の神経疾患では受け皿とはなっていないことが原因と考えられる．要介護者の疾患別内訳では脳血管疾患が第1位

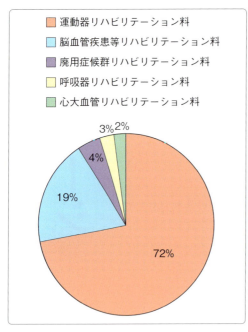

図 1-1 疾患別リハビリテーション料の算定件数
（厚生労働省資料：平成28年社会医療診療行為別統計より）

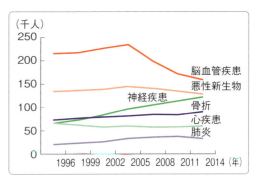

図 1-2 傷病別推計入院患者数
（厚生労働省資料：平成26年患者調査の概況より一部抜粋）

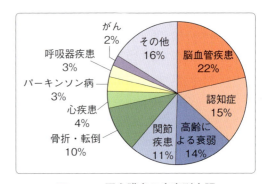

図 1-3 要介護者の疾患別内訳
（厚生労働省資料：平成22年国民生活基礎調査より）

となっており，介護保険でも通所リハビリテーション，訪問リハビリテーションを受けている患者は存在するため，全体としてリハビリテーションを受けている患者が減少しているわけではないと考えられる（図1-3）[4]．

パーキンソン病などの進行性疾患において は，ADLが保たれていても，外出や社会参加への機会，仕事を続けている場合は就業能力を可能な限り維持していく必要があり，診断後早期からの介入がより効果的であると考えられる．

3 神経疾患のリハビリテーションの歴史

神経疾患に対するリハビリテーションの歴史は古く，古代エジプトの壁画にはポリオによると考えられる下肢の障害に対して杖を使用している人物が描かれている．整形外科の手術治療の後療法としてのリハビリテーションが始まるより以前より，人類は神経疾患による障害に対応していたことがわかる．医学の父と呼ばれるHippocratesは，運動は身体に有益だが年齢や健康状態を勘案する必要があるとし，肥満や肺疾患について述べている

が，神経疾患については記載していない．

18世紀の中頃までは，脳血管疾患の急性期はとにかく安静にすることが重要であると考えられていた．これに対してフランス人医師のJoseph C Tissot（1747～1826）は，生命の危機を乗り越えた後には動くことが重要であると述べ，片麻痺患者の運動療法について著書にて言及している[5]．神経疾患について初めて体系化したリハビリテーションを提唱したのは，スイス人医師のHeinrich Frenkel（1860～1931）である．彼は1902年に「The treatment of tabetic ataxia by means of systematic exercise」という論文で梅毒による脊髄癆に伴う運動失調に対する運動療法を考案した．Frenkelによる理学療法手技が，Otfrid Foerster（1873～1941）により神経リハビリテーションとしてドイツに持ち込まれ広まっていったと考えられている．詳細は第4章（p.112参照）にて述べるが，今から100年以上前に考案された手法が，フレンケル（Frenkel）体操と呼ばれる運動失調に対するリハビリテーションとして現在でも用いられていることは驚くべきことである．

神経疾患のリハビリテーションは，過去には治療の一環ではなく後遺症に対する後療法という考え方が一般的であった．中枢性の麻痺は回復しないとながらく考えられてきたため，その手法は残存機能を用いた代償的なアプローチが中心であった．例えば右利きの人が右半身の麻痺をきたした場合に，左手を利き手のように使う練習をすることがこれにあたる（もちろん現在においても利き手の交換として，重度の運動麻痺や利き手の切断の症例に対してADLの向上を目指す場合には積極的に用いられる手技である）．麻痺した下肢に対する装具や杖，あるいは車椅子を使用して移動能力を獲得するのも代償的アプローチといえる．その後，20世紀の後半には脳血管疾患や脳性麻痺に対して神経筋促通手技的なアプローチが盛んに行われた時期があったが，伝統的な手法と比べて有効とのエビデンスは得られていない．近年になり，神経科学の発達によって，中枢神経においても従来考えられていた以上に可塑性があることが報告され，現在の神経リハビリテーションは，この可塑性を促すようなアプローチが徐々に導入されつつある．詳細は後述するが，脳血管疾患の麻痺側上肢の回復を促すためのconstraint-induced movement therapy療法や，従来は治療が困難であった痙縮に対するボツリヌス療法も行われるようになり，神経疾患のリハビリテーションは機能障害そのものに対する治療介入を行う時代になってきたといえる．

4 障害のとらえ方（ICFを中心に）

神経疾患に限らず，現在のリハビリテーションにおいては障害を生活面からとらえる方法が中心となっており，国際生活機能分類（international classification of functioning, disability and health：ICF）に基づいて評価が行われる[6]．実際のICFは1,424項目からなる評価項目を用いるが，日常的に使用することは現実的ではないため，実際の臨床場面では図1-4に示すICFの生活機能モデルを基に機能と障害を簡便に評価している．心身機能・身体構造は身体の生理学的機能で，心理学的機能を含む．活動はADLを含む個人レベルの機能であり，参加は生活すべての領域での社会との関わりを含む．表1-1に示すように，構成領域ごとに大分類が分けられ，その下に中分類，小分類が分類されている．

これらに環境や個人の因子が関わってくる．各項目の評価はこの分類を基にして実施される．ICFにおいては，障害（disability）を生活機能（functioning）に対する概念ととらえており，疾病は健康状態に含まれ，それぞれの項目は相互に作用している（図1-5）．またICFは対象を障害者に限ったものではなく，すべての人を対象とする概念である．

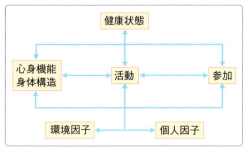

図1-4　ICFの生活機能モデル

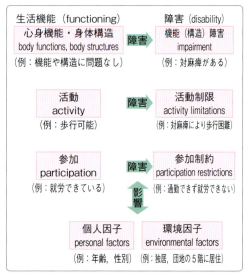

図1-5　ICFにおける生活機能と障害の関係

表1-1　ICF構成領域の大分類

心身機能	1. 精神機能	活動と参加	1. 学習と知識の応用	
	2. 感覚機能と痛み		2. 一般的な課題と要求	
	3. 音声と発話の機能		3. コミュニケーション	
	4. 心血管系・血液系・免疫系・呼吸器系の機能		4. 運動・移動	
	5. 消化器系・代謝系・内分泌系の機能		5. セルフケア	
	6. 泌尿・性・生殖の機能		6. 家庭生活	
	7. 神経筋骨格と運動に関連する機能		7. 対人関係	
中分類：98 小分類：212	8. 皮膚および関連する構造の機能	中分類：100 小分類：174	8. 主要な生活領域（教育・就労・経済活動）	
			9. コミュニティライフ・社会生活・市民生活	
身体構造	1. 神経系の構造	環境因子	1. 生産品と用具	物的環境
	2. 目・耳および関連部位の構造		2. 自然環境と人間がもたらした環境変化	
	3. 音声と発話に関わる構造			
	4. 心血管系・免疫系・呼吸器系の構造		3. 支援と関係	人的環境
	5. 消化器系・代謝系・内分泌系に関連した構造		4. 態度	
	6. 尿路性器系および生殖器系に関連した構造	中分類：64 小分類：103	5. サービス	社会的環境
	7. 運動に関連した構造			
中分類：40 小分類：104	8. 皮膚および関連部位の構造			

5 チーム医療としてのリハビリテーション

　リハビリテーション医療は，多数の専門職が連携し，その専門知識，技能を用いて，身体的，心理的，社会的，職業的，あるいは経済的に，各人それぞれの最大限の回復を目指す．多職種連携という言葉は現代の医療における重要なキーワードとなっているが，リハビリテーション医療においては，早い段階でこのシステムを取り入れてきたといえる．チームのメンバーとしては，医師，看護師，理学療法士，作業療法士，言語聴覚士，義肢装具士，薬剤師，栄養士，医療ソーシャルワーカー，介護支援専門員（ケアマネージャー）などが含まれる．各職種が連携し，患者を中心において共通の目標・概念をもって治療することが重要である．神経疾患のリハビリテーションでは，特に神経難病などの進行性疾患においては，緩徐に症状が進行し長期間にわたり多職種が介入する必要があるため，表1-2のようにチームのメンバーがそれぞれの役割を発揮するとともに，チームの連携も非常に大切となる．また脳血管疾患など急性期，回復期，生活期のフェーズにより施設や担当者が変わるような疾患においては，地域連携パスを用いたシームレスな連携が必要となる．

表 1-2　神経難病患者における職種と役割について（例）

職　種	役　割
医師	医学的管理，疾患の治療
看護師	吸痰処理，尿カテーテル管理の指導
理学療法士	関節拘縮の予防，移乗方法の指導
作業療法士	自助具，コミュニケーションエイドの導入
言語聴覚士	嚥下評価，訓練
薬剤師	服薬の指導
栄養士	食形態の指導
ソーシャルワーカー	必要な社会資源の確認
ケアマネージャー	ケアプランの立案

6 リハビリテーションからみた神経疾患の障害の特徴

　神経系は意識，運動，感覚，認知機能など多くの機能に関わり，さらに自律神経系を介して全身の臓器や内分泌機能とも関連しており，まさに体内のネットワークの中心として機能している．人間が正常に機能し，活動していくには不可欠の機能であり，神経系の損傷は機能障害に直結する．また，神経系は高度に分化したシステムであり，ほかの器官や臓器によって機能の代償が効かないため，いったん障害が起きた場合に回復が難しいという特徴がある．また，神経疾患はその障害が多岐にわたっており，初学者にとっての障壁となる．表1-3にリハビリテーションの対象となる主な神経疾患の障害の特徴を挙げる．

表 1-3 リハビリテーションの対象となる神経疾患の機能障害

疾　患	主な機能障害
脳血管疾患	運動麻痺，感覚障害，嚥下障害，失語，その他高次脳機能障害
パーキンソン病	固縮，姿勢反射障害，嚥下障害，自律神経障害
脊髄小脳変性症	運動失調，構音障害，嚥下障害，自律神経障害（多系統萎縮症）
筋疾患（筋炎，進行性筋ジストロフィー）	近位筋優位の筋力低下，嚥下障害，呼吸機能障害
筋萎縮性側索硬化症	全身の筋力低下，嚥下障害，構音障害，呼吸機能障害
脊髄疾患	四肢麻痺，対麻痺，感覚障害，膀胱直腸障害，自律神経障害
末梢神経障害	遠位筋優位の筋力低下，巧緻動作障害
脳性麻痺	痙直型，失調型，アテトーゼ型，弛緩型，混合型麻痺
多発性硬化症	（寛解と増悪をくり返す）運動障害（中枢性麻痺），視力障害

7　障害に対するリハビリテーション治療について

　リハビリテーションの対象となる神経疾患の機能障害について述べたが，次にそれぞれの機能障害に対するリハビリテーション治療について概説する．それぞれの疾患についての詳細は各章で述べられているので，ここでは障害全般に関する一般的な治療について述べる．

A　中枢性運動麻痺に対するリハビリテーション治療

　中枢性の運動麻痺の回復は，急性期は脳梗塞ではペナンブラ（penumbra）の血流改善，脳出血では血腫の吸収や周囲の浮腫の改善による回復で，急性期以降の回復には使用依存的可塑性（use dependent plasticity）に基づく神経ネットワークの機能的・構造的な再構築が関与していると考えられている[7]．発症初期の弛緩性麻痺の段階は良肢位保持を心がけ，関節の亜脱臼や拘縮を予防しながら随意運動を引き出していく．全身状態が落ち着いていれば急性期より立位・歩行訓練を開始する．麻痺が重度の場合は下肢装具を用いることも有効である．随意性の向上に伴い徐々にADLへの参加を促していくが，共同運動を過剰に用いて痙縮が強まらないように配慮が必要である．

B　錐体外路症状に対するリハビリテーション治療

　固縮，無動，振戦などの錐体外路症状そのものをリハビリテーションで軽減させることは困難であるが，固縮による頚部，体幹，股関節の可動域制限は転倒の原因となるため，頚部，体幹の回旋運動を取り入れた運動を行うことは有効である．すくみ足（freezing）は，歩行開始時，方向転換時，狭い場所に入る際に足がすくんで歩けなくなる現象である．これに対してはcue（合図）を用いた歩行訓練の有用性が報告されている[8]．床に平行線を描き，それに合わせて歩行させる視覚的cueと，音楽やメトロノームに合わせて歩行する聴覚的cueといった方法がある．個々の障害そのものを改善させることにこだわらず，廃用を防止し，日常生活を維持し，転倒，誤嚥などの合併症を予防することが大切である．

C 運動失調に対するリハビリテーション治療

運動失調に対するリハビリテーション治療はバランス訓練が中心となる．立位や四つ這いで静止時のバランスの訓練と歩行，段差昇降など動作時のバランスの訓練を行う．上下肢遠位部への重錘を負荷や，関節を弾性包帯などで緊縛することで固有感覚受容器に刺激入力し，安定性を高める手法もある．水中での歩行訓練も浮力と感覚のフィードバックを用いることは運動失調に有効といわれている．Frenkel体操は，単純な運動から複雑な運動へと反復練習を行うことで，運動学習効果を利用して運動障害を改善しようという手法である．脊髄小脳変性症などの進行性の運動失調をきたす疾患では，病期に合わせた治療内容を検討する必要がある．

D 摂食・嚥下障害に対するリハビリテーション治療

摂食・嚥下障害は頭頸部がんの術後など器質的な原因による場合と，脳血管疾患やその他の神経筋疾患による機能的な原因による場合がある．リハビリテーション治療は，口腔ケアや姿勢，食形態の選択の段階から間接嚥下訓練，直接嚥下訓練による機能障害へのアプローチまでさまざまな段階で介入する．間接訓練の際に使用する嚥下反射惹起のためのアイスマッサージの用具は各施設で自作していることが多いが，市販の専用器具を利用すると簡便である（図1-6）．肺炎や窒息など生命に直接関わる障害であり，十分な評価を行ったうえで治療を進めていくことが重要である．

E 末梢神経障害に対するリハビリテーション治療

ギラン・バレー症候群のような急性発症の疾患と，シャルコー・マリー・トゥース病のような遺伝性の慢性進行性の疾患では対応が

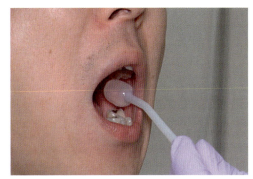

図1-6　アイスマッサージによる間接嚥下訓練
市販の専用器具：アイススティック®を使用

異なるが，いずれも筋力低下が著明な場合は関節拘縮の予防を心がけ，装具療法も検討する．筋力低下が中程度の場合も過負荷に注意し，低負荷，短時間，高頻度の運動とする．訓練後に脱力や痛みを訴える場合は過負荷となっている可能性がある．顔面神経麻痺では病的共同運動を引き起こすために勧められないが，総腓骨神経麻痺による下垂足や橈骨神経麻痺による下垂手には低周波電気刺激療法や表面筋電図によるバイオフィードバック療法も適応となる．進行性疾患では手指の巧緻動作障害がADLの障害となる場合があり，適切な時期に自助具の導入も勧められる．

F 呼吸機能障害に対するリハビリテーション治療

神経疾患に伴う呼吸機能障害は，ほとんどが呼吸筋の筋力低下に伴う拘束性障害である．筋萎縮性側索硬化症や重症筋無力症，Duchenne型筋ジストロフィー，重症のギラン・バレー症候群などでは呼吸管理が必要となる場合がある．胸郭の可動域を維持し，咳嗽，排痰を促すリハビリテーションを行う．動脈血酸素飽和度の低下がなくても二酸化炭素分圧の上昇が起きている場合があり，CO_2ナルコーシスを発症することがある．適宜血液ガス分析を行い，非侵襲的陽圧換気療法（non-invasive positive pressure ventilation：

NPPV）を導入する．排痰が困難な例では排痰補助装置（mechanical insufflation-exsufflation：MI-E）を用いても良い．

G 高次脳機能障害に対するリハビリテーション治療

高次脳機能障害は主に脳血管疾患と脳外傷に多くみられる．脳全体あるいは前頭葉の広範な障害による広義の高次脳機能障害（注意障害，記憶障害，遂行機能障害など）と限局性の大脳皮質の障害による狭義の高次脳機能障害（失語，失認，失行など）に分類される．複数の障害が重複することもあり，リハビリテーション治療においては正確な病態の把握が重要である．高次脳機能障害に対するリハビリテーション治療はそれぞれの症状に対応した対症的な手法（注意障害に対しては抹消課題や視覚探索課題，記憶障害に対してはメモなどを用いた代償手段の確立など）が中心となる．

H 認知症に対するリハビリテーション治療

認知症は疾患名ではなく，後天的な器質障害により知的機能が持続的に低下し，日常生活や社会生活に影響を与える状態と定義される．リハビリテーション治療は，運動療法を取り入れながら，①認知への介入（人，場所，時間などの生活上の基本となる情報を反復して示すことで見当識障害の改善を図る），②行動への介入（適切な量とタイミングで手がかりを与え，誤りを学習させない），③感情への介入（患者の主観的な体験・感情を認め落ち着かせ，過去の体験や思い出を，「趣味」，「仕事」などキーワードを提示し，自発的に語ることで精神的安定を図る），④刺激への介入（音楽，動物，園芸などを利用し情動の安定，活動性の維持を図る）などのアプローチを行う．

8 発症のタイプによるリハビリテーションの対応

神経疾患は急性に発症し，発症時に最も障害が重く徐々に改善する急性発症型の疾患と，発症時は障害が軽いが徐々に進行する慢性進行型の疾患に大別される．リハビリテーションのアプローチもそれぞれ異なる．代表的な疾患とリハビリテーションのアプローチについて表1-4にまとめた．

急性発症型疾患に対しては，急性期，回復期，維持期と病期に応じたリハビリテーションアプローチが必要となる．各病期に応じた適切なリハビリテーションを行うためには，治療内容，画像所見を理解し，適切な神経学的な評価に基づく障害の把握が不可欠となる．急性期においては病勢の進行期には，残存機能の維持，廃用症候群の予防につとめ，症状の進行がみられなくなった時点で，治療と平行して機能回復，早期離床を目指す．回復期においては，機能障害の回復に合わせてADLの拡大を図り，在宅復帰や社会復帰を目指す．維持期には環境設定や機能の維持を行い，社会参加を促す．

慢性進行型疾患に対しては，日常生活能力をできる限り長期に維持していくということが基本的な考え方である．脳血管疾患や骨折などよりも，リハビリテーションが長期に関わることが多く，長期的な視点に基づいたプランが必要である．疾患により，進行の速さ，予後はさまざまであるため，主治医と連携をとりながら，病態や治療内容の把握につとめる．病初期の軽症例でも，原疾患による障害以外に廃用性の要素を認めることがあるため，転倒に注意しながら，外出，社会参加へ

表 1-4 発症タイプによるリハビリテーションのアプローチ

	急性発症型	慢性進行型
代表的疾患	脳血管疾患 ギラン・バレー症候群 多発性硬化症（急性期） 脳炎・髄膜炎 顔面神経麻痺	パーキンソン病 脊髄小脳変性症 筋萎縮性側索硬化症 進行性筋ジストロフィー 遺伝性末梢神経障害
リハビリテーション のアプローチ	急性期：残存機能の維持，廃用症候群 　　　　の予防 回復期：機能回復，ADL 拡大 生活期：環境因子，参加制約への 　　　　アプローチ	病初期：廃用症候群の予防， 　　　　活動性の維持 中期：ADL 維持 進行期：介護量の軽減，合併症の防止
障害の程度と リハビリテーション の効果	・急性期の底上げ ・早期回復 ■ 通常の経過 ■ リハビリテーションを行った際の経過	・進行の遅延 ・ADL の維持 ■ 通常の経過 ■ リハビリテーションを行った際の経過

の活動の機会，仕事を続けている場合は就業能力を可能な限り維持していく．進行して，歩行や日常生活に一部介助が必要な状態となると，転倒のリスクが高まり活動が制限されるため，さらに廃用が進行しやすくなる．歩行のリハビリテーションを行いながら，適切な歩行補助具の使用や住宅改修に積極的に関わり，転倒を防ぎながら活動性を維持することを目標とする．慢性進行型疾患の入院の原因の大部分が転倒，骨折によるものであるため，入院を契機に車椅子生活や寝たきりとなる場合が多く，いかに転倒を防ぐかということは，生命予後にも直結する問題である．

重症例では，歩行は困難となり，車椅子の移動や寝たきりとなることが多いが，在宅生活を継続している場合は，介護量の軽減を目標としたアプローチを行う．自律神経障害による起立性低血圧がみられる例では，失神などを防ぐため，弾性ストッキングやリクライニング車椅子の使用を検討する．嚥下障害を伴う例では，誤嚥性肺炎や窒息を予防するため，口腔ケア，食形態の調整も重要である．介護者の負担を軽減させるために，介護サービスを含む適切な社会資源の利用についての情報提供を行う．

9 福祉・介護との連携

　神経疾患のリハビリテーションを行ううえで，福祉・介護との連携は欠かせない．患者の状態に応じて，指定難病，身体障害者手帳，介護保険の申請を適切な時期に行うことで患者の経済的負担を減らし，必要なサービスを受給することができる．

　指定難病は従来特定疾患と呼ばれていた医療費の助成のある疾患で，2018年4月の段階で331疾患が対象となり，そのうち神経疾患は201疾患を占める．それぞれの疾患ごとの様式の臨床調査個人票を年1回記入する必要がある．

　身体障害者手帳は，疾患にかかわらず"永続する"障害がある場合は対象となる．神経疾患では肢体不自由での申請が多いが，平衡機能障害，音声・言語機能障害，そしゃく機能障害を申請する場合もある．申請には身体障害者福祉法第15条に基づく医師診断書が必要となる．市町村により異なるが，2級以上の重度障害の場合は福祉医療の対象（医療費の自己負担が無料）となる．日常生活で長期にわたって使用する装具や義足，車椅子，歩行器などの交付についても障害者総合支援法による交付の対象となるが，他法優先の原則があるため，介護保険の対象者については車椅子や歩行器は介護保険での貸与が優先される．

　介護保険は通常は65歳以上で介護が必要な場合が対象となるが，神経疾患については第2号被保険者として40歳から対象となる疾患も多い（表1-5）．介護保険で利用できるサービスには表1-6のようなものがある．

　上記のような社会保障制度を理解し，必要な時期に必要な量のサービスが受けられるように患者・家族に情報提供を行うことが重要である．

表1-5　介護保険の第2号被保険者（40～64歳でも申請可能）の対象となる疾患

神経疾患	神経疾患以外
脳血管疾患	末期がん
筋萎縮性側索硬化症	早老症
進行性核上性麻痺，大脳皮質基底核変性症およびパーキンソン病	糖尿病性神経障害，糖尿病性腎症および糖尿病性網膜症 脊柱管狭窄症
多系統萎縮症	後縦靱帯骨化症
脊髄小脳変性症	骨折を伴う骨粗しょう症
初老期における認知症	閉塞性動脈硬化症 関節リウマチ 慢性閉塞性肺疾患 両側の膝関節または股関節に著しい変形を伴う変形性関節症

（2018年4月現在）

表1-6　介護保険で利用できるサービス

サービスの種類	利用できるサービス
自宅に訪問	訪問介護，訪問入浴，訪問看護，訪問リハビリテーション，夜間対応型訪問介護，定期巡回・随時対応型訪問介護看護
施設に通う	通所介護（デイサービス），通所リハビリテーション，療養通所介護，認知症対応型通所介護
短期間の宿泊	短期入所生活介護（ショートステイ），短期入所療養介護
訪問，通所，宿泊の組み合わせ	小規模多機能型居宅介護，複合型サービス（看護小規模多機能型居宅介護）
施設に入所	介護老人福祉施設（特別養護老人ホーム），介護老人保健施設（老健），介護療養型医療施設，特定施設入居者生活介護（有料老人ホーム，軽費老人ホームなど），認知症対応型共同生活介護（グループホーム）
福祉用具を使う	福祉用具貸与，特定福祉用具販売

（2018年4月現在）

以上，リハビリテーションからみた神経疾患について総論的に述べた．神経難病の中にはいまだ有効な治療法がなく，リハビリテーションが治療の中心になる疾患が数多く存在する．疾患そのものが難治性であっても疾患・病態を理解したうえで，リハビリテーションの治療者として目の前の患者に何ができるのかということを考えながら治療に携わってもらいたい．

［2］神経系の可塑性

　「成熟した脳では神経細胞は再生せず，神経の経路も不変である」ということはノーベル生理学・医学賞を受賞した Ramon Y Cajal が1928年に著書で述べて以来，神経リハビリテーションの分野では長く定説として考えられていた．しかし，実際の臨床現場では予想を超えた回復がみられる症例も存在する．

　図1-7aは左内頸動脈閉塞により広範な脳梗塞をきたし，右片麻痺と全失語をきたした症例の頭部CT画像である．言語野も梗塞領域に含まれており，当初はまったくコミュニケーションがとれなかったが，その後緩徐に回復を認め，発症3年を経過した時点で右片麻痺は残存するものの，言語機能については図1-7bの標準失語症検査プロフィールに示すように日常会話が可能なまでに回復し周囲を驚かせた．

　このような回復は従来の定説では説明できないものである．それではこのような回復はいったいどのような機序によって起こるのであろうか．

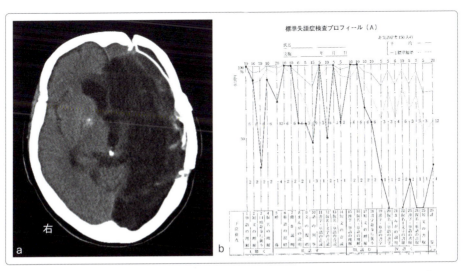

図1-7　左内頸動脈閉塞により右片麻痺，全失語を呈した症例の言語機能の回復
大脳皮質言語野が全般に障害されているにもかかわらず，言語機能の回復を認めている．

1 神経系の構成からみた可塑性

A 神経細胞レベルでの可塑性

中枢神経系の成熟した神経細胞においては，神経再生はほとんど起こらないと考えられている．しかし，Nudoらはマウスを用いた動物実験において，手（前肢）の訓練を行うと，神経細胞あたりのシナプス数が増加することを報告している[9]．人の中枢神経のシナプス数は小児期に最大となり思春期にはシナプス除去と呼ばれる必要なシナプス結合だけが強められ，余分なシナプスが除去されるという現象が起こる．しかし，脳に損傷が加わると，健常な軸索に発芽（sprouting）が起こり，発芽した神経突起は軸索側枝となり新たなシナプス結合を形成する（図1-8）．神経細胞の数は変わらないが，活発な発芽により障害を受けた機能を代償するために，新たなネットワークを形成するのである．

B 神経伝導路レベルでの可塑性

シナプスの増加により新たに形成されたネットワークが神経の可塑性に寄与することは予想されていたが，実際にはどのように働くのかは明らかではなかった．Ishidaらは，実験的に脳出血を起こさせたマウスに麻痺肢の強制使用（forced limb use：FLU）を行うことで，運動野－赤核路が増強され，運動機

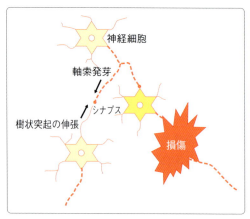

図1-8 神経損傷後にみられる新たなシナプス形成

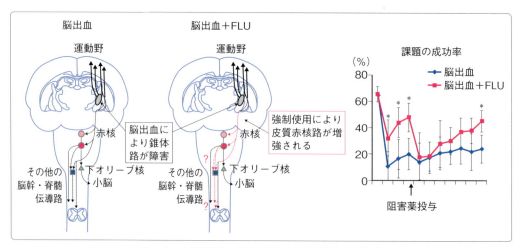

図1-9 強制使用に伴う新たな神経伝導路の形成

脳出血後の麻痺肢の強制使用は運動野－赤核間の軸索反射を増加させ，それにより運動機能の回復を導く．
(Ishida A, et al：J Neurosci, 36：455-467, 2016より一部改変)

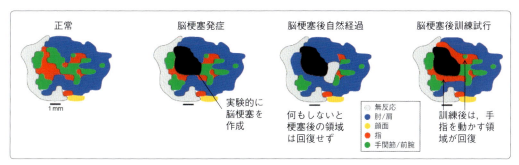

図 1-10 実験的脳梗塞後の運動野マッピング
(Dancause N, et al：Prog Brain Res, 192：273-295, 2011 より一部改変)

能も回復したことを報告した[10]．この研究では，ウイルスベクターを用いて目的の神経伝導路のみに遺伝子を導入するという手法を用いた．FLU を行い運動機能がいったん改善した後に運動野−赤核路のシナプス伝達を阻害すると，運動課題の成功率が FLU を行わない場合と同程度まで低下した（図 1-9）．この結果より，脳血管疾患後にリハビリテーションを行うことで，新たな神経伝導路が形成され運動麻痺の改善に寄与していることがわかった．

C 大脳皮質の機能局在のレベルでの可塑性

動物実験では微小電極を用いて脳の運動野を刺激し，特定の運動に対応する脳の領域を示すマッピングという手法が確立している．Dancause と Nudo はこの手法を用いて実験的に脳梗塞を作成したリスザルに麻痺側上肢でエサを取る訓練を続けると，何もしない場合と比較して手指を動かす領域が梗塞巣の周囲に回復すると報告している[11]（図 1-10）．

これはリハビリテーションによって運動野の体性局在が変化することを示唆している．

D 脳の構造レベルでの可塑性

MRI の技術の進歩により，脳の形態画像分析は肉眼病理レベルに限りなく近づいている．脳の体積の変化を voxel（MRI における三次元の画像の最小単位）によって解析する voxel-based morphography（VBM）という手法により，脳の構造レベルでの解析が *in vivo* において可能となった．Maguire らは，ロンドンのタクシードライバーの脳は対照と比較して海馬後方の容積が増大しており，経験年数が長いほどその傾向が強いことを報告している[12]．VBM の手法をリハビリテーションの予後予測や効果判定に使用した論文も少しずつ増えており，今後の展開が期待される分野である．

2　神経の可塑性を利用したリハビリテーション

脳の損傷後にリハビリテーションを行うことで，シナプス，伝導路，大脳皮質の機能局在のレベルでの回復が起きることが動物実験では明らかになっている．それではこのような神経の可塑性を，ヒトのリハビリテーションに応用することは可能であろうか？

20 世紀の後半から脳の可塑性を利用したリハビリテーションについて，「ニューロリ

ハビリテーション」という概念が提唱され実践されている．ここでは実際の臨床現場で実用化されている，神経の可塑性を利用したリハビリテーションの手法について述べる．

A constraint-induced movement therapy：CI療法

CI療法は，脳血管疾患による片麻痺に対して，健側上肢を抑制することで麻痺側上肢を強制使用させる方法である（図1-11）．Wolfらは，発症3〜9ヵ月の脳血管疾患後の片麻痺患者に非麻痺側上肢を抑制し麻痺側上肢を6時間/日，2週間強制使用させることで機能改善を認め，その効果は1年後も持続したと報告している[13]．CI療法の適応基準として道免は母指を含む3指のMPとIP関節が10°以上随意的に伸展でき，手関節が20°以上随意的に伸展できることを推奨している．高次脳機能障害や合併症についてはその内容や程度がさまざまであるので，リハビリテーション科医が判断するのが良いとされている[14]．

B 反復経頭蓋磁気刺激療法（repetitive transcranial magnetic stimulation：rTMS）

頭皮上に置いたコイルから経頭蓋的に磁束を照射し脳内に誘導電流を形成することで大脳皮質を非侵襲的に刺激する方法である．反復的に刺激を行うことで活動を賦活（5Hz以上の高頻度刺激），抑制（1Hz以下の低頻度刺激）することが可能である．患側運動野に高頻度刺激を行い，半球間抑制を抑えるために健側運動野に低頻度刺激を行う手法がよく使用される．ガイドラインでの絶対禁忌は，刺激部位に近接する金属（人工内耳，磁性体クリップ，深部脳刺激・迷走神経刺激などの刺激装置），心臓ペースメーカーを有する患者で，てんかん・けいれん発作の既往のある患者は相対禁忌とされている．理学療法と組み合わせることで，rTMS単独よりも運動機能が改善したとの報告がある[15]．

C 促通反復療法（repetitive facilitative exercise）

促通反復療法は筋の伸張反射や皮膚筋反射を用い，随意運動に合わせて他動運動を同期させることで運動の発現に必要な前角細胞の発火を促進させ，麻痺の回復を図る手技である．上肢を中心に行われるが，下肢，体幹にも有効である．Shimodozonoらは，4週間の促通反復療法後では対照群と比較し，Fugl-Meyer Arm scoreの改善を認めたと報告している[16]．

D 部分免荷トレッドミル歩行訓練（body-weight supported treadmill training：BWSTT）

脳血管疾患や脊髄損傷の患者において，トレッドミル上でハーネスを用いて体重の一部を支えながら歩行訓練を行うことで歩行機能を改善させる訓練である（図1-12）．脊髄のcentral pattern generatorを賦活させる，健側の過剰な努力を抑制するなどの効果が報告されている[17]．免荷量としては，脳血管疾患による片麻痺の場合は体重の30％を超えないことが推奨されている．

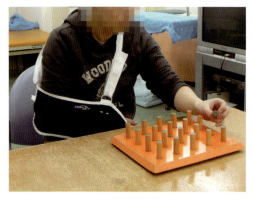

図1-11　CI療法
左不全麻痺に対して右上肢を抑制し左手を強制使用する．

E ロボット訓練

筋萎縮性側索硬化症，筋ジストロフィー，シャルコー・マリー・トゥース病，遠位型ミオパチーなど一部の神経疾患にはロボットスーツを装着したリハビリテーションが医療保険の認可を受けている．現在の保険適用範囲は医療機関での歩行訓練時の使用のみであるが，将来的に実際の生活の場での利用も期待される．筋ジストロフィーの自験例ではロボットスーツHAL®での歩行リハビリテーションの後に，体幹の荷重側への傾斜（Duchenne徴候）が軽減する効果が得られた（図1-13）．

F ボツリヌス療法

中枢性麻痺による上位ニューロン障害の症候としての痙縮は，関節可動域の制限や疼痛を引き起こし，ADLの阻害因子となる．ボツリヌス毒素は神経筋接合部のアセチルコリンの放出を阻害することで痙縮の治療に用いられる．深部の筋に対しては超音波や電気刺激を併用した施注が必要である（図1-14）．ボツリヌス療法のほかにもバクロフェン髄注（intrathecal baclofen：ITB）療法も保険適用となっており，より広範な痙縮の治療に用いられている．

G 仮想現実（virtual reality：VR）技術を用いたリハビリテーション

映像技術の進歩によりVR技術のリハビリテーションへの応用は急速に増えてきている．モーションキャプチャー技術や，プロジェクションマッピングの技術を利用した非没入型VR技術（図1-15a）と，モニター内蔵のゴーグルを装着して操作する没入型VR

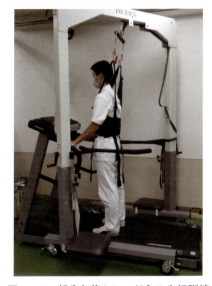

図1-12　部分免荷トレッドミル歩行訓練

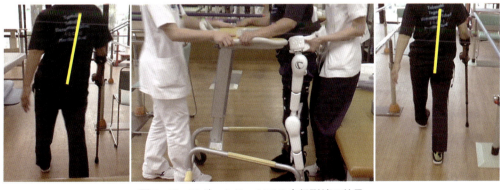

図1-13　ロボットスーツでの歩行訓練の効果
訓練前（左）と比べて訓練後（右）では体幹の傾斜が改善している．

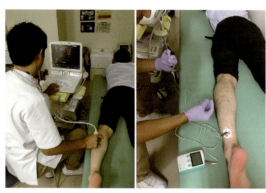

図 1-14　超音波，電気刺激装置を用いた
　　　　ボツリヌス毒素の施注
標的筋に正確に投与することが可能である．

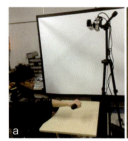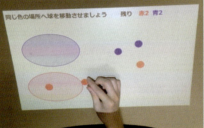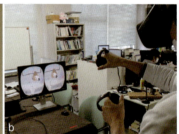

図 1-15　非没入型 VR 技術（a）と没入型 VR 技術（b）
非没入型はモニターやプロジェクターを用いるのに対して没入型はゴーグルを装着して行う．

技術（図 1-15b）に大別される．McEwen らは，脳卒中片麻痺患者の非没入型 VR を用いたリハビリテーションは，歩行機能の改善について通常のリハビリテーションと同等の効果が得られたと報告している[18]．没入型 VR の応用も実用化レベルになっている．

H　再生医療を用いた　リハビリテーション

脊髄損傷に対しての人工多能性幹細胞（induced pluripotent stem cells：iPS 細胞）を用いた治療が動物実験では開始されている．実験的に脊髄損傷を作成したコモンマーモセットにヒト由来の iPS 細胞を移植したところ，対照群と比較して優位に運動機能が改善したと報告されている[19]．ヒトへの臨床治験も近く開始されることになった．

動物実験による地道な基礎研究により，従来は回復しないと考えられていた中枢神経には予想をはるかに上回る回復能力があることがわかってきた．この理論に基づき，脳の可塑性を利用したリハビリテーションが次々と開発されている．代償的なアプローチが主体であった神経のリハビリテーションは，障害そのものへの治療へと大きな転機を迎えている．

［3］神経疾患の検査法

　神経疾患の治療およびリハビリテーションを行ううえで，診断，治療方針の決定，治療効果の確認をするために多くの検査が行われる．以前は脳波や事象関連電位など電気生理学的手法により解析していた脳や神経の機能を，現在は画像診断技術の向上によりさまざまな手法で解析できるようになっている．本項では実際の臨床の場で用いられる検査について，① 電気生理学的検査，② 画像検査，③ 自律神経検査，④ 動作解析検査の順に概説する．

1 電気生理学的検査

A 脳波（electrical encephalograph：EEG）

　脳波は脳の機能評価としては最も古くから用いられている手法である．頭皮上の電極から脳の電気活動を記録し2つの電極の電位差を検出する双極誘導と，頭皮上の電極と頭皮外の基準電極との電位差を比べる単極誘導による検出方法がある．脳波の電位は多数の神経細胞の活動の総和を示すため，活動が同期している場合は振幅が高くなり，同期していない場合は振幅が低くなる．頭皮および頭蓋骨を介しての微弱な電位であり，皮膚と電極の抵抗を減らすことと筋電図や計測室の電気信号などの外部からのノイズを減らすことが必要となる．体動による影響を受けやすいため，安静時の脳活動の測定には優れている反面，タスクを行った際の解析には向いていないため，実際の臨床の現場ではてんかんの診断，睡眠時の脳波解析，脳死の判定などで用いられることが多い．

B 神経伝導検査（nerve conduction study：NCS）

　神経伝導検査は，運動神経伝導検査と感覚神経伝導検査があり，前者では電気刺激により誘発された複合筋活動電位（compound muscle action potential：CMAP）を，後者では感覚神経誘発電位（sensory nerve action potential：SNAP）を測定する．伝導速度と潜時，波形の振幅，持続時間を解析し，病態が軸索変性（axonal degeneration）なのか，脱髄（demyelination）なのかを判断する．軸索変性では電位振幅は低下するが，伝導速度は正常下限の70％以下にはならない．脱髄では伝導速度の低下や遠位潜時の遅延，電位持続時間の延長（時間的分散），伝導ブロックの所見がみられる（図1-16）．

C 筋電図検査（electromyography：EMG）

　針筋電図は安静時の自発電位と筋収縮時の運動単位活動電位を計測する手法である．運動単位とは脊髄前角細胞と運動神経線維とその支配する筋線維によって構成される単位であり，1つの前角細胞が興奮すると支配する筋線維はすべて収縮する．針筋電図では個々の運動単位活動電位（motor unit potential）を安静時，弱収縮時，強収縮時において安静時の自発電位や干渉波を測定することで運動神経の異常を検出する．

　針筋電図での筋原性病変，神経原性病変の特徴について表1-7にまとめる．

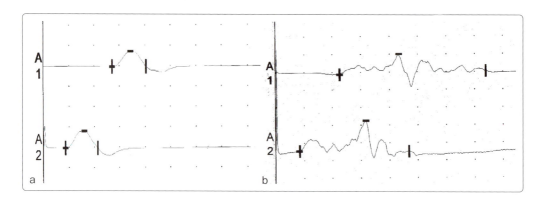

図 1-16　運動神経伝導速度検査の所見
正常（a）に対して，脱髄疾患（b）において時間的分散（temporal dispersion）を認める．

表 1-7　筋原性病変，神経原性病変における針筋電図の所見

	筋原性病変	神経原性病変
線維自発電位	—	++++
陽性鋭波	—	1 mV
線維束攣縮電位	—	++++
強収縮時の干渉波形	（密な干渉波）	（疎な干渉波）
振幅	低下	増大
持続時間	短縮	延長

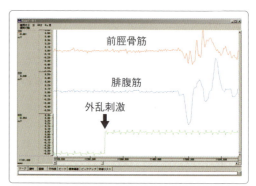

図 1-17　表面筋電図による外乱刺激に対する下腿の筋活動の計測

表面筋電図は，皿電極を皮膚上に設置し筋活動を記録するものである．動作の際の筋活動の開始時間や筋活動のピークまでの時間，時間経過に伴う振幅の変化を計測することに優れており，低侵襲でくり返し行える利点がある．図 1-17 のように刺激に対する筋活動の反応時間を計測することもできる．動作解析の際に同時に筋活動を計測する場合に利用されるほか，筋活動を視覚・聴覚などにフィードバックして筋力訓練を行うバイオフィードバック法にも用いられる．

D 体性感覚誘発電位（somatosensory evoked potential：SEP）

SEP は末梢神経を刺激して誘発される求心性の感覚神経の電位を，最終的に大脳の感覚野から検出する手法である．画像診断が現在ほど発達していなかった時代には多発性硬化症など脳，脊髄に病変が多発する疾患の診断の補助に使用されていたが，MRI が発達した現在では診断目的に使用されることはほとんどなく，臨床現場では脊椎・脊髄の手術の術中モニタリングとして使用される．リハビ

リテーションの分野では感覚障害の客観的な診断や予後予測の方法として用いられた時期もあるが，測定条件によっての変動が大きいことや計測の煩雑さから現在はあまり使用されていない．

E 経頭蓋磁気刺激（transcranial magnetic stimulation：TMS）

TMSの原理は，頭皮上のコイルに高電圧のパルス電流を流した際に生じる変動磁場が，電磁誘導の法則により大脳皮質上に誘導電流を生じさせることにより，運動野から錐体路を順行性に刺激し，標的筋から誘発筋電図を記録する方法である．Wassermanらはこの手法を用いて，大脳運動野のマッピングを行っている[20]．近年ではコイルの冷却機能が発達し反復刺激が可能となり，パーキンソン病や脳血管障害，うつ病に対しての治療に応用されつつある．

F 脳磁図（magnetoencephalography：MEG）

脳内の神経細胞の発火による電流に伴い発生する微小な磁場を検出する方法である．脳波と比較し，皮膚，骨などに妨げられずに正確に電流源を測定することで高い空間分解能，時間分解能をもつが，地磁気の10^{-9}という微小磁場の検出のために，磁界を遮断する計測室を含めた測定装置がきわめて高価であることが普及の妨げとなっている．

2 画像検査

脳の画像検査は特に脳血管障害において，診断，治療，予後予測のために不可欠な検査である．過去50年の神経疾患の分野において，最も進歩したのは画像診断技術といえる．画像診断技術の進歩により脳梗塞に対する血栓溶解療法による超急性期治療が可能となり，従来鑑別困難であったパーキンソン症候群の鑑別診断にも恩恵をもたらしている．

A コンピュータ断層撮影（computed tomography：CT）

CT検査は現在でも脳血管障害の急性期においてスクリーニングで行う最初の検査である．MRIと比較しての利点として，最新の複数列のマルチスライスCTを用いることで，脳の画像を数秒で得られるという圧倒的な時間的なアドバンテージがある．また，造影剤を用いた3D-CT angiographyを行うことによって，血管造影を行わなくても動脈瘤の検索と治療戦略を立てることが可能となっている（図1-18）．

B 磁気共鳴画像（magnetic resonance imaging：MRI）

MRI検査の技術進歩は，神経リハビリテーションに大きな恩恵をもたらしている．MRIの原理は，強い磁場の中にある生体組織に特定の電磁波を与えると組織の状態に応じた電磁波が戻るという核磁気共鳴の現象を用いている．MRIを開発したPaul LauterburとPeter Mansfieldは2003年のノーベル生理学・医学賞を受賞している．MRIは体内のすべての臓器を撮影することが可能であるが，特に神経疾患においては，脳・脊髄の画像診断によく用いられる．MRIの利点として，軸位断，冠状断，矢状断などの方向の違

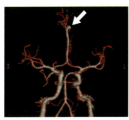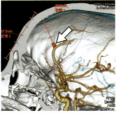

図1-18 3D-CTAによる脳動脈瘤の検索
矢印の部分が動脈瘤

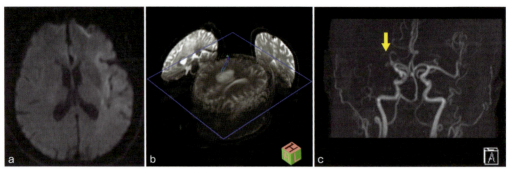

図 1-19 神経疾患の診断に用いられる MRI の撮影方法の例

a：DWI による急性期脳梗塞の病巣部位の同定．
b：トラクトグラフィーによる錐体路の同定．
c：MRA による血管閉塞部位の同定（中大脳動脈が矢印の部分で閉塞している）．

う断層像が撮影可能であることと，撮像条件を変えて組織のコントラストを強調することにより，病態変化を捉えやすいことである．体内に磁性体がある場合は禁忌であり，ペースメーカーの装着患者には施行できなかったが，近年条件付き MRI 対応ペースメーカーも発売されている．神経リハビリテーションの領域では特に拡散強調画像，MR アンギオグラフィー，機能的 MRI の手法がよく用いられている．

▶1. 拡散強調画像（diffusion weighted image：DWI）

DWI は，急性期の脳梗塞の診断にはなくてはならないものである．DWI は，水分子の動きを傾斜磁場パルス（motion probing gradient：MPG）の手法を用いて鋭敏にとらえることで，発症数時間後の超急性期の脳梗塞を高信号域として描出する（図 1-19a）．また，拡散 MRI の技術を用い，水の拡散が大きい方向が白質線維走行に一致するとの仮定に基づき，連続性のある voxel（MRI の画像の単位）をテンソルという手法を用いてたどることで，トラクトグラフィーと呼ばれる神経線維路を描出した画像を構築することが可能である（図 1-19b）．この手法を用いて脳卒中患者の運動機能の回復を評価した研究では，病変の大きさよりもトラクトグラフィーでの皮質脊髄路が保たれていることが運動機能の予後に相関すると報告されている．

▶2. MR アンギオグラフィー（MRA）

MRI では流入する水素原子のほうがもともとある水素原子よりも強い信号を放出する性質を利用し，造影剤を使用せずに脳動脈の描写が可能である（図 1-19c）．DWI と併用することで，閉塞部位と実際に梗塞を起こしている部位を比較することができるため，超急性期の脳梗塞の治療法の選択にきわめて有用である．

▶3. 機能的 MRI（functional MRA：fMRI）

fMRI は脳の局所の神経活動の亢進による血流の増加を，細動脈レベルにおけるデオキシヘモグロビンの濃度が MRI の信号を減弱させる性質を利用し，信号の変化として捉える技術である．あるタスクを行わせた際と，安静時とを交互に計測しその差分を比較し，優位な信号強度の変化を呈した領域を賦活された部位と考える．信号の変化は微弱であり，運動タスクでは描出されやすいが，高次

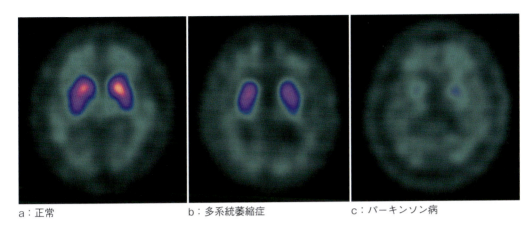

a：正常　　　　　　　　b：多系統萎縮症　　　　　c：パーキンソン病

図 1-20　ドパミン・トランスポーターによるパーキンソン症候群の鑑別
正常例では保たれている線状体へのドパミンの取り込みが，多系統萎縮症では軽度低下し，パーキンソン病では高度に低下している．

脳機能タスクなどではくり返し行わないと変化が捉えにくい．fMRI は空間分解能に非常に優れているほか，放射線被ばくがないことや低侵襲のためくり返し行えるなどの利点があるが，MRI の機器の中で頭部を固定した状態でのタスクしか行えないなどの欠点もある．

▶ 4．voxel-based morphometry：VBM による脳形態・容積測定

もともと MRI のデータは核磁気共鳴現象により検出された電磁波をコイルで検出したものを画像化したデジタルデータである．画像化する際には $1 \times 1 \times 1\ mm^3$ の立方体の単位（voxel）が使用され，voxel ごとの信号強度が画像化される．多数の症例を用いた解剖学的に標準化されたデータを基に一般線形モデルを利用した統計解析を行い，脳の形態・容積を測定することで脳の萎縮の評価が可能である．アルツハイマー病の脳萎縮の客観的評価にこの VBM の技術が使用されている[21]．

C　ポジトロン断層法（positron emission tomography：PET）

PET は陽電子を放出する半減期の短い核種を用い，脳機能を評価する検査法である．陽電子が放出された後に電子と結合し消滅する際の消滅放射線を検出し画像化する．SPECT よりも空間分解能，時間分解能に優れている．^{15}O を用いた脳血流の評価や ^{18}F を用いた糖代謝の評価は以前より施行されているが，近年は ^{18}F や ^{11}C を用いたドパミン・トランスポーターを画像化する核種やアミロイド β を標識する核種が開発され，パーキンソン病やレビー小体型認知症，アルツハイマー病の診断に実用化されている．正常例では線条体へのドパミンの取り込みが保たれているのに対し，多系統萎縮症では軽度低下し，パーキンソン病では高度に低下している（図 1-20）．

D　近赤外線スペクトロスコピー（near infrared spectroscopy：NIRS）

NIRS は近赤外光を用いて脳活動を非侵襲的に計測する装置である．その原理はパルスオキシメーターとほぼ同じで，生体透過性をもつ近赤外光を用いて酸化型ヘモグロビンと還元型ヘモグロビンを計測することにより，組織の血流量を計測する技術を応用している．頭皮上から脳に向けて近赤外光を照射

し，その反射光を計測することにより，脳の血流を計測することができる．MRIのように計測機器の中の条件に縛られずに，歩行などの動きのある条件下で優れた時間分解能を用いた脳血流の評価は，リハビリテーションの分野できわめて有用である．空間分解能についてもプローブを増やすことで改善しているが，原理上脳深部の評価は困難である．

E 嚥下機能検査

嚥下機能に画像検査を用いるようになったのは比較的古く，1970年代よりシネフィルムを用いた現在の嚥下造影検査の原型ともいえる手技がすでに報告されている[22]．1980年代後半には内視鏡を用いた嚥下機能の評価が報告されている[23]．現在はどちらの検査も嚥下の詳細な評価のためになくてはならないものとなっている．実際の臨床現場では患者の病態に合わせて両者の欠点を補完するような形で検査が行われている．

▶1．嚥下造影検査
（videofluoroscopic examination of swallowing：VF）

レントゲンの透視装置を用い，バリウムなどの造影剤，あるいは造影剤を混ぜた検査食を摂取し口腔期，咽頭期，食道期の嚥下機能を評価する．嚥下の瞬間が評価できる，不顕性誤嚥が観察可能，さまざまな食形態を試せるなどの利点もあるが，ベッドサイドでは検査ができず，少量であるが放射線被ばくがあるなどのデメリットもある．図1-21aは座位で施行し，造影剤の喉頭流入を認める（矢印）が，図1-21bのリクライニング位では流入しない．

▶2．嚥下内視鏡検査（videoendoscopy：VE）

鼻腔から喉頭ファイバーを挿入し，ゼリーなどの嚥下の状態を観察する検査である．ベッドサイドで評価可能で放射線被ばくがなく，造影剤も不要という利点がある一方，嚥下の瞬間がホワイトアウトして見えない，というデメリットもある．図1-22は実際の画像で，aでは喉頭蓋谷にゼリーの残留を認める（矢印）．bはWi-Fiによるワイヤレスシステムにより複数のタブレット端末を使用して嚥下回診を行っているところである[24]．多職種が同時に評価できる利点がある．

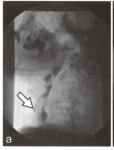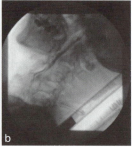

図1-21 嚥下造影検査
レントゲン透視装置を用いる．

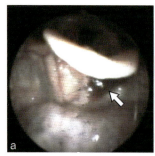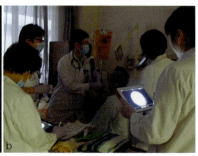

図1-22 嚥下内視鏡検査
喉頭ファイバーを用いる．

3 自律神経検査

　自律神経系は非随意的に内部環境を調整するために内臓や内分泌系を制御している．多系統萎縮症，パーキンソン病，純粋自律神経不全，糖尿病性ニューロパチー，アミロイドーシスなどの神経疾患の一部には自律神経不全（autonomic failure）をきたす疾患もあるが，通常の画像検査や血液検査では自律神経機能を評価することは困難であり，特殊な検査が必要となる．

A 温熱性発汗試験

　皮膚からの温度覚を求心刺激とし，交感神経節前線維とコリン作動性の節後線維の機能を評価する．ミノール法と呼ばれるヨードデンプン反応を利用した方法を用いる．ヨードの無水アルコール溶液とヒマシ油の混合液を全身の皮膚に一様に塗布し，乾燥後デンプンを均等に散布する．その後加温室にて38℃まで加温することで，発汗部位は暗紫色に着色される．定量的な評価はできないが，発汗低下部位がわかることで病変が局所型なのか，多巣型なのか，全般型なのか，遠位型なのかを判定できる（図1-23）．

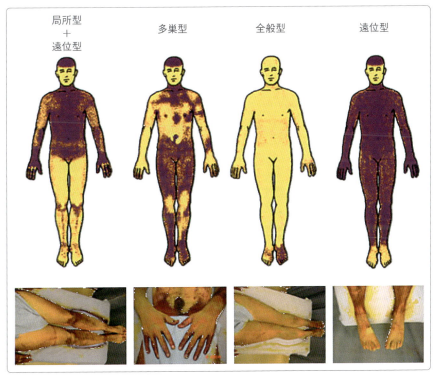

図 1-23　温熱性発汗試験の所見
発汗した部位が暗紫色になる．

B 定量的軸索反射性発汗試験（quantitative sudomotor axon reflex test：QSART）

汗腺にあるニコチン受容体をアセチルコリンにより刺激すると，交感神経節後線維の軸索反射を介し，刺激していない部位にも発汗が生じる作用（図1-24）を利用し，定量的に発汗機能を計測する試験である．カプセル（図1-24）を用い，アセチルコリンを浸潤させた際の軸索反射性の発汗量を計測する（図1-24）．交感神経節後線維の機能を評価できる．糖尿病性ニューロパチーの早期に代表される小径線維ニューロパチーは，C線維の障害が特徴的であり，この検査が有用である[25]．

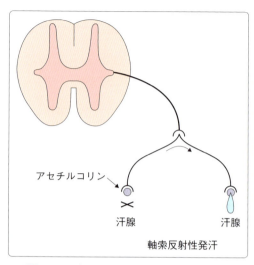

図1-24　定量的軸索反射性発汗試験の原理

C 心電図 R-R 間隔変動検査

心拍は胸腔内圧の変化により吸気時に増加し，呼気時に減少する．安静時と深呼吸を行った際の心拍の変動係数（CVR-R）を計測することで，心臓迷走神経機能を評価できる．正常パターンでは呼吸に合わせて心拍が変化するが，異常パターンでは深呼吸でも心拍はほとんど変化しない．糖尿病による自律神経障害で変動係数が低下するが，β遮断薬を服用していると影響されるので，注意が必要である．

D 起立試験

体位変換における血圧と脈拍を計測することで，心血管の圧受容器反射弓の機能と反射性の頻脈の有無をみる．心臓交感神経への遠心路機能を評価するものである．正常パターンでは起立させても血圧は低下しないが，圧受容器反射弓に異常があると，起立させると血圧が低下し，反応性の頻脈もみられない．

E Valsalva 試験

圧受容器を介する自律神経機能検査で，胸腔内圧を変化させ，これに対応して起こる血圧と心拍の変化から自律神経機能を評価する試験である．マウスピースから40mmHgの圧で15秒間息を吹き込み，その間の心拍と血圧を記録する．血圧の上昇と脈拍の減少の反応を調べることで，圧受容器感受性を評価することができる．圧受容器感受性は加齢とともに低下する[26]．

F 血漿ノルアドレナリン測定

起立試験の前後の血漿ノルアドレナリンを測定することで血管平滑筋に分布する交感神経遠心路機能を，血漿アドレナリンを測定することで副腎髄質に分布する交感神経遠心路の機能を測定できる．

G MIBG 心筋シンチグラフィー

心臓交感神経の機能をみる検査で，ノルアドレナリンの生理的アナログである^{123}Iで標識したmeta-iodobenzylguanidine（MIBG）を静注し，心臓への集積を15〜30分後の早期像と3〜4時間後の後期像として計測し，心臓と縦隔の集積の比をH/M比とする．節後性交感神経である心臓交感神経の評価に有用

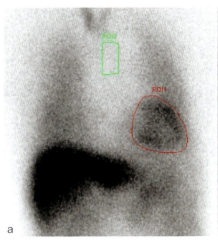
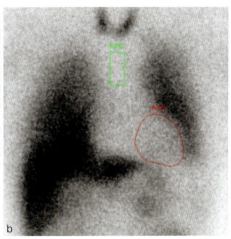

図 1-25　MIBG 心筋シンチグラフィー
正常例では保たれる心筋への MIBG の取り込みが，パーキンソン病では低下する．
a：正常例（H/M 比 2.5），b：パーキンソン病（H/M 比 1.5）

である．パーキンソン病やレビー小体型認知症では心臓の交感神経の障害により MIBG の取り込みが低下するが，その他のパーキンソン類似疾患では低下しないので，パーキンソニズムの鑑別に用いられる．（図 1-25）．

4　動作解析検査

動作解析検査は，身体の動きを定量的に計測することで治療やリハビリテーションの効果判定に用いることができる．ここでは主に静止立位と歩行の動作解析検査について述べる．

A　重心動揺検査

主として静止立位バランスの評価に用いられる．足圧中心（center of pressure：COP）の移動距離，面積，速度ベクトル，周波数などを解析する．バランスの障害に対するリハビリテーションの効果を評価する際にも有用である．脊髄小脳変性症に対してバランス訓練を中心に介入すると，リハビリテーション後に静止立位時の前後方向への動揺の改善がみられた（図 1-26）．

B　歩行解析

▶1．三次元動作解析装置検査

反射マーカーを用いた光学的歩行解析は，高い解像度とフレームレート（周波数）をもつカメラにより詳細な動きまで解析が可能で，そのために大掛かりなシステムが必要となるが，定量的に客観的な評価を行うことでリハビリテーション治療の効果判定にも応用できるようになっている（図 1-27）．

大掛かりなシステムを用いず，家庭用ゲーム機 Kinect® を用い，マーカーレスで歩行障害を客観的かつ定量的に評価可能なシステムも開発されている（図 1-28）．

▶2. 床反力計

床反力計を用いて荷重センサを用いて，上下（鉛直）方向（Z），前後方向（X），左右方向（Y）に加わる力を検出することにより，歩行の際の重心の移動の状態を計測することができる．義足や装具，インソールなどの使用効果の判定に用いることが可能である．図1-29ではパーキンソン病におけるインソールの使用の効果を調べたものであるが，使用により踵接地の際の床反力垂直成分のpeakがみられ，正常に近いパターンとなる．

神経疾患の検査は画像診断を中心に急速な進歩を遂げ，脳の機能局在や神経の可塑性についての評価が生体内において可能となってきている．これは今までブラックボックスであったリハビリテーションの治療効果のメカ

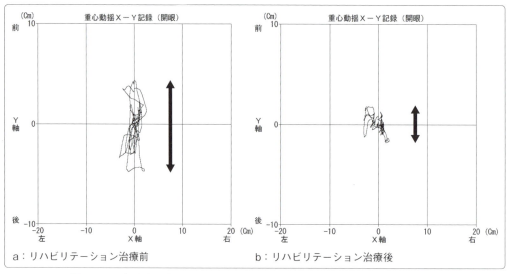

図1-26 脊髄小脳変性症のリハビリテーション前後の重心動揺計での評価
リハビリテーション後に動揺の改善がみられる．

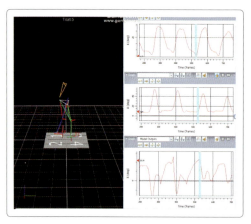

図1-27 三次元動作解析装置による検査
Vicon® による計測．関節可動域の評価．

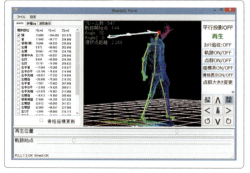

図1-28 Kinect® によるマーカーレスの歩行解析
マーカーレスにより簡便に評価できる．

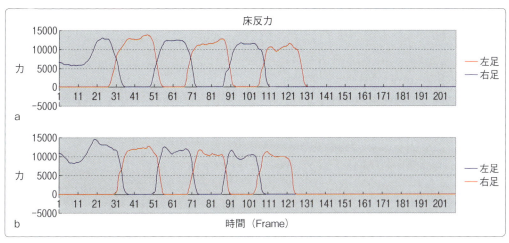

図 1-29 インソールの有無による床反力計の計測結果
a：インソール使用なし，b：インソール使用あり
インソール使用により正常パターンに近くなる．

ニズムを理論的に裏付けるための有効な手段となり得る．これにより，経験に基づく治療がほとんどであったリハビリテーションをさまざまな検査を用いて効果判定を行うことで，どのような障害にどのような訓練を行うことが最も有効かということが今後明らかとなっていくだろう．

【文　献】

1) 久保俊一編：リハビリテーション医学・医療コアテキスト．p.3-20, 医学書院, 2018.
2) 厚生労働省資料：平成28年社会医療診療行為別統計
 http://www.mhlw.go.jp/toukei/saikin/hw/sinryo/tyosa16/
3) 厚生労働省資料：平成26年患者調査の概況
 http://www.mhlw.go.jp/toukei/saikin/hw/kanja/14/
4) 厚生労働省資料：平成22年国民生活基礎調査
 http://www.mhlw.go.jp/toukei/saikin/hw/k-tyosa/k-tyosa10/4-2.html
5) Tissot CJ：Gymnastique Medicinale et Chirurgicale. Bastien, 1780.
6) World Health Organization (WHO)：International Classification of functioning, disability and Health (ICF). WHO, 2001.
7) Avenanti A, et al：Low-frequency rTMS promotes use-dependent motor plasticity in chronic stroke：a randomized trial. Neurology, 78：256-264, 2012.
8) Nieuwboer A, et al：Cueing training in the home improves gait-related mobility in Parkinson's disease：the RESCUE trial. J Neurol Neurosurg Psychiatry, 78：134-140, 2007.
9) Nudo RJ, et al：Neural substrates for the effects of rehabilitative training on motor recovery after ischemic infarct. Science, 272：1791-1794, 1996.
10) Ishida A, et al：Causal Link between the Cortico-Rubral Pathway and Functional Recovery through Forced Impaired Limb Use in Rats with Stroke. J Neurosci, 36：455-467, 2016.

11) Dancause N, et al : Shaping plasticity to enhance recovery after injury. Prog Brain Res, 192 : 273-295, 2011.
12) Maguire EA, et al : Navigation around London by a taxi driver with bilateral hippocampal lesions. Brain, 129 : 2894-2907, 2006.
13) Wolf SL, et al : Effect of constraint-induced movement therapy on upper extremity function 3 to 9 months after stroke : the EXCITE randomized clinical trial. JAMA, 296 : 2095-2104, 2006.
14) 道免和久 : CI療法. ニューロリハビリテーション, p. 112-118, 医学書院, 2015.
15) Avenanti A, et al : Low-frequency rTMS promotes use-dependent motor plasticity in chronic stroke : a randomized trial. Neurology, 78 : 256-264, 2012.
16) Shimodozono M, et al : Benefits of a repetitive facilitative exercise program for the upper paretic extremity after subacute stroke : a randomized controlled trial. Neurorehabil Neural Repair, 27 : 296-305, 2013.
17) Miyai I, et al : Effect of body weight support on cortical activation during gait in patients with stroke. Exp Brain Res, 169 : 85-91, 2006.
18) McEwen D, et al : Virtual reality exercise improves mobility after stroke : an inpatient randomized controlled trial. Stroke, 45 : 1853-1855, 2014.
19) Kobayashi Y, et al : Pre-evaluated safe human iPSC-derived neural stem cells promote functional recovery after spinal cord injury in common marmoset without tumorigenicity. PLoS One, 7 : e52787, 2012.
20) Wassermann EM, et al : Noninvasive mapping of muscle representations in human motor cortex. Electroencephalogr Clin Neurophysiol, 85 : 1-8, 1992.
21) Hirata Y, et al : Voxel-based morphometry to discriminate early Alzheimer's disease from controls. Neurosci Lett, 382 : 269-274, 2005.
22) Ardran GM, et al : The mechanism of swallowing. Proc R Soc Med, 44 : 1038-1040, 1951.
23) Langmore SE, et al : Fiberoptic endoscopic examination of swallowing safety : a new procedure. Dysphagia, 2 : 216-219, 1988.
24) Sakakura K, et al : Impact of a Multidisciplinary Round Visit for the Management of Dysphagia Utilizing a Wi-Fi-Based Wireless Flexible Endoscopic Evaluation of Swallowing. Ann Otol Rhinol Laryngol, 126 : 47-53, 2017.
25) Philipp A Low, et al : Clinical Autonomic Disorder 3 rd ed, p.130-160, Lippincott Williams & Wilkins, 2008.
26) Wada N, et al : Determination of vagal baroreflex sensitivity in normal subjects. Muscle Nerve, 50 : 535-540, 2014.

第2章 片麻痺のリハビリテーション

[1] 片麻痺の特性

Essential Point

- **Lecture 1.** 片麻痺とは筋力低下が一側の上下肢に限局している状態である．
- **Lecture 2.** 障害される高位により出現する症状は変化する．
- **Lecture 3.** 片麻痺回復の予測は，適切な帰結研究を選択し個別に行う必要がある．
- **Lecture 4.** リハビリテーションを計画するうえで，非麻痺側へのアプローチも重要である．
- **Lecture 5.** 大脳半球障害による半球間抑制の不均衡は麻痺側の不使用により，症状が悪化する．
- **Lecture 6.** 片麻痺患者は，筋緊張の適切なコントロールが重要であり，痙縮は重要な症候である．
- **Lecture 7.** 筋力低下が軽微であっても，片麻痺症状を検出しうる症候がある．

Lecture 1. 片麻痺とは

　麻痺とは，一般的に中枢神経もしくは末梢神経の障害による四肢などの筋力低下から運動機能の一部が損なわれることをいう．特に，筋力低下の分布が片側の上下肢に限局する場合を片麻痺と呼ぶ．筋力低下が軽度である場合には不全片麻痺ということが多いが，一定の基準はなく，主観的な表現といえる[1]．通常は，これらの用語に筋トーヌスの状態を示す言葉をつけ，「痙性片麻痺」もしくは「弛緩性片麻痺」といったように記載する．

　「片麻痺」というとき，通常は中枢神経に病変があることを示す[1]．つまり，大脳皮質，脳幹，脊髄などを障害する疾患が片麻痺の原因となりうる．具体的には脳腫瘍，慢性硬膜下血腫など外傷による障害，多発性硬化症などの脱髄疾患，脳卒中，脊髄腫瘍などである．一般的に，突発発症し完成するのが脳卒中であるのに対して，きわめて緩徐に症状が進行するのが脳腫瘍や脊髄腫瘍の特徴である．一方で数ヵ月の期間で片麻痺の症状が進むのが慢性硬膜下血腫であり，症状の悪化と改善をくり返すのが多発性硬化症である．

　片麻痺の原因疾患の頻度は，脳卒中による血管障害が最も多く，外傷，腫瘍がこれに続く．本項では主に脳卒中による片麻痺の特性を中心に概説する．

LECTURE 2. 病変部位による症状の違い

片麻痺を呈するとき，内包付近が障害されていることが最も多い．しかし，大脳皮質，脳幹，脊髄のいずれが障害されても，片麻痺は起こりうる．ここでは，障害部位による症状の違いについて述べる．

A 大脳皮質

図2-1に示すように一次運動野には上肢・下肢・体幹・顔の中枢がマッピングされている．上肢・下肢の中枢を含む病変が存在するときに，反対側の片麻痺が出現する．例えば，上矢状洞から発生した髄膜腫が髄外から一次運動野を緩徐に圧迫する状況を考える．このとき筋力低下は，図2-2に示すように反対側の下肢近位筋から出現し，数ヵ月から数年の単位で上肢近位筋へ広がる．この緩徐な進行と筋力低下の分布が髄膜腫による片麻痺の特徴ともいえる．大脳皮質の障害による片麻痺は，上肢，下肢の中枢が離れてマッピングされていることから，同時に上下肢の筋力低下が出現することは少ない．さらには，失語や失行，失認などの皮質症状を伴うこともある．

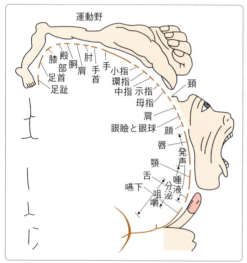

図2-1 一次運動野：皮質上のマッピング
下肢は正中線付近にあり，外側部には顔と頭部が位置する．一次運動野では手が占める割合が非常に大きい．
(Penfield W, et al：The cerebral correx of man：A clinical study of localization of function. 1950)

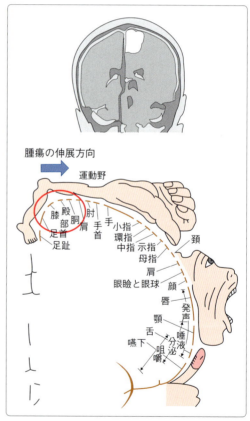

図2-2 髄膜腫により圧排される一次運動野
上矢状洞から発生した髄膜腫は正中から徐々に外側へ伸展する．赤丸で示すように，下肢筋力から低下し徐々に近位上肢筋力の低下を認めるようになる．

B 内包付近

放線冠から内包付近にかけては，一次運動野からの線維が集束しており，たとえ小さな病巣であっても反対側の上下肢が同時に麻痺する．ここが障害されることで起こる片麻痺は，下肢よりも上肢に重度の麻痺が出現しやすく，中枢性顔面神経麻痺を伴う[2]．

C 脳幹

外側皮質脊髄路は，中脳で大脳脚を通過し橋に入ると底部に広がり上肢を支配する線維は内側を，下肢を支配する線維は外側を下行する．延髄に至ると再び運動線維は収束し錐体を形成する．脳幹障害による片麻痺は，反対側に認め，部位によっては同側の脳神経症状を伴うことがある．また，橋上部では運動線維は分散して走行していることから，小さな病巣ではその位置により，多彩な麻痺症状を呈する．つまり，橋病変では麻痺症状が下肢に強く出現したり，上肢に強く出現したりすることがある[2]．

D 脊髄

脊髄障害で片麻痺となることは比較的まれではあるが，頸髄障害で出現することがある．頸髄では外側皮質脊髄路は，外側より下肢，体幹，上肢の線維が下行しており，髄外腫瘍などで外側から脊髄が圧迫されると同側障害部位以下に下肢優位に麻痺が出現する（図2-3）．片麻痺を呈する脊髄障害は，ブラウン・セカール症候群（Brown-Séquard syndrome）が有名であり，同側障害部位以下の上下肢に片麻痺が生じる．このとき，障害側は障害部位以下に深部感覚障害，全感覚消失帯を障害上部の狭い領域に認める．非障害側には触覚は保たれるが，温痛覚障害が認められる（図2-3）．

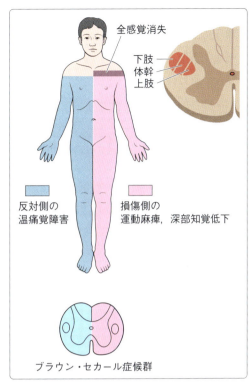

図2-3 頸髄損傷による片麻痺
髄外腫瘍により外側から圧迫されると下肢筋力低下が先行する．ブラウン・セカール症候群は障害側の片麻痺に加えて，障害側の深部知覚，反対側の温痛覚障害を伴う．

リハ科医の視点

予測的姿勢制御

身体重心が足圧重心の真上にあるときに立位姿勢は安定する．身体重心が足圧重心から偏位する動作を行うときに，動作に先立って起こる姿勢制御を予測的姿勢制御といい，補足運動野が関連していると考えられている[3]．

LECTURE 3. 回復の予測

　機能的予後を明確に示し，機能遂行を妨げる運動要素と機能障害を特定することは，効率的で効果的なリハビリテーションを計画するのに重要である．ここでいくつかの脳卒中による片麻痺の回復の予測に関する報告を挙げる．

- 発症後1ヵ月の時点で，半年後の機能回復レベルを86％予測できる[4]．
- 脳卒中患者の58％でADL（日常生活活動）が自立し，その82％が歩行可能となるが，全体の30～60％の症例で上肢はまったく機能しない[5]．
- 24日以内に握力に回復がみられないことは，3ヵ月後の上肢機能に回復がみられないことに相関する[5]．
- 上肢の運動機能が完全に回復するかどうかの指標は，初期の2週間の運動機能回復の程度による[5]．

　以上から，おおむね次のことが推測される．

- 下肢機能は，上肢機能に比べて機能予後は良い．
- 上肢機能は，機能予後は悪く，まったく機能しないままのこともある．
- 上肢の機能回復はおおむね発症から1ヵ月程度の回復状態から予測される．

　ただ，必ずしもすべての症例にあてはまるわけではない．それは，症例の年齢や病型，障害部位，発症からの経過日数，リハビリテーションを受ける環境など背景が異なるとその予測精度が大きく変わってしまうためである．さらには，患者の訓練に対する意欲や理解そして，個人の性格などもリハビリテーションの効率に少なからず影響を及ぼす．

　このような理由から，脳卒中による片麻痺予後に関する帰結研究は数多くなされているが，個別の症例についての回復の予測は，既存の帰結研究の中からより適切な研究を選択し検討する必要がある[6]．

LECTURE 4. 皮質脊髄路と片麻痺発症の際の代償機能

　片麻痺の特性を理解するうえで，その大半が運動ニューロン軸索によって構成される皮質脊髄路について知ることは有用である．

　皮質脊髄路の運動ニューロンは，一次運動野のほか，運動前野および一次感覚野から起始し，延髄までは一つの束となって走行するが，脊髄のレベルでは外側皮質脊髄路と前皮質脊髄路に分かれている（図2-4a）．

A 外側皮質脊髄路

　大部分（約80～90％の運動ニューロン）は，延髄で反対側に交叉し（錐体交叉），脊髄側索を下行する．一方で，ごくわずか～10％程度の運動ニューロンは延髄で交叉せずに同側の脊髄側索を下行する（表2-1）．

B 前皮質脊髄路

　10％の運動ニューロンは延髄で交叉せずに脊髄前索を下行し，その大部分は脊髄各レベルで交叉する．

　一次運動野から起始する運動ニューロンは，大半が対側の筋肉を支配するのに対して，運動前野や補足運動野から起始する運動ニューロンは両側性に分布する[7]．一次運動野に限局した損傷では，運動前野や補足運動野から起始する運動ニューロンが保存されるので，適切な機能回復訓練により回復が期待できることがある．

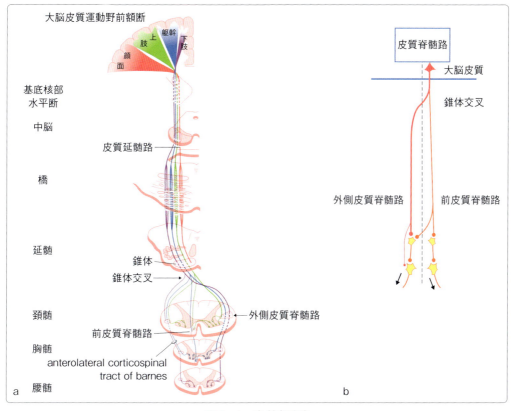

図2-4 皮質脊髄路

a：皮質脊髄路は大半が延髄で錐体交叉をして，外側皮質脊髄路として反対側側索を下行する．ごくわずかではあるが，同側側索を下行する外側皮質脊髄路もある．また，約10％程度は錐体交叉をせず同側脊髄前索を下行する前皮質脊髄路があり，両側支配である〔文献8〕からの引用改変〕．
b：延髄よりも中枢で外側皮質脊髄路が障害されると（青線），反対側の激しい筋力低下をもたらすが，同側にもごくわずかの線維が下行しており影響を及ぼしている可能性がある．

表2-1 皮質脊髄路の特徴

	外側皮質脊髄路		前皮質脊髄路
割合	80～90％	ごくわずか 10％	10％
交叉	延髄	しない	大部分が脊髄レベル
走行	対側脊髄側索	同側脊髄側索	同側脊髄前索
支配	対側上下肢	同側上下肢	両側体幹

外側皮質脊髄路は，前述のようにごくわずかではあるが錐体交叉をせずに同側の側索を下行するものがある．こういった非交叉性の運動ニューロンは，実際にどのような働きをしているのか詳細は不明である．

しかしながら，延髄より上位で皮質脊髄路が障害されると（図2-4b），麻痺側の筋力低下に加え，非麻痺側で健常者と比較して筋力が60～90％程度に低下するか[3]，巧緻性が低下する[9]との報告がある．このことは，同側へ下行する運動ニューロンが反対側の筋力へ影響を及ぼしている可能性を示唆している．

つまり，リハビリテーションの計画を立てるときには，麻痺側のみだけでなく，非麻痺側への評価・計画が重要といえる．

脊髄前索を下行する前皮質脊髄路は，網様

体脊髄路や前庭脊髄路，視蓋脊髄路などと内側運動制御系を構成し[10]，主として近位筋，肩帯，腰帯，躯幹筋の運動を両側性に支配する．一般的に脳卒中による麻痺の回復は，遠位部よりも近位部が良好であるといわれ，臨床的にも経験する．これは，体幹や四肢の近位部が両側性に支配されていることがひとつの理由とされている[11]．

LECTURE 5. 脳損傷後の大脳半球抑制の不均衡

両側の大脳半球は脳梁を通じて相互抑制を行うことで，左右大脳半球がバランス良く働くことができる．一側の大脳半球が障害されてしまうと，非障害側（健側）の脳半球からの抑制が相対的に強くなり障害側の大脳半球の活動性が低下する（図2-5）．さらに，動かない麻痺肢を使用せず，代償的に健側肢のみを使用すると障害側大脳半球の活動性はますます抑制されてしまう．以上から，大脳半球障害後の片麻痺に対するリハビリテーションの臨床的アプローチとして，①障害半球の脳皮質への刺激入力もしくは健側半球の抑制，②麻痺肢への運動刺激もしくは健側肢の使用抑制（図1-11，p.14参照）などが重要といえる[12]．

この半球間抑制のメカニズムは運動による抑制のみでなく感覚入力によっても起こりうる．つまり，随意運動が難しい症例であっても感覚刺激を加えることで障害側大脳半球の活動性を高めることができる．これは，適切な感覚刺激の入力によって一次感覚野の活動が高められ，さらにはこの一次感覚野と連絡が非常に密な一次運動野を間接的に活性化させているためと考えられる．

LECTURE 6. 痙縮について

痙縮は脳血管障害などによる上位運動ニューロン障害により生じる異常な筋緊張の状態である（図2-6）．その定義は，「腱反射の増加を伴う速度依存性の伸長反射の増加である」（Lanceの定義）とされ[13]，片麻痺患者のリハビリテーションをすすめるにあたり少なからず影響がある．痙縮は脳血管障害などが発症した後，時間の経過とともにその発現頻度が上昇する．一般的には脳卒中が発症した直後には筋緊張低下をきたし，その後，数週間から数ヵ月かけて筋緊張が亢進し痙縮の状態となる．痙縮はスパズムや疼痛，運動時の上肢機能障害や歩行能力の低下など患者本人の苦痛の原因となる．それだけでなく，介護する人間にとっては，異常姿勢や筋緊張亢進による関節可動域制限が日常の介護を阻害する要因となる．

その一方で下肢伸筋の痙性は麻痺側の筋力低下を補い，歩行時の支持として利用できることもある．つまり，リハビリテーションを行ううえでは適切な筋緊張のコントロールが重要であり，治療目標は個別に検討する必要がある[14]．

痙縮のメカニズムは詳細不明で現在でもさまざまな説がある[15]．その中のひとつに，「γ運動ニューロンの活動性亢進」がある（図2-7）．通常であれば，上位運動ニューロンによりγ運動ニューロンやα運動ニューロンの活性は常に抑制されており，筋緊張は適度に保たれている．脳血管障害などにより中枢神経が障害されると，上位運動ニューロンによる抑制がなくなり，γ運動ニューロン活性が常に亢

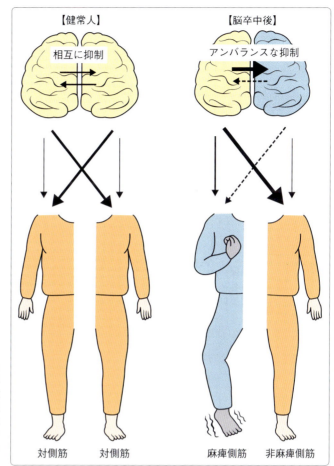

図 2-5　脳卒中後の半球間抑制
正常では，相互に抑制されバランスの良い筋活動を実現している．脳卒中によって片側が障害されると，健側から麻痺側への抑制が相対的に強くなり，麻痺側の大脳半球の活動性が低下する．健側ばかり使用していると，障害側への抑制がより強くなってしまう〔文献12)からの改変〕．

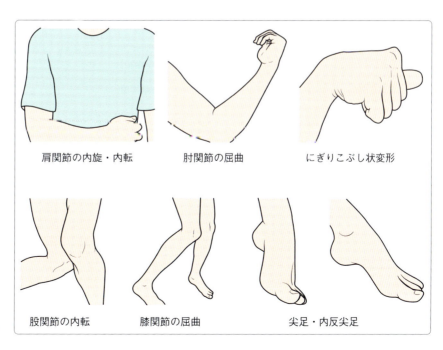

図 2-6
筋痙縮の種類

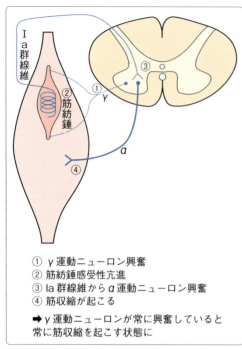

図2-7 γ運動ニューロンの活動性亢進機序

進した状態となる．これにより筋紡錘内の錘内筋の感受性が上昇し，筋肉が伸張した状態が続いている状態と判定され，α運動ニューロン活性を亢進させる．このことで筋収縮がさらに強まるといったメカニズムである．

　その他，比較的新しい概念として，背側網様体脊髄路による脊髄の興奮性の脱抑制という考え方もある．上位運動ニューロンは主に5つの下行経路があり，中でも網様体脊髄路と前庭脊髄路が主に筋緊張に関与する．網様体脊髄路は背側網様体脊髄路と内側網様体脊髄路に分かれ，それぞれ延髄網様体と橋網様体を起点とする．背側網様体脊髄路は脊髄の反射回路の興奮性を抑制するが，内側網様体脊髄路は促通に働く．一方で，外側前庭核から出る前庭脊髄路は，脊髄反射回路の興奮性を促通する．正常な状態では脊髄反射回路の興奮性の抑制と促通のバランスがとれ，適度な筋緊張となる（図2-8a）．ここで，背側網様体脊髄路による脊髄反射の抑制機能は，大脳皮質から皮質網様体路を介して促通されている．脳幹より中枢側（例：内包）が障害されると，背側網様体脊髄路を促通する皮質網様体路が障害される（図2-8b）．これにより脊髄反射回路の抑制系が破綻する（つまり脱抑制の状態となる）．一方で，図2-8b

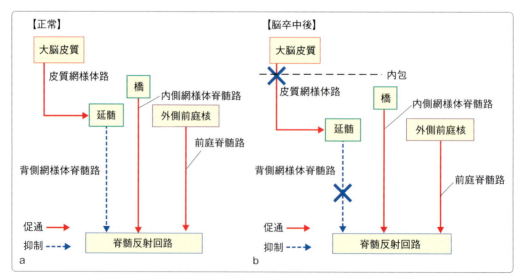

図2-8　背側網様体脊髄路による脊髄の興奮性の脱抑制の機序

（Lis, et al：Front Hum Neurosci 9：192, 2005より引用改変）

に示すように，内側網様体脊髄路と前庭脊髄路は影響を受けないために，相対的に筋緊張が起こりやすくなり結果的に痙縮を引き起こしてしまう[16]．

後述する痙縮の治療は，経口内服薬や注射薬による薬物療法や外科的治療法など，さまざまな方法がある．それぞれの治療がどの説に基づき，どこに作用しているのかといったことを知っておくことは，リハビリテーションを行ううえでも参考になる．

リハ科医の視点　前庭脊髄路・赤核脊髄路と筋トーヌス

前庭脊髄路は下肢伸筋群のトーヌスに，赤核脊髄路は上肢屈筋群のトーヌスに関連することが動物実験などから示唆されている．ただ，ヒトの赤核脊髄路は退化・萎縮しており，動物ほど十分に機能しないとの指摘もある[7,9,17]．

LECTURE 7. 上位運動ニューロン徴候について

上位運動ニューロン障害がある場合でも，ごく軽度であれば筋力低下は認められないこともある．しかし，以下に挙げる徴候を注視することで，ごく軽度の上位運動ニューロン徴候を見出すことができる．

A 上肢Barré徴候

手掌を上にして，両側上肢を前方へ伸展・水平挙上させた肢位を保ちながら，目を閉じるように命じる（上肢Barré試験）．障害側の上肢は，前腕が回内しながら次第に落下し，肘関節や手首・手指が屈曲する（図2-9）．これをBarré徴候と呼ぶ．これは，片麻痺がある場合には上肢の回外筋よりも回内筋，かつ，伸筋よりも屈筋のトーヌスが強くなることによる．より鋭敏に検出するためには両側上肢の初期肢位をより回外位にすると良い．

なお，上肢Barré試験では，ヒステリー性麻痺でも上肢の落下を生じることがある．軽度の片麻痺があるときには，徐々に落下が生じるのに対し，ヒステリー性麻痺では，上腕の回内を伴わずに，垂直に急速に落下することが多い．

B 第5指徴候

手掌を下にして，水平に前方に出し，5指をそれぞれ内転させると，片麻痺のある側では，第5指の内転のみが不十分であり外側に反れてしまう（図2-10）．この徴候は，ごく軽微の片麻痺を検出するときに有用とされている．しかし，この徴候は末梢神経障害によって尺側の骨間筋筋力低下がある場合でも出現することがあり，病歴・全身状態などから総合的に判断することが重要である[1]．

C Wartenberg徴候

患者の前腕を回外位として，検者は一方の手で患者の手首より近位をしっかりと保持する．そして，患者に母指以外の4指を屈曲させ，図2-11のように検者のもう一方の手に引っ掛け強く引っ張る．このとき，正常では母指は動かないが，上位運動ニューロン徴候があると母指が著しく内転・屈曲する（Wartenberg徴候）[1]．この徴候は早期に出現し，上位運動ニューロン徴候としては重要である．

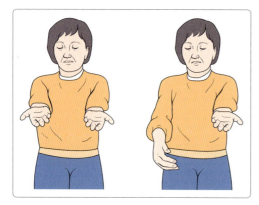

図2-9　上肢Barré徴候
閉眼し，手掌を上にして両側上肢を前方へ水平に伸展・挙上させその肢位を保つように命じる．片麻痺があると前腕が回内しながら緩徐に落下する．

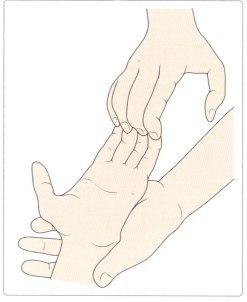

図2-11　Wartenberg徴候
母指以外の4指を屈曲させ，検者は一方の手で近位部を保持し，もう一方の手で強く引っ張る．片麻痺があるとき，母指は内転・屈曲する．

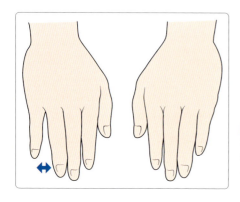

図2-10　第5指徴候
手掌を下にして，水平に前に出し手指をそれぞれ内転させるように命じる．軽微な片麻痺があると，第5指のみ内転が不十分であり，第4指と第5指の間があいてしまう．

D　Mingazzini試験

仰臥位の状態から股関節と膝関節を90°に屈曲した肢位を保持するように命じる（Mingazzini試験）．このとき片麻痺があると，この肢位をとるための筋力が十分であったとしても，麻痺側では大腿および下腿が徐々に落下する（図2-12）．診察の際に，両下肢を離して屈曲位をとらせることでよりわずかな変化を検出できる．Mingazzini試験における下肢の落下は，下肢の深部感覚障害があっても同様の徴候が出現する[1]．そのため，結果の解釈はその他の徴候と同様に病歴・全身状態などから総合的に判断しなければならない．

E　下肢Barré徴候

腹臥位として，膝関節を90°もしくは45°に屈曲した肢位を保つように命じると，片麻痺がある場合は，麻痺側の膝関節が次第に伸展し下腿が落下する（図2-13）．このとき，大腿は外旋し麻痺側の足が内側に落下することが多い．一般的に，この試験を下肢のBarré試験と呼び，上記のような落下する現象を下肢Barré徴候と呼ぶ．なお，この試験では両側の膝を必ず離して行う必要がある．下腿の落下は，試験を開始してからただちに始まることもあるが，初期の肢位を保持しながら徐々に落下することや，いったん落下して再び元の場所に戻るといった上下動を

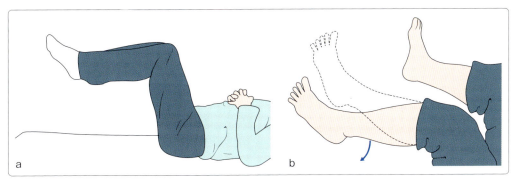

図2-12　Mingazzini試験
仰臥位として，股関節・膝関節を90°に屈曲させその肢位を維持するように命じる(a)．このとき，両側の膝を接触させないようにするとより検出しやすくなる．やや外旋位をとりながら緩徐に下肢が落下すると陽性と判断する(b)．

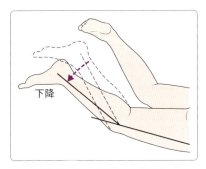

図2-13　下肢Barré徴候
腹臥位として，膝関節を45°もしくは90°に屈曲させその肢位を維持するように命じる．このとき両側の膝が接触しないようにする．片麻痺があると，やや外旋位をとりながら緩徐に下肢が落下する．

くり返しながら最終的には落下する場合もある．ただ，共通しているのは，片麻痺が重度ではない限り，下腿の落下速度は比較的緩徐であるということである．下腿がただちにバタリと落ちてしまうような場合には，ヒステリー性の麻痺の可能性を考える[1]．

F 連合運動の異常

正常な状態では，随意運動を行うときに主作動筋の運動効果を上げるための連合運動が不随意に生じている．片麻痺があるとこの正常な連合運動が消失してしまうが，一方でこの連合運動を，意識的に抑制することはできない．つまり，脳卒中など器質的な障害による麻痺の場合には正常な連合運動は消失するが，ヒステリー性の麻痺では消失しない．これが両者の鑑別に役立つことがある[1]．

▶1．体幹大腿連合屈曲運動

仰臥位で少し足を開いた状態から，腕を組んだまま上体を起こすように命じる．正常では踵を離すことなく上体を起き上がらせることができるが，片麻痺があると麻痺側では下肢が伸展位をとったまま挙上してしまい，踵が浮き上がってしまう(図2-14)．

上体を起こそうとしたときに，腹筋や腸腰筋が収縮し体幹を屈曲させる．正常であれば連合運動として，大殿筋をはじめとした股関節の伸筋の収縮が生じ，踵を地面に押し付けて起き上がり動作を助ける．片麻痺があるとそういった連合運動が消失し，大腿をはじめとして下肢全体が腹筋や腸腰筋の収縮により上方に引っ張り上げられ，麻痺側で踵が浮いてしまう．この体幹大腿連合屈曲運動は小脳症状としても出現することがある．この場合は，小脳性協働収縮不能によって，連合運動としての股関節伸展が生じないことによる．

一方で，ヒステリー性片麻痺ではこのような現象は認められない．むしろ麻痺側の踵が

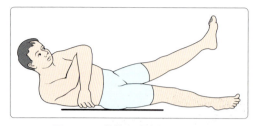

図 2-14 体幹大腿連合屈曲運動
仰臥位で腕を組んだ状態から，上体を起こすように命じる．片麻痺があると，下肢が伸展位をとったまま挙上し，踵が浮き上がってしまう．

離れず，健常側の下肢が挙上してしまうことがある[1]．

▶ **2. Hoover 徴候**

　被検者を仰臥位として，一方の下肢を伸展・挙上するように命じる．検者は，手掌を上にして被検者の両側踵の下に置いておく（図 2-15）．正常の場合は，下肢を挙上すると反対側の下肢を地面に固定するように連合運動が生じ，股関節が強く伸展し踵が地面に押し付けられるために，検者の手には強い圧力を感じる．片麻痺患者に同じ検査を行うと，連合運動が消失するために健側下肢を伸展・挙上させたときの麻痺側踵の下方への圧力は，麻痺側下肢を伸展・挙上させたときの健側踵の下方への圧力よりも弱くなる．一方の手で挙上する被検者の下肢を圧迫し抵抗を加えることで力一杯挙上させるようにすると，反対側の踵の下に置いた手にかかる圧力差はより大きくなり，麻痺の検出が容易になる．

　これに対して，ヒステリー性片麻痺患者では，この関係が逆転する．つまり，麻痺側下肢を伸展・挙上する際の健側の踵には圧力がほとんどかからないのに対して，健側下肢を伸展・挙上する際に，麻痺側下肢の踵に強い圧力を感じる[1]．

　これらの徴候は，リハビリテーションを行ううえで，上位運動ニューロン徴候が新たに出現したのかどうかを判断するのに有用である．そのためにも定期的に評価を行うことが重要である．また，これらの徴候は必ずしも脳卒中に特異的な症状ではない．そのために，上位運動ニューロン徴候の判断は患者の全身症状・臨床経過などを総合的に加味しながら行わなければならない．

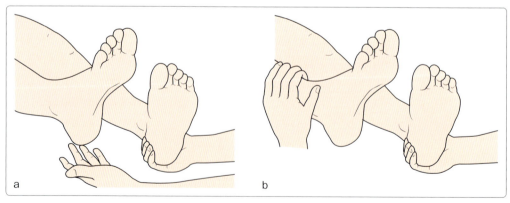

図 2-15 Hoover 徴候
仰臥位として一方の下肢を伸展・挙上するように命じる（a）．検者は，被検者の踵の下に手を置き挙上させない側の下肢の圧力を感じる．片麻痺がある場合，感じる圧力が弱くなる．また，挙上させる下肢に抵抗を加えて，力一杯挙上させると，より検出しやすくなる（b）．

[2] 片麻痺の評価法

Essential Point

- **LECTURE 1．【評価の目的】** 目標設定・予後予測・治療計画立案・方略修正・情報伝達にある．
- **LECTURE 2．【運動機能評価法】** 機能障害を評価するために開発された評価方法である．
- **LECTURE 3．【総合評価法】** 麻痺以外の障害も含め多面的に評価するために開発された評価方法である．
- **LECTURE 4．【上肢機能評価法】** テストでの作業動作を観察することにより，治療計画立案にも役立つ．

LECTURE 1． 片麻痺評価の目的

リハビリテーションを行うにあたり，病態，機能障害，能力低下（活動制限，日常生活活動障害），社会的不利（参加制約）を評価する必要がある．大脳や脳幹部などの脳血管障害や外傷，腫瘍などに起因する半身不随である片麻痺の評価は機能障害の評価が中心となる．評価の目的は，① 目標を設定するために患者の身体機能を把握すること，② 予後を推測し，治療計画立案の参考にすること，③ 実施した治療の成果を測ってその方略を修正すること，④ 第三者に患者の状態を伝達することである．

現代に広く使用されている方法を特徴とともに紹介し，なるべく即利用できるように心がけたが，正確な再現性を得るためには詳細な解説を必要とするものもあるので引用文献を参照されたい．すべてを行わなければならないわけではないが，結果を伝えたい相手が期待する評価法と異なる方法を採用すると情報が伝わらない．それぞれの評価法は有用な

用語解説

[信頼性]
誰が採点しても同じ点になる，同じ検者が2回採点しても同じ点になる性質．

[妥当性]
測定すべき内容を測定しているかどうかの性質．

[反応性]
変化を鋭敏にとらえられるかどうかの性質．

[徒手筋力テスト]
（manual muscle testing：MMT）
検者の徒手で測定する筋力評価で，0～5の6段階尺度．骨関節疾患，神経筋疾患，廃用性筋萎縮，末梢神経障害などに用いる．

[痙縮]
錐体路障害に基づく筋緊張亢進．関節を他動的に動かそうとすると生じるつっぱり抵抗で，筋の伸長が続くと抵抗が抜ける．深部腱反射亢進を伴う．

[共同運動]
片麻痺回復の初期に出現する，随意的であるが固定したパターンに従った運動．屈筋同士もしくは伸筋同士が共同して活動する，脊髄レベルの原始的な運動統合と考えられている．

分野が異なり，主に使用されている国・地域・施設，診療科，職種もさまざまであるから評価法選択の際に気をつける必要がある．実際のリハビリテーション臨床で用いる評価法は信頼性，妥当性，反応性の高い標準化された評価であることが要求される．なお，簡易的に徒手筋力テスト（manual muscle testing：MMT）を使用しているケースを見かけることがあるが，片麻痺に特徴的な痙縮や共同運動を想定していない評価法なので適切ではない．

Lecture 2. 運動機能評価法

運動機能障害単独を評価するために開発された評価方法である．

A Brunnstrom ステージ（Brunnstrom stage：Brs）

1960年代にスウェーデンの Signe Brunnstrom により考案された評価法[21,22]（表2-2）であるが，わが国では診療科も職種も超えて最も普及している．脳卒中の運動麻痺の回復過程を順序により6段階（ステージⅠ～Ⅵ）に分類した順序尺度である．共同運動と分離運動の発現状況をステージに表現しており，簡便で特別な機器などを必要とせず評価に時間を要さない．

末梢性麻痺の回復が，MMT の基準でいう筋力0から5への量的変化に過ぎないのに対し，中枢性麻痺の回復は質的変化であるといえる（図2-16）．片麻痺における運動機能の回復の過程は，まず完全麻痺（Brunnstrom ステージⅠ）から始まって，回復初期には随意性の出現に合わせて痙縮（痙性），固縮，連合反応など質的に異常な諸種の現象が併発してくる（ステージⅡ）．そして共同運動支配が頂点に達し（ステージⅢ），やがて次第にそれが弱まって（ステージⅣ，Ⅴ），質的に正常な状態に戻る（ステージⅥほぼ完全な回復）．末梢性麻痺でも回復の途中で止まるものがあるように，中枢性麻痺でも途中のステージに留まるものが少なくない[23]．

しかし本評価法は判定の基準が明確でなく，検者によって結果が一定しないという批判もある．わが国では片麻痺上肢，手指，体幹と下肢の機能障害評価法として用いられ，Ⅰ～Ⅵのローマ数字で表記されることが多い．海外で使用されることは少なく，国際的な研究論文では後述するFugl-Meyer Assessment（FMA）がより多く使用されている．

B 上田式12段階片麻痺機能検査

判定基準が不明確で検者によって結果が一定しないというBrunnstrom ステージの欠点を改善するために開発された[24]．上肢と下肢についてBrunnstrom法の原理に基づく11のサブテストを設定し，それぞれ「不可能」「不十分」「十分」で評価し，総合判定に従って運動麻痺の段階を決定する．段階を12段階のグレードまで増やしたが信頼性と妥当性は高く，そのため臨床上の変化が客観的尺度で測れるようになった．グレードはBrunnstrom ステージに変換することもできる．Brunnstrom 法では端座位をとらないとステージ4以上の評価は行えないが，本法なら臥位でも評価できるため超急性期から評価がしやすい．わが国で開発された評価方法なので国際的な研究論文には使いにくいが，Brunnstrom ステージの判定のために利用することもできるため，リハビリテーション専門職を中心に広く普及している．

表2-2 Brunnstrom ステージ

ステージ	上肢（腕）	手指	体幹と下肢
Ⅰ	弛緩性麻痺	弛緩性麻痺	弛緩性麻痺
Ⅱ	わずかな屈曲・伸展共同運動またはその要素の最初の発現	わずかな指屈曲が可能	わずかな屈曲・伸展共同運動またはその要素の最初の発現
Ⅲ	［座位で］ 明確な関節運動を伴う屈曲・伸展共同運動	指の集団屈曲で握れるが，離せない 反射的指伸展は可能	［座位・立位で］ 明確な関節運動を伴う屈曲共同運動
Ⅳ	［座位で］ 1）腰の後ろに手をもっていける 2）肘伸展位で肩屈曲90°が可能 3）肘屈曲90°で回内外可能	横つまみ可能で，母指の動きで離せる 不十分な全指伸展可能	［座位で］ 足を床の後方に滑らせながら膝屈曲90°以上可能 ［座位で］ 踵接地での足背屈が可能
Ⅴ	［座位で］ 1）肘伸展回内位で肩外転90°が可能 2）肘伸展位で頭上まで前方挙上が可能 3）肘伸展位で回内・回外が可能	掌側面つまみ，筒握り，球握りが可能 随意的に指の集団伸展が可能	［立位で］ 股伸展位での膝屈曲が可能 ［立位で］ 踵接地での足背屈が可能
Ⅵ	［座位で］ 正常に近い協調運動	stage Ⅴまでの課題全部と個別の手指運動が可能 非麻痺側と比較して劣る	［立位で］ 股関節外転が可能 ［座位で］ 足の内外がえしを伴う下腿内外旋が可能

（Brunnstorm S：Phys ther, 46：357-375, 1966／Brunnstorm S：Harper & Row, 34-75, 1970）

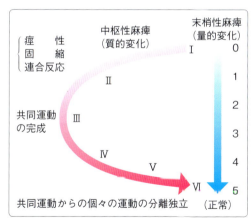

図2-16 末梢性麻痺と中枢性麻痺の回復過程の差
（上田 敏：脳卒中片麻痺のみかた．目でみる脳卒中リハビリテーション 第1版，p.6-15，東京大学出版会，1981）

PT OT ST へのアドバイス

Brunnstrom ステージ

Brunnstromステージは脳卒中診療に携わる医療従事者の共通言語といえるほどわが国では普及している．測定は簡便でも，ステージを伝えただけである程度の患者状況が想像できるほどたいへん便利な評価法である．しかし，6段階であり患者の麻痺の変化に対する反応性に乏しく，国際的普及度が低いので研究論文では使いにくい．

C モディファイドアシュワーススケール (modified Ashworth scale：MAS)

　Ashworthらによって開発された痙縮に対するスケールをBohannon[26]らが改変(modified)した，簡便な痙性麻痺の評価方法である．ほかの評価法が麻痺の強さに着目しているのに対し，筋緊張の亢進を他動運動での抵抗感で分類しているのが特徴である．筋緊張が亢進していない0から屈曲伸展の不可能な4までを評価するが，1と2の間に1+があり6段階になっている．信頼性，妥当性，反応性は十分に証明されているとはいえないが，近年ボツリヌス毒素療法による痙縮治療が普及しリハビリテーション科医を中心に使用頻度が高まっている(表2-3)．

D モトリシティーインデックス (motricity index：MI)

　片麻痺の患者に対して，上肢は肩関節外転・肘関節屈曲・手指屈曲の3つ，下肢は股関節屈曲，膝関節屈曲，足関節背屈の3つそれぞれのmedical research council：MRCスケール(イギリス版徒手筋力テストでMMTと同じ)を測定し，その数値に対応する得点(weight)を上下肢それぞれで合計し3で割る．総合評価は上肢機能得点と下肢機能得点を足して2で割る．つまりweightの平均値をmotricity index[27]とする(表2-4)．筋力から運動麻痺を評価したもので簡便であるが，わが国ではあまり用いられていない．

表2-3　modified Ashworth scale (MAS) (1987)

スコア	
0	筋緊張に増加なし．
1	軽度の筋緊張の増加あり．屈伸にて，引っかかりと消失，あるいは可動域終わりに若干の抵抗あり．
1+	軽度の筋緊張あり．引っかかりが明らかで可動域の1/2以下の範囲で若干の抵抗がある．
2	筋緊張の増加がほぼ全可動域を通して認められるが，容易に動かすことができる．
3	かなりの筋緊張の増加があり，他動運動は困難である．
4	固まっていて，屈曲あるいは伸展ができない．

表2-4　motricity indexへの変換

MRCスケール (= MMT)	MRC grade (定義)	上下肢 weight	手指 weight
0	筋収縮を認めない	0	0
1	筋の収縮はあるが動かない	28	33
2	重力を除けば全可動域動かせる	42	56
3	重力に抗して全可動域動かせる	56	65
4	抵抗に逆らって全可動域動かせるが正常ではない	74	77
5	正常	100	100

上肢機能得点：肩関節外転・肘関節屈曲・手指屈曲のweightを合計し3で割る．
下肢機能得点：股関節屈曲・膝関節屈曲・足関節背屈のweightを合計し3で割る．
総合評価は上肢機能得点と下肢機能得点を足して2で割る．

用語解説

[順序尺度]
順序に意味をもたせた尺度で，その間隔には意味がないもの．そのため平均値を計算したり，加減乗除して分析することは原則的にはできない．

[分離運動]
片麻痺回復が進行して，共同運動パターンから脱却し意図的に個々の関節を分離して動かす運動．

[固縮]
錐体外路障害に基づく筋緊張亢進．関節を他動的に動かそうとすると生じるこわばり抵抗で，筋肉が持続的な抵抗を示す．

[連合反応]
片麻痺者の健側の強い筋活動に連動して起こる，麻痺側筋の収縮反応．

[ボツリヌス毒素療法]
ボツリヌス菌が作り出すタンパク質が，筋肉に分布している神経の働きをブロックすることを利用して，筋肉の痙縮を和らげる治療法．

LECTURE 3. 総合評価法

評価対象を運動機能のみならず感覚障害，視空間認知，言語機能なども含め多面的に評価するために開発された評価方法である．基本的には総合得点で評価するが，上肢機能評価項目など一つの機能項目を抜粋して比較することもある．

A Fugl-Meyer 評価法（フーゲル マイヤー）(Fugl-Meyer assessment：FMA)

Fugl-Meyer 評価法[28]は，脳卒中片麻痺回復の程度を定量的に評価できる総合的評価法である（表2-5）．評価尺度0〜2点の3段階で総得点は226点，そのうち運動機能は100点である．信頼性，妥当性が高く脳卒中の標準的な機能障害評価法として世界的に広く使われている．総合的評価としてわが国では用いられることが少なかったが，上肢機能改善の定量的評価に上肢機能評価項目（合計66点）がニューロリハビリテーションに取り組む施設で多く用いられるようになった．評価に必要な物品は評価用紙，打腱器，紙，鉛筆，缶，テニスボール，ストップウォッチ，ゴニオメーターで，実施所要時間は約30分である．

PT OT ST へのアドバイス

Fugl-Meyer 評価法

Fugl-Meyer 評価法は訓練介入における麻痺改善の利得を定量的に測定することができる．そのため訓練方法の優劣を比較する場合にも有用であり，国際的普及と高い感度から臨床研究で使用されることが多い．

B 脳卒中機能評価法 (stroke impairment assessment set：SIAS(サイアス))

脳卒中機能を，麻痺側運動機能に加えて筋緊張，感覚障害，関節可動域，疼痛，体幹機能，視空間認知，言語機能，非麻痺側機能の9つの視点で多面的に評価した総合的評価法である[27]．Chino らによりわが国で作られた評価法であるが，信頼性と妥当性が検証されており，脳卒中治療ガイドライン2015でも使用を勧められている（グレードB）．3もしくは5点満点の22項目のテストで評価され，合計点（76点満点）で機能障害の重症度を大まかに評価することも可能とされている．

表2-5 Fugl-Meyer 評価法

検査日　年　月　日　合計　/226点

上肢

A　肩/肘/前腕　（小計　/36点）

項目	無	不十分	有・十分
I　反射　二頭筋・指屈筋	0		2
三頭筋	0		2
II　a 屈曲共同運動			
：座位で麻痺側の耳まで手を挙上　　肩　後退	0	1	2
挙上	0	1	2
外転	0	1	2　：>90°
外旋	0	1	2
肘　屈曲	0	1	2
前腕　回外	0	1	2
b 伸展共同運動			
：座位で非麻痺側の膝に触れる　　肩　内転/内旋	0	1	2
肘　伸展	0	1	2
前腕　回内	0	1	2
III　座位で手を腰椎に回す	0	1　：前上棘を越す	2
肘伸展位，前腕中間位での肩屈曲90°	0	1　：後半で肘屈曲	2
肩0°，肘屈曲90°での回内外	0	1	2
IV　座位で肘伸展位，前腕回内位での肩外転90°	0	1　：途中で肘屈曲，前腕回外	2
肘伸展位での肩屈曲180°	0	1　：後半で肘屈曲	2
肘伸展位，肩30～90°屈曲位での回内外	0	1	2
V　正常反射：Iの腱反射を検査	0	1　：亢進≧1個,	2
※IVの項目で満点の場合のみ施行		軽度亢進≧2個	

B　手関節（肩と肘の肢位は必要なら介助する）　（小計　/10点）

項目	無	不十分	有・十分
肩0°，肘屈曲90°での手関節15°背屈位保持	0	1　：抵抗がなければ可能	2　：軽い抵抗に抗して可能
手関節掌屈/背屈	0	1	2　：全可動域で可能
肩軽度屈曲/外転位，肘伸展位，前腕回内位で			
手関節15°背屈位保持	0	1　：抵抗がなければ可能	2　：軽い抵抗に抗して可能
手関節掌屈/背屈の反復	0	1	2　：全可動域で可能
分回し運動	0	1	2　：スムーズで可動域十分

C　手（必要なら肘90°を保つように介助する）　（小計　/14点）

項目	無	不十分	有・十分
集団屈曲	0	1	2
集団伸展	0	1	2
握りa：第2～5指MP伸展，PIPとDIPの屈曲	0	1　：弱い	2　：強い抵抗に抗して可能
握りb：母指伸展位で示指MPと紙を挟む	0	1　：弱い力で引き抜かれる	2　：引き抜かれない
握りc：第1～2指の指腹で鉛筆をつまむ	0	1　：弱い力で引き抜かれる	2　：引き抜かれない
握りd：筒握り	0	1　：弱い力で引き抜かれる	2　：引き抜かれない
握りe：母指対立位でテニスボールを握る	0	1　：弱い力で引き抜かれる	2　：引き抜かれない

D　協調性/スピード　（小計　/6点）

：閉眼で麻痺側示指を鼻につける動作を5回，できるだけ速く繰り返す

項目			
振戦	0　：顕著	1：軽度	2　：無
測定異常	0　：顕著	1：軽度	2　：無
非麻痺側との時間差	0　：>6秒	1：2～5秒	2　：<2秒

下肢

E　股/膝/足　（小計　/28点）

項目	無	不十分	有・十分
I　反射　膝屈筋	0		2
膝蓋腱・アキレス腱	0		2
II　仰臥位で共同運動を評価する．随意収縮と重力による動きとを鑑別する			
a 屈曲共同運動　　　　　　　　股　屈曲	0	1	2
：下肢伸展位から開始　　　　　膝　屈曲	0	1	2
足　背屈	0	1	2
b 伸展共同運動　　　　　　　　股　伸展	0	1	2
：下肢屈曲位から開始　　　　　　　内転	0	1	2
膝　伸展	0	1	2
足　底屈	0	1	2
III　椅子座位で膝を屈曲	0	1　：≦90°	2　：>90°
足を背屈	0	1	2
IV　立位で股伸展0°以上での膝屈曲90°	0	1　：途中で股屈曲	2
立位で足背屈	0	1	2
V　正常反射：Iの腱反射を検査	0	1　：亢進≧1個,	2
※IVの項目で満点の場合のみ施行		軽度亢進≧2個	

F　強調性/スピード　（小計　/6点）

：仰臥位で麻痺側踵を非麻痺側膝蓋骨につける動作を5回，できるだけ速く繰り返す

項目			
振戦	0　：顕著	1：軽度	2　：無
測定異常	0　：顕著	1：軽度	2　：無
非麻痺側との時間差	0　：>6秒	1：2～5秒	2　：<2秒

表 2-5 Fugl-Meyer 評価法（つづき）

G バランス		(小計 /14点)	不能		不十分		十分
【座位】	支持なし端座位保持		0	1		2	：5分以上可能
	開眼でのパラシュート反応	非麻痺側	0	1		2	：肩外転，肘伸展
		麻痺側	0	1		2	：肩外転，肘伸展
【立位】	介助立位保持		0	1		2	：軽介助で1分以上可能
	支持なし立位保持		0	1		2	：動揺なく1分以上可能
	非麻痺側片脚立位保持		0	1	：4～9秒	2	：＞10秒
	麻痺側片脚立位保持		0	1	：4～9秒	2	：＞10秒

H 感覚		(小計 /24点)				
a 感覚			脱失		鈍麻		正常
	腕		0	1		2
	手掌		0	1		2
	大腿・下腿		0	1		2
	足底		0	1		2
b 位置覚			正解<3/4		≧3/4		正常
	肩		0		1		2
	肘		0		1		2
	手関節		0		1		2
	母指IP		0		1		2
	股		0		1		2
	膝		0		1		2
	足		0		1		2
	母趾		0		1		2

I 他動関節可動域 / J 関節痛		【ROM】	(小計 /44点)		【疼痛】	(小計 /44点)	
		微動	低下	正常	重度	軽度	なし
肩	屈曲	0	1	2	0	1	2
	外転90°	0	1	2	0	1	2
	外旋	0	1	2	0	1	2
	内旋	0	1	2	0	1	2
肘	屈曲	0	1	2	0	1	2
	伸展	0	1	2	0	1	2
前腕	回内	0	1	2	0	1	2
	回外	0	1	2	0	1	2
手関節	屈曲	0	1	2	0	1	2
	伸展	0	1	2	0	1	2
手指	屈曲	0	1	2	0	1	2
	伸展	0	1	2	0	1	2
股	屈曲	0	1	2	0	1	2
	外転	0	1	2	0	1	2
	外旋	0	1	2	0	1	2
	内旋	0	1	2	0	1	2
膝	屈曲	0	1	2	0	1	2
	伸展	0	1	2	0	1	2
足	背屈	0	1	2	0	1	2
	底屈	0	1	2	0	1	2
	回内	0	1	2	0	1	2
	回外	0	1	2	0	1	2

（永田誠一：OTジャーナル，38：579-586，2004）

表2-6 SIAS-Mの定義（簡易版）

① 上肢近位テスト＝膝・口テスト（knee-mouth test）
座位で麻痺側の手部を対側膝上から挙上し，口まで運ぶ．肩は90°まで外転．そして膝上に戻す．拘縮の存在する場合は可動域内の運動で判断． 0：まったく動かない 1：肩のわずかな動きがあるが手部が乳頭部に届かない 2：肩肘の共同運動があるが手部が口に届かない 3：課題可能（中等度あるいは著明なぎこちなさあり） 4：課題可能（軽度のぎこちなさあり） 5：非麻痺側と変わらず（正常）

② 上肢遠位テスト＝手指テスト（finger-function test）
母指〜小指の順に屈曲．小指〜母指の順に伸展． 0：まったく動かない 1：1A：わずかな動きがある，または集団屈曲可能 　　1B：集団伸展が可能 　　1C：ごくわずかな分離運動が可能 2：全指の分離運動可能なるも屈曲伸展が不十分 3〜5：knee-mouth testの定義と同一

③ 下肢近位テスト＝股屈曲テスト（hip-flexion test）
座位にて股関節を90°より最大屈曲．必要なら座位保持を介助． 0：まったく動かない 1：大腿にわずかな動きがあるが足部は床から離れない 2：股関節の屈曲運動あり，足部はかろうじて床より離れるが十分ではない 3〜5：knee-mouth testの定義と同一

④ 下肢近位テスト＝膝伸展テスト（knee-extension test）
座位にて膝関節を90°屈曲位から十分伸展（−10°程度まで）させる．必要なら座位保持を介助． 0：まったく動かない 1：下腿にわずかな動きがあるが足部は床から離れない 2：膝関節の伸展運動あり，足部は床より離れるが十分ではない 3〜5：knee-mouth testの定義と同一

⑤ 下肢遠位テスト＝足パット・テスト（foot-pat test）
座位または臥位．踵部を床につけたまま，足部の背屈運動を強調しながら背屈・底屈を繰り返す． 0：まったく動かない 1：わずかな動きがあるが前足部は床から離れない 2：背屈が運動あり，足部は床より離れるが十分ではない 3〜5：knee-mouth testの定義と同一

（千野直一，ほか：脳卒中の機能評価 — SIASとFIM［基礎編］．p.140-141，金原出版，2012より）

片麻痺評価としては5項目のテストからなる麻痺側運動機能（SIAS-M）[31]で評価する（表2-6）．この場合，合計点は25点満点となる．

C NIHSS（National Institute of Health stroke scale，NIH stroke scale）

意識障害，運動麻痺，感覚障害，言語機能にいたるまで患者の全般的な機能を評価する，総合的な脳卒中重症度評価スケールである．1989年にBrottらによって報告されて以来，臨床現場，臨床研究でよく用いられている国際的な評価である[32]．10分程度で検査を終えることができるため救急医療の現場で初期評価ツールとして使われることが多く，点数に応じて治療方法の適応などが判断される．rt-PA静注療法では，その適正治療指針に本評価法を使用することが明記されており，脳卒中治療医は治療前後で頻回に測定をすることになっている．15項目のテストでできており，各項目ともに点数が高いほど重症度も高く，最大で42点となるように設定されている．合計点数で総合的な重症度がつかめるので，救急医療場面で非常に有用であるが，項目ごとの重みをそろえていないため同じ点数でもADLの程度がまったく異なる場合がある点に注意が必要である．

片麻痺の評価としては左右の腕，脚の4項目についてそれぞれ0〜4点で評価すること

表2-7 NIHSS 左右の腕，脚4項目の採点

項目	スコア	
左腕	0＝下垂なし（10秒間保持可能） 1＝10秒以内に下垂 2＝重力に抗するが10秒以内に落下	3＝重力に抗する動きがみられない 4＝まったく動きがみられない
右腕	0＝下垂なし（10秒間保持可能） 1＝10秒以内に下垂 2＝重力に抗するが10秒以内に落下	3＝重力に抗する動きがみられない 4＝まったく動きがみられない
左脚	0＝下垂なし（5秒間保持可能） 1＝5秒以内に下垂 2＝重力に抗するが5秒以内に落下	3＝重力に抗する動きがみられない 4＝まったく動きがみられない
右脚	0＝下垂なし（5秒間保持可能） 1＝5秒以内に下垂 2＝重力に抗するが5秒以内に落下	3＝重力に抗する動きがみられない 4＝まったく動きがみられない

(Brott T, et al：Stroke, 20：864-870, 1989より一部を抜粋)

用語解説

[rt-PA静注療法]
血管に詰まった血栓を溶かす血栓溶解薬を静脈投与する脳梗塞の超急性期治療．

になる．表2-7にその4項目のみ抜粋して示す．救急医療担当の医師や看護師との共通評価として有用であるが，リハビリテーションの効果判定に使われることは少ない．

D 脳卒中重症度スケール（JSS）

日本脳卒中学会が1997年に発表したスケールで，脳卒中の重症度を客観的，かつ定量的に評価するために，意識，言語，無視，視野，眼球運動，瞳孔，顔面麻痺，足底反射，感覚，運動の得点を統計的に算出された重み付けにより合計する総合的評価法である．片麻痺評価としては運動障害評価ツールをまとめた脳卒中運動障害重症度スケール（JSS-M）を使用する．日本脳卒中学会のウェブページから無料で評価表がダウンロードできるので職種を問わず安心して利用できるが，普及度としてはほかのスケールに比べて高くない．

LECTURE 4. 上肢機能評価法

上肢機能に特化した評価方法．目的を達成するための動作方向の正確性，把持のタイミング，力などの協調動作を標準化された検査方法・機器を用いて，客観的に比較する方法．治療経過による変化を測定・記録するとともにテスト中の作業動作を観察することにより，治療計画立案にも役立つ．

A Wolf motor function test（WMFT）

WMFT[33]は6つの運動項目と9つの物品操作項目の計15項目からなり，それぞれの動作に要する時間などを測定し，上肢運動機能を客観的に評価する．スピードだけでなく，0点（まったく動かせない）〜5点（健常に近い動作が可能）の6段階で運動の質（functional ability scale：FAS）も評価する．世界中で広く用いられており，国際的共通評価として多くの研究論文で使用されている．日常物品を使用して評価を行うため，特定のキットを必要としない．各項目の秒数（最大

表 2-8 FAS の 6 段階（0〜5）評価基準

0	まったく動かせない
1	機能的に動かすことは困難だが，随意的動きはみられる．片手で行う課題でも健側の支持が相当量必要である
2	課題への参加は可能であるが，動きの微調整や肢位の変更には健側による介助が必要である．課題は完結できるが，動作スピードが遅く，120秒以上を要する．両手で行う課題では，健側の動きを補助する程度の動きなら可能である
3	課題を遂行することは可能だが，痙性の影響が大きい，動作スピードが遅い，あるいは努力性である
4	ほぼ健常に近い動作が可能だが，動作スピードがやや遅く，巧緻性の低下，動線の拙劣さなどが残存している
5	健常に近い動作が可能

（髙橋香代子，ほか：総合リハビリテーション，36：797-803，2008 より）

表 2-9 Wolf motor function test（WMFT）評価表

氏名：＿＿＿＿＿＿＿＿＿＿＿＿＿＿＿＿　　評価日：＿＿＿＿＿＿　年　　月　　日

評価側（該当を〇で囲む）　　麻痺側　・　非麻痺側

	評価項目		所要時間	FAS
机に対して横向き座位（机といすの距離，10 cm）				
1	前腕を机へ	肩の外転を用いて前腕を机の上に乗せる	秒	
2	前腕を箱の上へ	肩の外転を用いて前腕を箱の上に乗せる	秒	
3	肘の伸展	肘を伸展させ机の反対側へ手を伸ばす	秒	
4	肘の伸展・負荷あり	肘の伸展により重錘（450 g）を机の反対側へ移動させる	秒	
机に対して前向き座位				
5	手を机へ	机の上に麻痺手を乗せる	秒	
6	手の箱の上へ	箱の上に麻痺手を乗せる	秒	
7	前方からの引き寄せ	肘や手首の屈曲を用いて机の反対側からの重錘（450 g）を引き寄せる	秒	
8	缶の把持・挙上	開封していない缶（350 mL を把持（円筒握り）し，口元まで挙上する	秒	
9	鉛筆の把持・挙上	鉛筆を3指つまみでつまみ上げる	秒	
10	クリップの把持・挙上	ペーパークリップを2指つまみでつまみ上げる	秒	
11	ブロックの積み重ね	ブロックを3つ積み上げる	秒	
12	トランプの反転	3枚のトランプを1枚ずつ，つまみ（指尖つまみ）裏返す	秒	
13	鍵の操作	鍵穴にさしてある鍵をつまんで，左右に回す	秒	
14	タオルの折りたたみ	タオルを1/4に折りたたむ	秒	
机に対して前向き座位，患側に高さ110 cmの台を設置				
15	重錘の持ち上げ	机におかれた重錘（1 kg）の輪をつかんで持ち上げ，側方にある台の上に置く	秒	
	最終スコア（合計値）		秒	

（髙橋香代子，ほか：総合リハビリテーション，36：797-803，2008 より）

120秒，それ以上かかるときはその時点で中断）の合計秒数とFAS（表2-8）の合計点数を算出し最終評価を行う．開発者の許可のもと翻訳され，信頼性・妥当性も検討された日本語版も利用できる（表2-9）[34]．

B モーターアクティビティログ（motor activity log：MAL）

motor activity log（MAL）[35,36]は，日常生活活動の中で片麻痺上肢を質的・量的にどの程度使っているか，患者の自記によって評価する．一定の期間内，14の動作項目（表2-10）ごとに上肢の使用状況を把握して訓練効果を確認するとともに，フィードバック効果による患者の意欲向上のためにも用いられる．開発者の許諾のもと日本語版[37]が作成されており，ニューロリハビリテーションの効果判定に広く使われている．検者はまず，使用頻度についてamount of use（AOU）を用いて質問したあと，動作の質についてquality of movement（QOM）を用いて評価する（図2-17）．14の動作項目のうち検査対象期間で行われなかったもの（例えば入院中で鍵を使用する機会がないなど）は除外する．それぞれの得点を表2-10に書き込み，該当項目の合計点を該当項目数で割り，平均点を算出する．評価の信頼性を高めるために，介護者や家族から聞き取ることも有用である．

C 簡易上肢機能検査（simple test for evaluating hand function：STEF）

STEFはわが国で最もスタンダードに行われている上肢機能検査であり，主に作業療法士が行っている．検査台上で，大きさ・形・重さ・素材が異なる10種類の物品を移動させ，移動に要する時間を測定することで，上

表2-10 motor activity Log（MAL）動作項目評価表

動作項目	評価時					
	開始時 年月日		終了時 年月日		中止時 年月日	
	AOU	QOM	AOU	QOM	AOU	QOM
1 本／新聞／雑誌を持って読む						
2 タオルを使って顔や身体を拭く						
3 グラスを持ち上げる						
4 歯ブラシを持って歯を磨く						
5 髭剃り／化粧をする						
6 鍵を使ってドアを開ける						
7 手紙を書く／タイプを打つ						
8 安定した立位を保持する						
9 服の袖に手を通す						
10 物を手で動かす						
11 フォークやスプーンを把持して食事をとる						
12 髪をブラシや櫛でとかす						
13 取っ手を把持してカップを持つ						
14 服の前ボタンをとめる						
合計						
平均（合計÷該当動作項目数）						

（高橋香代子，ほか：作業療法，28：628-636，2009より引用）

図2-17 AOUとQOMの6段階スケール
（高橋香代子, ほか：作業療法, 28：628-636, 2009より）

肢動作を客観的に評価する（図2-18）. 左右の上肢を個別に行い, それぞれの動作能力を短時間で把握することができる. 合計得点を年齢階級別得点と比較することで, 健常者と比較してどのような位置にあるか判定する. 検査対象は, 上肢機能障害全般となっており, 片麻痺に特化した評価方法ではないが, 健側と麻痺側との得点差を比べることで片麻痺上肢評価として能力判定することもできる. 最高得点は左右それぞれ100点である.

D action research arm test（ARAT）

ARATは脳卒中片麻痺の麻痺側の上肢評価法として, 海外で広く使用されている. 短時間で行える簡易的な評価であり, 道具を用いて（図2-19）, 動作に対する完遂度と時間に基づいて採点し, 定量的に評価できる. grasp（つかむ）×6項目, grip（握る）×4項目, pinch（つまむ）×6項目, gross movement（粗大運動）×3項目の計19項目のテストで構成されている. 信頼性が高く, FMA上肢運動項目, STEFとの間で高い相関があり妥当性も確かめられている. STEFに比較して上肢機能の変化に対する反応性が高く, 麻痺側上肢機能障害の重度から軽度まで幅広く評価可能である[38].

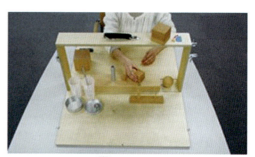

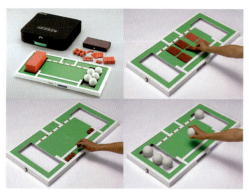

図2-18 簡易上肢機能検査STEF
（提供：酒井医療株式会社）

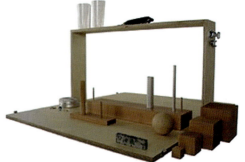

図2-19 Action Research Arm Test（ARAT）
（提供：インターリハ株式会社）

[3] 片麻痺に対するリハビリテーション診療の考え方

Essential Point

- **LECTURE 1.** 片麻痺リハビリテーションは発症直後から開始する.
- **LECTURE 2.** 急性期➡回復期➡生活期:一貫した流れをつくって対応する.
- **LECTURE 3.** 痙性片麻痺においては痙縮への対応が必要である.

LECTURE 1. なぜ,片麻痺リハビリテーションは発症直後から行うべきか?

　片麻痺をきたす疾患として脳卒中(脳梗塞・脳出血・くも膜下出血)が挙げられる.この疾患は,中枢神経疾患のため,片麻痺という運動障害に加えて,意識障害,感覚障害,高次脳機能障害などさまざまな障害(表2-11)[39]が出現する.片麻痺という運動障害があるだけでも,身体を動かすことが困難であるが,そのほかにも上述のような合併症が加わると,身体を自ら動かすことが困難となる.また,発症直後は,疾病治療・生命維持治療に重点が置かれるため,身体には点滴や経鼻経管,挿管チューブ,経尿道留置カテーテルなどチューブでつながれることが多いため,一層身体を動かすことが困難となる.身体を自ら動かすことのできない状態を不動状態と呼び,このような状態が長期間続くと,不動症候群(表2-12,図2-20)[40]という二次的障害をきたす.不動症候群を予防するためには,早期から身体を動かす必要がある.わが国の脳卒中治療ガイドライン2015[41]では,可能な限り早期からのリハビリテーション実施を推奨している.早期離床により,廃用性筋萎縮,深部静脈血栓症,褥瘡,関節拘縮など不動・臥床による合併症は予防できる.また,早期に立位・座位保持を開始することで,良好な体幹機能の維持,ADL自立度の維持など良好な転帰が認められている.

　一方で,AVERT[42]において,発症後24時間以内の脳卒中に対する超急性期リハビリテーションは,予後を悪化させる可能性が示

表2-11 脳血管障害の主な症状

	意識障害
脳神経障害	顔面神経麻痺・嚥下障害・構音障害 など
運動障害	麻痺・不随意運動・失調・関節可動域制限 など
反射異常	反射亢進・低下・消失 筋緊張異常(痙縮・固縮・弛緩) など
感覚障害	表在感覚・深部感覚など
高次脳機能障害	失語症・失行症・失認症・遂行障害・注意障害 など
	排尿・排便障害 など

表2-12 不動・廃用症候群

関節拘縮	起立性低血圧
筋力低下・筋萎縮	深部静脈血栓症
褥瘡	尿路感染症
骨萎縮・骨粗鬆症	精神機能低下など

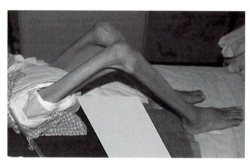

図2-20 筋萎縮・関節拘縮
不動・廃用症候群の一例．

唆された．また，急性期の脳血管障害患者においては，血圧の変動による脳血流を一定に保つ能力である脳循環の自動調節能が破綻しており，血圧の急激な低下によって脳血流を保つことができないといわれている．しかしその後の議論の中で，短時間で頻回なリハビリテーションは発症後3ヵ月で良好な転帰を示し，死亡率や合併症の発生頻度を低下させると報告されている[43]．また，発症後24時間以内に座位保持訓練を開始した場合，3ヵ月後のADLをより向上させる可能性が示唆されている[43]．

リハビリテーション治療の介入は，ポジショニングや関節可動域訓練などは意識障害があっても行うべきであり，座位保持や離床訓練については，意識レベルがJCS1桁レベルであり，神経症状の進行が停止しており，全身性合併症（肺炎・心不全）などがなければ開始するのが一般的である[39]．車椅子座位時間が30分以上可能になったら訓練室での訓練を考慮し，回復期リハビリテーションへの移行も考える．

LECTURE 2. 急性期➡回復期➡生活期 (表2-13) ：一貫した流れをつくって対応する[44]

急性期リハビリテーションは，患者が入院後可能な限り早期に行われる急性期治療の一環として行われるものである．その大きな目的は，不動症候群の予防，早期離床（座位開始時期の判断）と，早期に専門的なリハビリテーションの必要性を判断することである．専門的なリハビリテーションを行うことのできる病院として，回復期リハビリテーション病棟がある（表2-14）．回復期リハビリテーションの目標は，患者のセルフケアや移動などの能力を最大限に回復し社会復帰を目指すことであり，ADLの向上を促すことである．身体機能に合わせて課題を選択し動作の獲得を図る．課題は獲得すべき動作に関連する実際の動作に近い課題を設定する．例えば，移動能力の目標を歩行獲得に設定した場合，その課題としては，早朝から長下肢装具を用いた正常歩行に近い歩行練習をくり返し行う課題を設定する．また，課題を達成できるまでただ漫然と継続するのではなく，達成時期を設定し動作獲得の進行状況に応じ適宜調整を行うべきである．患者が課題を達成するには，練習環境が重要となるため，リハビリテーション室内では，同じ環境下で練習を行う場合が多いが，実生活に近い環境下での練習や，道具の利用，患者の生活様式を取り入れるなどの工夫が必要である．また，セルフケアや歩行ADLの獲得状況を評価しながら，活動量や耐久性の向上を目標とし，運動量，負荷，頻度などの条件も最適なものに設

表2-13 脳血管障害リハビリテーションの流れ

	開始時期	リハビリテーションプログラム	目的
急性期	発症から	JCS2桁以上 　関節可動域訓練　　体位変換 　ポジショニング JCS1桁以内 　上記に加え　　　　座位保持訓練 　移乗動作訓練　　　車椅子座位	不動・廃用症候群予防 早期離床
回復期	2週頃〜	基本動作訓練（立位・歩行を含む） ADL訓練　　　　　高次脳機能訓練 耐久力・体力増強　　在宅環境調整	機能・能力回復 生活機能向上
生活期	回復期退院後〜 3〜6ヵ月頃から	生活環境調整 活動性向上・活動性範囲向上 職業復帰・社会参加	活動性向上 社会参加 主体性の向上

表2-14 回復期リハビリテーション病棟対象疾患と入院期限

	疾患	発症から入院までの期間	病棟に入院できる期間
1	脳血管疾患，脊髄損傷，頭部外傷，くも膜下出血のシャント手術後，脳腫瘍，脳炎，急性脳症，脊髄炎，多発性神経炎，多発性硬化症，腕神経叢損傷等の発症または手術後，義肢装着訓練を要する状態	2ヵ月以内	150日
	高次脳機能障害を伴った重症脳血管障害，重度の頸髄損傷および頭部外傷を含む多部位外傷		180日
2	大腿骨，骨盤，脊椎，股関節もしくは膝関節の骨折または二肢以上の多発骨折の発症後または手術後の状態	2ヵ月以内	90日
3	外科手術または肺炎等の治療時の安静により廃用症候群を有しており，手術後または発症後の状態	2ヵ月以内	90日
4	大腿骨，骨盤，脊椎，股関節または膝関節の神経，筋または靱帯損傷後の状態	1ヵ月以内	60日
5	股関節または膝関節の置換術後の状態	1ヵ月以内	90日

定する必要もある．

　生活期リハビリテーションは，患者の身体機能，活動・参加を含めた患者の暮らしを総合的・包括的にサポートしていく時期である．医療機関に入院している間に獲得できた動作を最大限に活用し，退院後もなお，継続してできるように支援をする必要がある．そして，在宅生活における患者の能力を向上させ，活動範囲を拡大していくことが役割のひとつである[45,46]．生活期リハビリテーションにおいては，障害克服，機能回復，活動性向上という観点から，対象者を診察・評価し，多職種の連携によって，対象者の生活機能を改善し，在宅障害者がより良い新しい生活を構築できるように支援していく必要がある．生活期リハビリテーションの介入を効率よく行うためには，対象者自身や家族のニーズを明らかにし，より具体的に，実現可能な目標設定を行っていく必要がある．そのためには，対象者の身体機能，活動性，社会的背景などを的確に把握し（表2-15）[47]，家族の要望を傾聴しながら，一緒に目標設定をすることが重要である．また，目標設定の過程において，対象者の主体性を引き出すことも重要となる．主体性とは対象者自身が「自らの意志，自らの判断で，自ら率先して行うこと」[48,49]

である．生活期リハビリテーションが展開される在宅においては，治療が主ではなく生活が主となる．入院時のリハビリテーションは，訓練開始時刻になったらリハビリテーション室に連れて行ってもらい，療法士主導による訓練を受け，また，病棟においても食事や更衣，入浴など，病棟看護師，病棟介護士の時間割りによって毎日規則的に行われ，対象者は受身的になりやすい．しかし，生活期においては，医療従事者は対象者の近くにはいない．生活の主役は対象者自身であり，対象者自らが自分の考えで，主体性をもって行動しなければならない．対象者の主体性が乏しい場合には，自ら行動することが減少し，日常の活動性の低下につながる．対象者自らの意志をもって判断する主体性を引き出すプログラムの展開が必要である．限りある資源の中で，患者の主体性を引き出していくプログラムを効率的に展開していくことが重要である．

表 2-15　日常生活活動の聴取項目

身のまわり動作
更衣，食事，整容（歯磨き，顔を洗うなど）排泄，入浴
室内での動作
トイレまでの移動方法，掃除，洗たく，食事のしたく，後片付け
家屋周辺での動作
散歩，買い物
地域での活動参加
患者会への参加，デイケア・デイサービスの利用，町内会への参加，地域イベントへの参加
職場・学校
通勤・通学状況，仕事の内容（学校での様子）

LECTURE 3. 痙縮に対するアプローチ

　痙縮はそれ自体がリハビリテーションの阻害因子になるのみでなく，痙縮が続くことで生じる筋線維や靱帯などの関節周囲組織の短縮による関節拘縮，または疼痛などを引き起こし患者の日常生活活動（ADL）に支障をきたす．しかし，一方で痙縮は患者の麻痺側下肢の支持性を上げ，歩行を含めた基本動作に有利に働いている場合もある．痙縮のプラス側面を残しマイナス側面を除き，痙縮をコントロールすることは，痙性片麻痺のリハビリテーション医療にとって重要である．

　従来から行ってきた痙縮に対する治療的アプローチ（表 2-16）[50)]には，経口抗痙縮薬（中枢神経作用性，末梢神経作用性），神経ブロック療法（フェノール使用），運動療法，温熱療法，装具療法，整形外科的手術療法などがある．近年，これらの治療法に加えて，機能的脳神経外科手術療法，バクロフェン髄腔内投与法（ITB 療法：intrathecal baclofen），ボツリヌス療法などの治療法が認められるようになった．特に，ボツリヌス療法は，ボツリヌス菌（*Clostridium botulinum*）の産生する毒素（botulinum toxin）を用いることで主に神経筋接合を遮断する神経ブロック療法であり，手技として標的筋を同定し，筋膜内にボツリヌス菌毒素製剤を投与するのみでよく（図 2-21），手技的に容易で簡便である[44)]．また，ボツリヌス菌毒素は運動神経終末のみに作用するため，感覚神経障害をきたす心配もない．従来行ってきた経口抗痙縮薬や運動療法，装具療法などを適宜，組み合わせることによって，より一層の効果が期待されている．痙縮の及ぼす機能・形態的障害や ADL を含めた能力障害を客観的に評価・把握し，痙縮治療の適応（図 2-22）[51)]を的確に判定したうえで，最も患者に適した治療的アプロー

チを選択する必要が求められている．痙縮に対する新しい治療的アプローチと従来のアプローチと組み合わせることによってより良い効果が得られ，痙縮抑制の持続や薬物の使用量の減少にもつながる．

表2-16 従来から行われてきた筋痙縮に対する治療的アプローチ

1 抗痙縮薬 　中枢神経作用性 　　塩酸エペリゾン，塩酸チザニジン，バクロフェンなど 　末梢神経作用性 　　ダントロレンナトリウムなど
2 神経ブロック療法 　フェノールモーターポイントブロック
3 理学療法・運動療法 　筋伸張訓練・関節可動域訓練
4 温熱療法 　ホットパック・極超短波・低出力レーザー
5 装具療法 　AFO・KAFO，inhibitor bar・spreader
6 整形外科的手術療法

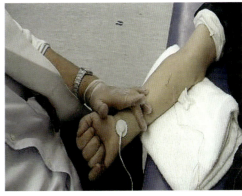

図2-21 ボツリヌス療法（施注風景）
電気刺激装置・ポール針にて施注筋を同定

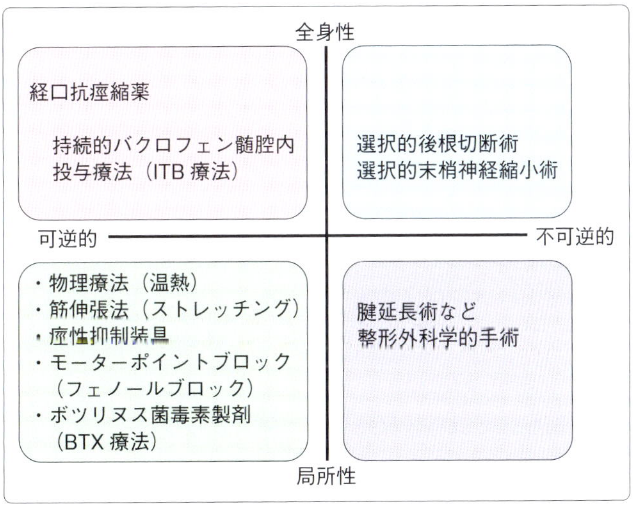

図2-22 痙縮治療の位置づけ
（Ward AB：Euro J Neurol. 9：48-52, 2002 より改変）

片麻痺に対する
[4] リハビリテーション治療の手技

Essential Point

LECTURE 1. 超急性期〜急性期のリハビリテーションは十分なリスク管理のもと，対象者の身体機能に合わせて積極的に行う．

LECTURE 2. 回復期リハビリテーションはセルフケアや ADL の獲得状況を考慮し，自宅で生活するイメージをもって行う．

LECTURE 3. 装具療法は適切な時期に適切な装具を使用し，運動療法と併用する．

LECTURE 4. 生活期リハビリテーションは生活の中で実際に行う明確な行為を目的や目標とすることで，主体的な生活を獲得する．

LECTURE 1. 超急性期〜急性期のリハビリテーション

　超急性期〜急性期のリハビリテーションの目的は，早期にリハビリテーション介入することによって，不動症候群を防ぎ早期離床を促すことである．

A 座位保持

　早期離床を行うことで廃用症候群の予防と身体機能の回復の両側面にアプローチができる．抗重力肢位を保持することにより姿勢筋緊張を高め，外的刺激に対する反応を促通することが可能となる．座位保持は座位保持能力によりその介入方法は異なる．

▶**1．要介助レベル**

　環境設定または人的介助なしでは座位保持が困難なレベルである．麻痺側は低緊張であり，患者の努力性の姿勢保持が作用し非対称性の強い姿勢となりやすい．座位保持は外的環境の影響を受けやすいため，リクライニングやシーティングの使用は有効である（図2-23）．低緊張の麻痺側のアライメントを整えつつ，非麻痺側座骨結節への荷重を誘導する（図2-24）．非麻痺側から介入し，座骨結節を基準に支持基底面の確認を行いながら細かい体重移動を誘導する．麻痺側の姿勢筋緊張が高まってきたら，徐々に麻痺側座骨結節への荷重を行う（図2-25）．このとき，上半身重心を意識すると，患者の支持基底面の知覚とセラピストの荷重誘導が一致しやすい（図2-26）．

▶**2．要監視レベル**

　体幹筋の活動が不十分なため体幹の直立保持が困難で，非麻痺側上肢を使用した支持により，身体が非対称的なアライメントとなりやすいレベルである．座位バランスは非麻痺側上肢に依存しているため，上肢を使用する動作は困難である．非麻痺側上肢と殿部を支持基底面とし，頭部・胸部・骨盤が特徴的な位置関係にある．この位置関係で非対称的な姿勢制御を行うため，頭部・胸部・骨盤のアライメントの修正が必要である（図2-27）．

　麻痺肢に対する体性感覚フィードバックは，損傷半球運動野の神経活動を高めること

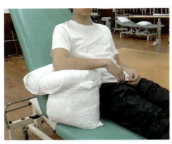

図2-23　低緊張の座位保持
　　　　（右片麻痺）

低緊張で座位保持が困難な場合は，ギャッジアップやリクライニングシートの使用が効果的である．また低緊張である麻痺側は枕やクッションを使用し補助することでアライメントの崩れを抑制することができる．
頭部を背もたれから離すことができれば，端座位保持へ進める．

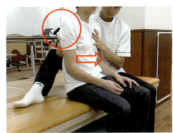

図2-24　端座位保持の誘導
　　　　（右片麻痺）

端座位保持は非麻痺側から介入し，低緊張の麻痺側肩甲帯のアライメントを整えつつ非麻痺側坐骨結節上に上半身重心がくるように誘導する．
非麻痺側坐骨結節付近での重心移動を小さく誘導する．

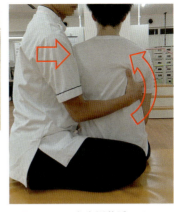

図2-25　麻痺側荷重への
　　　　誘導（右片麻痺）

麻痺側へのアライメントの崩れが減少してきたら，セラピストの胸を使い非麻痺側肩甲帯をコントロールし，麻痺側肩甲帯の筋緊張を整える．麻痺側の立ち直り反応が出現してきたら，麻痺側坐骨への支持を誘導していく．

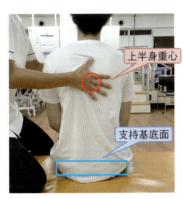

図2-26　上半身重心を
　　　　意識した座位誘導
　　　　（右片麻痺）

坐骨結節への荷重は上半身重心（胸骨とTh7～9付近）を操作し，支持基底面内（座面）を小さい動きから誘導し，反射・反応を確認する．

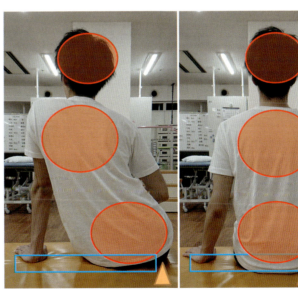

図2-27　非麻痺側上肢を支持基底面とした座位姿勢（左）と
　　　　修正座位（右）

非麻痺側上肢を支持基底面とし，麻痺側坐骨結節が浮いた状態での座位姿勢となっている．体幹筋の姿勢緊張の高まりとともに非麻痺側上肢での支持を減らし，非麻痺側坐骨結節での支持から麻痺側坐骨結節での支持へ誘導することで頭部・胸部・骨盤の位置関係を整える．

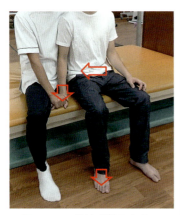

図2-28 体性感覚入力を利用した座位姿勢の修正

麻痺側手掌面への感覚入力を行い，新しい支持面として知覚させる．セラピストは骨盤操作を行い，麻痺側坐骨結節への荷重を誘導する．

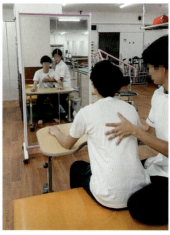

図2-29 視覚フィードバックを利用し正中軸を構築する

鏡映を見ながら麻痺側上下肢の体性感覚によるフィードバックも合わせ身体の正中軸を意識させる．セラピストは骨盤または胸骨での誘導を行い，両坐骨結節間で重心を細かく移動させ，姿勢緊張を制御する．

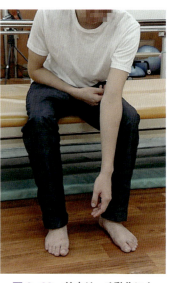

図2-30 前方リーチ動作による体幹機能と麻痺側下肢荷重の確認

体幹の屈曲と骨盤の前傾による重心の前方移動が生じる．体幹機能と麻痺側下肢に対する荷重の割合を確認することができる．座面の支持基底面から両足底の支持基底面も含めた範囲での重心移動を行う．

が示唆されており[52]，足底や手掌からの皮膚感覚入力を行いながら座位姿勢の修正を行う（図2-28）．体性感覚以外にも視覚情報によるフィードバックを利用し，頭頸部を正中に保ち脊柱の正中軸を構築していく（図2-29）．また体性感覚フィードバックでは，非麻痺側の座骨から麻痺側の座骨へ重心移動を行い，新しい支持基底面からの感覚入力とともに，支持基底面を広げた中での姿勢制御を誘導する（図2-30）．

▶**3．座位保持自立レベル**

上肢による支持を必要とせず座位保持が可能なレベルである．体幹機能により姿勢アライメントは異なるが，基本的に上肢を使用する動作も可能である．麻痺側下肢に向かう前方重心移動が困難で，麻痺側下肢への荷重が不十分なことが多くみられる．セラピストが

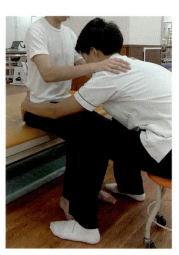

図2-31 骨盤前傾運動による重心の前方移動

患者は足底を接地した座位としセラピストが前方より骨盤の前後傾を誘導する．小さい動きから少しずつ大きくし，麻痺側下肢への荷重を促す．患者の体幹が屈曲しないように，セラピストの方に上肢を置き，体幹を安定させる．受動的な運動から，能動的に動かせるように誘導する．

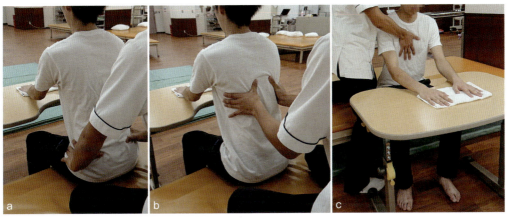

図2-32 ワイピングによる脊柱骨盤の連動した動き
a：両上肢を台に乗せ前後方向へのワイピングを行う．セラピストは骨盤を把持し，前後傾の誘導を行う．
b：能動的に骨盤を動かせてきたら，脊柱の分節的運動を誘導できるように，介助部位を腰椎，胸椎へ変更する．
c：上半身重心をコントロールし，両坐骨結節への荷重，両下肢への荷重を意識した誘導を行う．

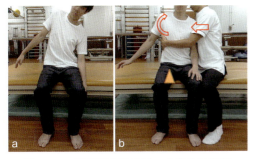

図2-33 麻痺側上肢のリーチ動作の準備
a：麻痺側上肢の随意性が低い状態では，非麻痺側体幹での代償運動や肩甲帯挙上が著明にみられる．
b：セラピストは胸で重心を麻痺側へ誘導し，上肢側方挙上に合わせ，肩甲骨を上方回旋させる．

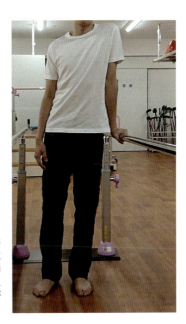

図2-34
立位保持（右麻痺）
非麻痺側下肢，非麻痺側上肢での支持を行う．平行棒内では非麻痺側上肢の過剰な緊張が出現しやすい．

姿勢アライメントを整えながら，骨盤から重心の前方移動を誘導することで麻痺側下肢への荷重を促す（図2-31）．また体幹と連動したリーチ動作や，脊柱と骨盤の連動した動きを促し，立ち直り反応や平衡反応の出現を確認する（図2-32，33）．これら動作の獲得は体幹機能を高め，立ち上がり動作の獲得に有効である．

B 立位保持

要監視レベルの座位保持が可能であれば，座位保持と同時に立位保持も開始する．まずは座位保持同様に静止立位姿勢のアライメントを整えることが重要である．患者は重心を非麻痺側下肢に移動させて立位保持を行いやすい．平行棒などを使用している場合は，非

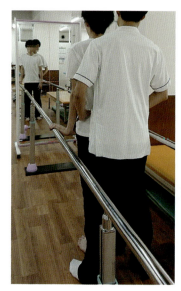

図2-35　立位保持への介入（右麻痺）

非麻痺側上肢の支持は肘関節屈曲位で指先だけ触れるように指示をする．鏡を見ながら体軸形成を意識させ，麻痺側下肢への荷重を行う．セラピストは骨盤で誘導し，殿部の筋活動を確認する．

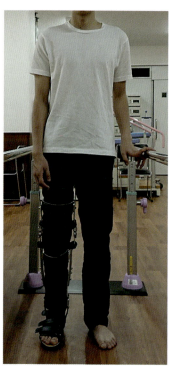

図2-36　長下肢装具を使用した立位保持（右麻痺）

麻痺側下肢の支持が不十分な場合は，長下肢装具を使用する．

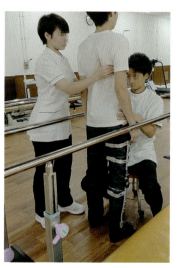

図2-37　セラピスト2人で行う立位保持（右麻痺）

早期リハビリテーションでは患者の身体機能が不十分な場合が多く，一人では十分な操作ができないことがある．その場合は，セラピスト2人で支持と筋緊張の操作を行うことで，機能的な立位保持を促せる．

麻痺側上肢に荷重をかけ，姿勢アライメントを崩しやすくなる（図2-34）．アライメントを整えるために鏡を使用した視覚情報のフィードバックや，裸足で足底皮膚感覚を入力し体性感覚フィードバックから，ボディーイメージを実像に近づける（図2-35）．麻痺側下肢が低緊張または屈筋群の筋緊張が高く支持性が悪い場合は，長下肢装具を使用し下肢の支持性を高めた状態で立位保持を行う（図2-36）．また，1人で介助しアライメントを整えるには限界があり，転倒のリスクも生じるため，2人で介助し姿勢アライメントを整えることも検討すべきである（図2-37）．

治療手技のTips

積極的なリハビリテーションだからこそリスク管理を忘れずに！

積極的なリハビリテーションを推奨するが，十分なリスク管理を忘れてはならない．意識レベルや血圧，そして呼吸状態について注意を向ける必要がある．また，動作練習がセラピスト主導になり過ぎると，過用や誤用につながりやすい．しっかりと対象者の状態を確認し，ADL向上を目指した動作練習を行う．

LECTURE 2. 回復期リハビリテーション

発症直後からの急性期リハビリテーションを経て，回復期リハビリテーションに移行したときのリハビリテーションの手技について述べる．

A 座位動作

体幹機能の回復（抗重力位の保持）とともに座位保持が安定したならば，体幹の平衡機能と下肢の支持機能を高め，リーチ動作や立ち上がり動作の獲得を図る．上肢を支持から解放することは，セルフケアを獲得するうえでも重要である．

座位動作には，骨盤傾斜をコントロールするために腹筋群や股関節周囲筋の活動性が必要となる（図2-38）．下肢の運動は上肢（特に肩甲帯周囲）の筋群の努力性の緊張を誘発するため，肩甲帯や胸郭に対する他動運動により筋緊張を整えることも必要である（図2-39）．骨盤の前後傾は，腰椎の分節的な運動を意図できるように誘導する．はじめは骨盤を直接的に誘導し，徐々に介助位置を胸骨へ変更し，胸部から頭部が定位となるように誘導する（図2-40）．

骨盤傾斜を能動的に行えたら，支持基底面を広げた中でのバランス保持を確認する．左右の座骨結節へ荷重を行い，体幹の立ち直り

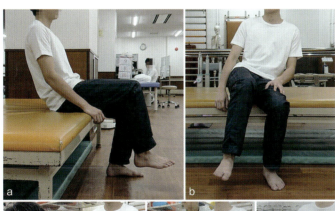
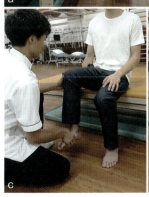
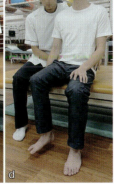
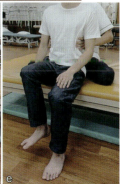
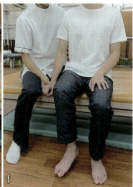

図2-38 麻痺側股関節と体幹の連動（右麻痺）
a，b：股関節周囲筋の随意性が乏しい場合，体幹後傾や側屈，肩甲帯の挙上などが生じる．
c，d，e：体幹筋群と股関節筋群の活動を確認しながら，股関節屈曲と体幹運動の連動を促す．
f：体軸がずれず，過剰な緊張がない状態での股関節屈曲を獲得させる．

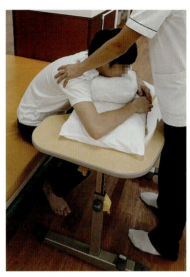

図2-39　肩甲帯のコンディショニング（右麻痺）
上肢の過剰な筋緊張が確認されたら，リラクゼーション肢位をとり，他動運動により筋緊張を改善する．
患者が疲労を訴えない限り，臥位をとるのではなく，抗重力肢位を維持することが活動性向上につながる．

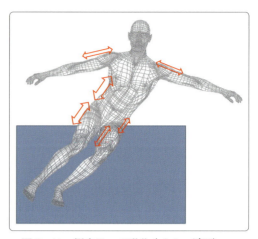

図2-41　側方リーチ動作（イメージ図）
側方へのリーチ動作は，上肢のリーチ動作に体幹側面筋，股関節周囲筋が協調的な働きをすることで達成できる課題といえる．

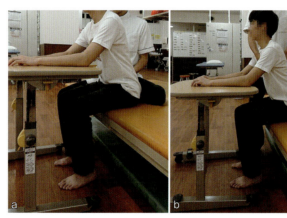

図2-40　能動的な骨盤前後傾運動（右麻痺）
a：骨盤を直接誘導し，股関節周囲筋の活動を高め，能動的な骨盤運動を促す．
b：上半身重心レベルでの誘導で骨盤運動が可能となるよう促す．頭位や胸位を固定し，骨盤だけの運動が可能となるように誘導する．

反応の有無を確認する．体幹機能に注意が向きやすいが，下肢機能が連動しなければ適切な動作につながらないため，下肢筋群の活動も確認する．

側方へのリーチ動作は，意識下で行われる上肢の運動と無意識下で行われる体幹，下肢の運動の運動連鎖で行われる（図2-41）．非麻痺側へのリーチ動作は，リーチ動作に先行して麻痺側体幹筋群による骨盤の制御が必要である（図2-42）．リーチ動作は抗重力姿勢

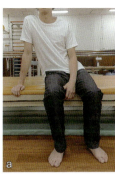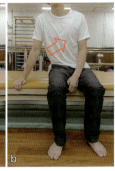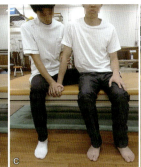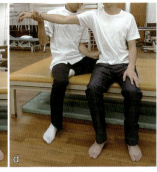

図 2-42 麻痺側上肢の側方リーチ動作(右麻痺)
a, b：麻痺側上肢を座面につき，体幹を押し返すようにすると，麻痺側体幹側腹部の筋活動が高まる．
c：麻痺側上肢での支持が困難な場合は，その準備として手掌部をつき，肘から前腕を回内方向へ誘導し，手掌部に圧を加える．
d：側方リーチは支持面となる殿筋群の活動を確認する．

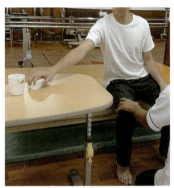

図 2-43 麻痺側上肢の側方リーチ動作(右麻痺)
リーチ動作は，支持面および支点となる麻痺側股関節や下肢への荷重を確認しながら誘導する．

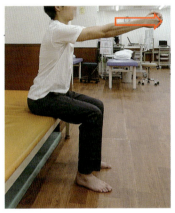

図 2-44 前方リーチ動作
起立動作の準備として行う．骨盤前傾位，両下肢への荷重，体幹を中間位に保つことを意識し，前方リーチを行うと両下肢への荷重が増えることを確認する．

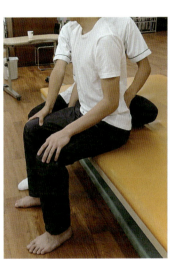

図 2-45 起立動作前の骨盤前傾誘導
骨盤の前傾誘導を行う．麻痺側大腿部に手を置き，大腿四頭筋の活動が高まるのを確認する．活動が弱い場合は，麻痺側への荷重が不十分なことが多い．

を保ちながら複数の関節運動を行い，身体部位を対象物に近づける複雑な運動である(図2-43)．

B 起立・着座動作

　起立・着座動作は座位から立位，立位から座位へ姿勢を変化させる ADL 動作に関連性の高い基本動作である．ベッドと車椅子間の移乗動作やトイレへの移乗，歩行など生活範囲を広げるために必要不可欠な動作である．

▶1. 起立動作

　起立動作は，第1相の重心の前方移動期，第2相の殿部離床期，第3相の重心の上方移動期に分けられる[53]．第1相の身体重心の前方移動は，股関節屈曲による骨盤前傾で行い，体幹を前傾させる．体幹の前傾は「お辞

儀をするように」行うのではなく，頸部，体幹は中間位を保持したまま行う（図2-44）．動作の学習としては，麻痺側下肢への体性感覚入力，荷重の促進が重要である．大腿四頭筋，ハムストリングス，大殿筋の緊張が高まり，下肢の支持機能が発揮されることを確認しながら骨盤の前傾を誘導する．体幹の前傾により麻痺側足部に荷重ができ，下肢伸展筋の活動が高まることを確認する（図2-45）．

　第2相の殿部離床は，身体重心が前方移動し両足底の支持基底面内に入り行われる．これは安定性戦略に分類され，ゆっくりと起立する際に選択される．起立動作の練習は速度が一定になるように行い，重心位置と支持基底面の位置関係を意識しながら立ち上がりのタイミングを確認する（図2-46）．殿部離床は足関節背屈により下腿を前方傾斜した状態で固定し，膝関節を支点にして大腿骨を前方に回転（膝関節伸展）させることで行われる．そのため足関節背屈可動域が不十分な場合は重心の前方移動が阻害され，殿部離床が困難となる．また，急激な足関節背屈による麻痺側足関節底屈筋群への伸張刺激は，底屈筋群の過緊張を誘発し重心の前方移動を阻害する．

　足関節背屈筋である前脛骨筋は，身体重心の前方移動に関与している．殿部離床時に前脛骨筋が収縮すると踵が床面を押し付けるため，床反力作用点が足部後方に位置する．さらに重心と床反力作用点の位置関係が近づくため，重心の前方移動を少なくでき，また身体が後方へ回転する（転倒させる）力を減少させることができる（図2-47）．

　第3相の重心の上方移動は，重心が両足部で構成される狭い支持基底面内から逸脱しな

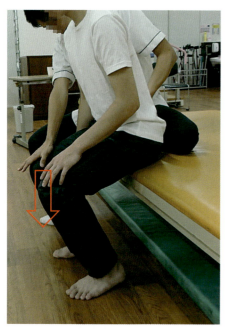

図2-46　起立動作　殿部離床のタイミング
麻痺側下肢への荷重が十分に確認でき，大腿四頭筋の緊張が高まっている場合，そのまま骨盤を誘導しつつ起立動作を行う．

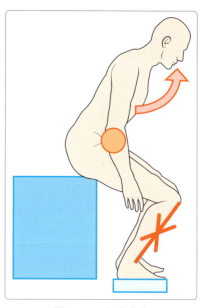

図2-47　起立動作
起立動作では足部の支持基底面への重心移動が行われる．足関節の背屈と前脛骨筋の活動により下腿に対して膝，股関節，体幹の伸展運動が行われる．
重心が前方に移動しすぎ，下腿三頭筋による足関節底屈運動が生じると身体は後方へ倒れることになる．

いように体幹，股関節，膝関節，足関節の協調運動により行う（図2-48）．麻痺側下肢の抗重力筋の機能不全により，非麻痺側下肢優位の支持になりやすい．麻痺側下肢に対して荷重と膝関節伸展の補助を行い，アライメント不良や上肢，体幹の筋緊張を抑制する．

▶ 2．着座動作

着座動作は，足部でつくられる支持基底面内に重心を保持しながら重心を下降し，後方の座面に殿部を突き出し着座する．姿勢制御の難易度が高い動作である．特に重心の下降に伴う重心の後方移動は，そのタイミングが重要であり，早すぎると尻もちをつくような着座動作となってしまう．着座の始めは，足関節背屈と膝関節屈曲により起こり（図2-49），その後，骨盤前傾，股関節屈曲により重心は下降する．下腿の傾斜が一定になると，重心を支持基底面の後方に保持しつつ殿部を座面に近づける（図2-50）．体幹は中間位から伸展位を保持し続ける（図2-51）．

着座は下肢伸展筋の遠心性収縮により重心の下降を制御する動作であり，麻痺側下肢の筋緊張異常がある場合は，非麻痺側優位の動作となりやすいため，動作の速度や介助量を

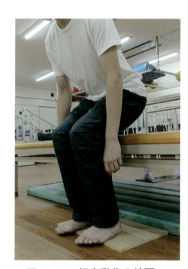

図2-48　起立動作の練習
前方への重心移動を制限した起立動作の練習．
重心線を踵に落とすイメージを促す．支持基底面後方に重心があるため，腹部筋群の促通にもなる．

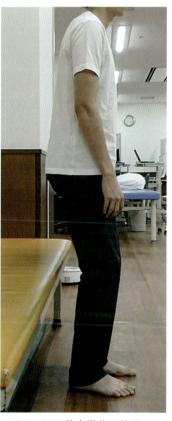

図2-49　着座動作の始め
着座の始めは足関節底屈筋と膝関節伸展筋を緩めるところから始まる．伸展筋群の緊張が強い場合，膝関節屈曲ができず，下後方への動作が過剰となり，尻もち座りとなりやすい．

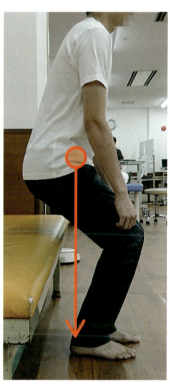

図2-50　着座動作
　　　　重心の後方移動
重心を支持基底面後方に保持しながら，殿部を座面に近づける．

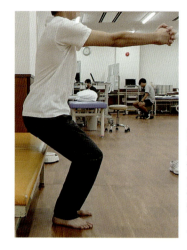

図 2-51 着座動作 体幹中間位の保持
前方リーチを行い,体幹を中間位から伸展位に保ちながらの着座を練習する.

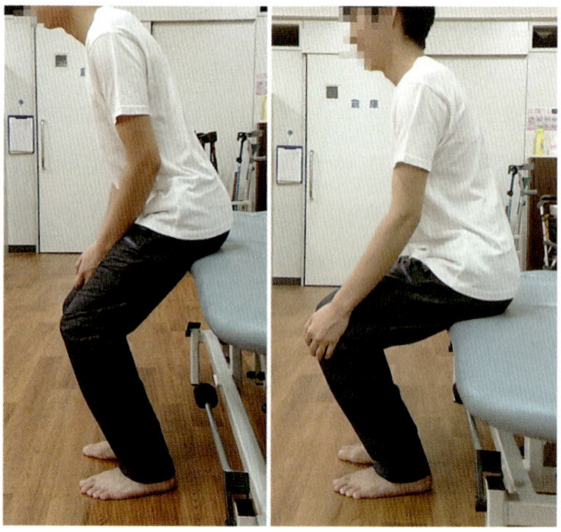

図 2-52 座面の高さを変えた着座動作
高い座面は難易度が低く,重心移動の練習が行える.低い座面は難易度が高く,重心のコントロールの練習と下肢筋活動を高めることができる.

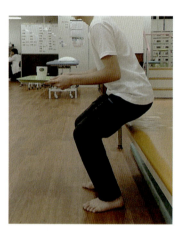

図 2-53 二重課題による着座動作
着座動作は安定性戦略を使うため,重心移動を意識した動作である.お盆に水の入ったコップを置くことで,その意識はさらに高くなり,姿勢制御の練習になる.

調整し行う.足底の体性感覚入力を意識し,立位から中腰までの反復動作の中で筋機能の改善を図ることも重要な運動課題となる.高い座面への着座動作からはじめ,徐々に座面を低くし課題の難易度を調整する(図2-52).

起立着座動作が安定したら,お盆を持って行うなど二重課題に変更し,下肢の支持機能の向上と,姿勢制御の強化,特に安定性戦略を用いた動作の獲得を図る(図2-53).

C 立位での姿勢制御

支持基底面内での重心移動を能動的に行い,動的な立位保持を行うことはADLの獲得や生活範囲の拡大につながるために重要である.はじめに麻痺側下肢への荷重を十分に行い,両下肢のみでの立位保持を行う.身体の正中軸を形成するために,鏡の利用やセラピストの介入を行う.両下肢での支持が獲得できたら床反力作用点を制御するために足底にタオルや割りばし,ロープなどを置き,重心移動を誘導する(図2-54).前後方向からはじめ,側方,斜め方向など足底に置いたものを手掛かりに誘導する.後方や後側方は,動作の開始に重要な重心移動となる.姿勢制御は部分的な筋の過緊張で行わないよう,足関節戦略,股関節戦略を確認する.徐々に支持基底面を狭くし,タンデム立位での重心の前後移動,側方移動を行う(図2-55).タン

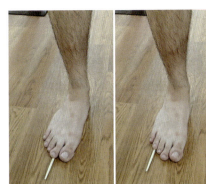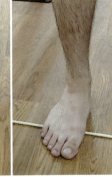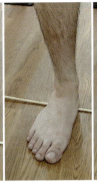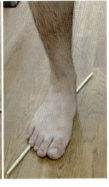

図 2-54　足底感覚を使った荷重位置の確認
足底感覚を使い，荷重位置を強調することで重心位置をコントロールする．また，足部の回内，回外による重心移動を促すことが可能となる．

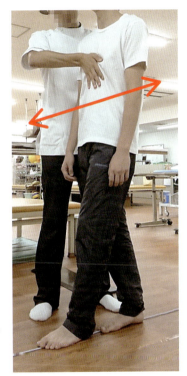

図 2-55　**タンデム立位での重心移動**
足底感覚を意識し，タンデム立位での重心移動を行う．足関節底背屈，足部の回内，回外で重心の制御を行う．

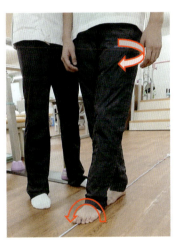

図 2-56　**タンデム立位での運動連鎖**
ロープを支点として股関節内旋-足部回内の運動連鎖を誘導する．
同様に股関節外旋-足部回外の運動連鎖の誘導も行う．

デム立位での重心側方移動はロープ上で行い，股関節外旋による足部の回外や，股関節内旋による足部の回内といった運動連鎖を誘導する（図2-56）．

D　歩　行

片麻痺患者の歩行は，障害が残存している限り正常歩行の獲得を目標とするのではなく，新しい歩行を学習することとなる．

片麻痺患者の歩行障害の特徴（異常パターン）は，立脚期につま先接地，足部への荷重の遅れ，足部のロッカー機能の機能不全，重心移動の非連続性などが起こる．また，遊脚期には骨盤の過剰な引き上げや分回しなどが

起こる．片麻痺患者の特異的な動作パターン（代償動作）をそのままにすることは筋緊張の不均衡や不良姿勢の助長につながる．介入方法は麻痺側肢の機能障害としてとらえるのではなく，全身的な問題としてとらえる必要がある．片麻痺患者の自立した歩行には，転倒しないバランス機能と下肢の支持性・運動性が必要である．

歩行は新しい支持基底面への重心移動を連続して行う動作である．立位で一歩踏み出して支持基底面を広げ，新しい支持基底面内の適切な位置に重心を移動し安定を保つ機能が必要とされる（図2-57）．立位で外乱刺激を加え，踏み出し戦略（ステッピングストラテジー）の評価を行う．患者のバランス能力を把握したうえで，下肢の支持性向上と随意運動を促すためにステップ練習を行う．ステップ練習は踏み出す下肢の随意性と立脚側の支持性強化を目的とする（図2-58）．麻痺側下肢の支持性が不十分の場合は，膝装具を使用する．膝装具は膝関節のロッキングを防ぐために軽度屈曲位に設定する．歩行時の立脚期をイメージする場合は，5°〜10°程度の屈曲角で十分である．ステップ練習はステップ台や薄い板を数枚（2cm程度）利用すると効果的な練習が可能である（図2-59）．

歩行に介入する際には，患者の歩行の全体像を把握することが重要である．歩行速度，歩幅や立脚時間の左右差，杖や装具の必要性や適合性，努力性筋緊張の有無，転倒を回避

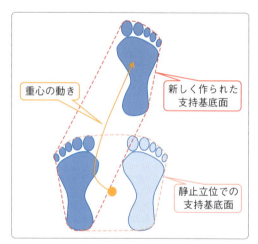

図2-57　歩行時の支持基底面と重心の移り変わり
歩行では支持基底面が絶えず変わり，新しい支持基底面内に重心を移動することが必要となる．そのために姿勢を制御する機能が求められる．

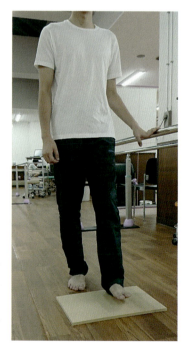

図2-58　非麻痺側のステップ動作
麻痺側の立脚支持を目的に非麻痺側のステップ動作を行う．立脚支持の制御を目的に，接地位置に板や紙コップなどを置き，接地をゆっくり行わせる練習を行うとよい．麻痺側膝関節は過伸展でロッキングすることがないように5°程度の屈曲位を意識させる．難しい場合は膝装具を使う．

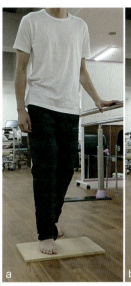
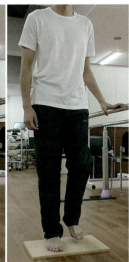
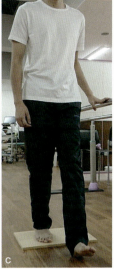

図2-59　麻痺側のステップ動作
a：麻痺側のステップ動作は薄い板（2 cm程度）を目標に行うと接地位置を明確にすることと，トゥ・クリアランスを確保する練習にもなる．
b，c：十分な支持性が確保できたら，板を跨ぐことで立脚支持の練習になる．

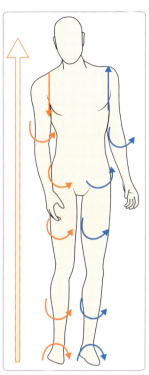

図2-60　荷重連鎖　荷重に伴う各関節の反応
右：足部回内に伴う荷重連鎖（→）
左：足部回外に伴う荷重連鎖（→）
足部回内はアーチが低下し足部の剛性を低下させる．立脚支持に不適切なアライメントを呈する．

できる能力があるかなどの情報収集を行う．

▶ **1. 立脚期**

立脚期のポイントは接地の仕方，衝撃吸収，荷重の受け渡し（体重移動），下肢の支持，足関節による制動，体幹の支持，上肢の過剰な筋緊張の有無が挙げられる．

接地の仕方は，ステップ練習により行う．

下肢の支持性は，各関節の抗重力活動を高めることで保障される．この抗重力活動は足底に対する荷重から下肢関節の関節運動や筋活動が生じる荷重連鎖により生じている（図2-60）．立位や歩行では足底の存在がきわめて重要であり，足関節の拘縮や足部の感覚障害は荷重連鎖を困難なものにするため，急性期より足部に対するケアは重要である．

片麻痺患者は麻痺側体幹の抗重力伸展活動が乏しく，麻痺側，非麻痺側の立脚期での体重移動に伴う体幹直立保持が困難である．これは運動麻痺により荷重連鎖がうまく構成できていないことに起因しており，荷重活動に伴う筋緊張の準備ができていないことが考えられる．アライメント不良はさらなる障害を引き起こすため，他動的な修正だけではなく，患者の能動的な活動を促す必要がある．

セラピストの介入も，患者にとっては環境要因のひとつとなりうる．つまり，過剰な介入は，介入された身体環境に合わせた運動学習となるため，望んだ学習効果を得られない場合がある．介入が学習の阻害因子とならないよう課題は常に再検討の余地をもつべきである．

立脚期においては足底の体性感覚入力が重要であり，ロープや割りばしなどで知覚を促し，荷重の受け渡しや体重移動の制御を学習

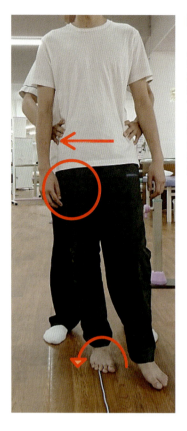

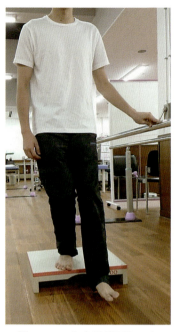

図 2-61　麻痺側立脚期の重心移動
足底への感覚入力としてロープを使用し，麻痺側骨盤を側方に誘導する．重心移動とともに足部回外位を保持できるよう促す．このとき股関節内旋筋の活動が乏しいと，股関節外旋，骨盤後方回旋が生じ，立脚中の推進を阻害することになる．体性感覚と荷重連鎖を利用し，股関節の内外旋筋の活動を促す．

図 2-62　麻痺側伸展筋の遠心性収縮
10 cm 程度のステップ台から非麻痺側を降ろすステップ動作を行い，麻痺側下肢の伸展筋群の遠心性収縮を促す．

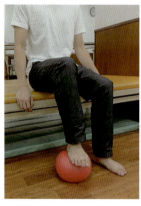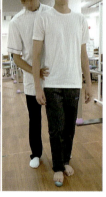

図 2-63　ボールを使った麻痺側下肢の運動
膝関節屈伸の動き，足関節背屈の動きを意識して行う．

する（図 2-61）．随意性の改善は認めるが筋出力が不十分な場合は，段差の降段を非麻痺側から行い下肢伸展筋の遠心性収縮を促す（図 2-62）．

> **治療手技の Tips**
>
> **誤用から身を守る運動学習！**
>
> 生活動作の獲得を急いでしまうと四肢関節の誤用につながる．しっかりと体幹（中枢）部を安定させてから末梢の動きを導くことを意識しなければならない．下肢では股関節，上肢では肩甲骨の固定性・安定性の向上が動作の円滑さにつながる．

▶ 2．遊脚期

遊脚期のポイントは，下肢の振り出しがどのように行われているか，クリアランスは保たれているかが挙げられる．

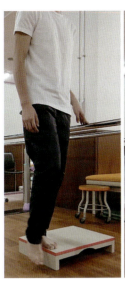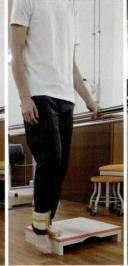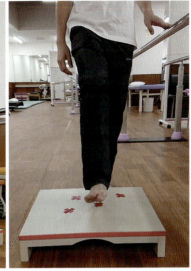

図2-64　ステップ台を使った遊脚の練習
膝関節から振り出すイメージをもたせる．骨盤の引き上げや骨盤で振り出す動きは抑制する．これらの動きはトゥ・クリアランスの確保を意識した代償運動であることが多いため，ステップ台の上で行うことで抑制できる．
接地場所を意識させるために床や台の上に印を付け，踵からの接地を練習する．

　遊脚期の下肢には，振り出しの大きさや方向を必要に応じて変化させられるだけの運動性が必要である．麻痺の影響により限界もあるが，立脚下肢と骨盤の安定により，わずかな麻痺側股関節屈筋群の活動があれば，振り出しは行える．
　麻痺側下肢の随意性を高めるために，坐位や立位でボールコントロール（図2-63）や，非麻痺側下肢で台に乗り，振り子運動を行う．振り子運動はステップ台の上で行うほうが努力性の筋緊張を抑制できる．この際，感覚フィードバックを利用するため，1kg程度の重錘バンドを足に巻きつけ，膝から振り出し，踵から接地する練習を行う．また遊脚後期の制御を練習するために，接地場所に印を付け目標とする（図2-64）．

E 日常生活訓練（ADL訓練）

　自宅復帰を含めて回復期リハビリテーション病棟からの退院に向けて，日常生活活動の練習は重要である．食事動作，更衣動作，整容動作などの身の回りの動作に加えて，排泄動作，入浴動作などの訓練に発展させていく．患者が課題を達成するうえで，その訓練環境が重要となる．リハビリテーション室内では，常に同じ環境下での訓練となることが多いが，実生活に近い環境や，道具の利用，患者の趣味を取り入れるなどの工夫が必要である．セルフケアやADLの獲得状況を考慮しながら，活動量や耐久性の向上を目標とした課題も設定していく．経過をよく評価し，環境，運動量，負荷，頻度などの条件を最適なものに設定する必要がある．

Lecture 3. 装具療法

片麻痺患者に対する急性期リハビリテーションは，発症後早期から積極的に行うことが推奨されており，その内容には装具を用いた早期歩行訓練が含まれている．歩行障害では内反尖足のある片麻痺患者に対する短下肢装具の使用が勧められている[41]．

片麻痺患者に対して使用される治療用装具は，セラピストが介入する運動療法と併せることでその機能が発揮される．早期からの立位保持では，膝折れの有無で使用する装具を検討する．膝折れがある場合は，その後のリハビリテーションを考慮して長下肢装具による膝関節伸展保持を行う．長下肢装具を用いた早期からの立位保持は，廃用症候群を最小限に留め，覚醒を促すことにもつながる．足底への荷重刺激は，大脳皮質の覚醒に最も効果的とされる．また，身体の正中位の獲得，体軸形成を行ううえでも長下肢装具の使用は効果的である．

片麻痺患者に対する装具療法の目的は，随意性が乏しく制御が困難な下肢の自由度を制約し，単純な運動を行わせることにある．自由度の制約は，歩行に関連する運動課題の難易度を調整することにもなる．麻痺側下肢の支持性が不十分な時期に立位保持を行うと，非麻痺側上下肢の筋の過剰な使用を認める．重心は非麻痺側に偏り，麻痺側への重心移動の阻害要因となる．自由度 0 の長下肢装具を使用することで麻痺側への荷重，前後左右への重心移動が促せるようになる．

短下肢装具の使用により，遊脚期での足関節背屈が可能となり，踵接地からの急激な底屈を防ぎ，足関節背屈筋の遠心性収縮を補い heel rocker を補助することが可能となる．また，立脚中期では ankle rocker での下腿の前傾を防ぎ，膝折れの防止，身体のスムーズな前進を促している．このような足関節の制動は，短下肢装具の足継手の機能により大きく異なる．例として，足継手のないプラスチック製の短下肢装具，クレンザック継手に代表される，底屈制限と背屈遊動のある継手付き短下肢装具，油圧やばねにより底屈制動を行う底屈制動継手付き短下肢装具などがある（図 2-65）．患者の麻痺の程度によりどのような短下肢装具を選択するか，明確な基準は定められていないが，最適な短下肢装具を使用することで，歩行速度の改善，歩幅の増大，歩行の対称性の改善，立脚期の荷重量の増大などが認められる．

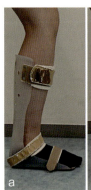 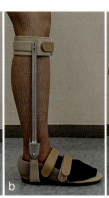 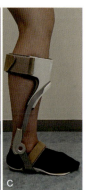

図 2-65 短下肢装具（AFO）
AFO は前額面で足部の内外反の制限を行い，矢状面で底背屈の制動を行う．
a：プラスチック製短下肢装具（SHB）は素材やトリミングの形状により制動の強さが異なる．
b：ダブルクレンザック継手付 AFO は底屈制限，背屈遊動を行う．ロッドをばねに変更することで底屈制動を行うことも可能である．
c：底屈制動継手付 AFO は油圧による底屈制動を行う．制動力の強さを患者に合わせて変更することができる．

LECTURE 4. 生活期リハビリテーション

　生活期リハビリテーションは主に退院した後の在宅において展開される．この時期は，治療ではなく生活が主体となる．入院時におけるリハビリテーションでは，訓練開始時刻になったらリハビリテーション室に連れて行ってもらい，セラピスト主導で訓練を受け，方法を教わり，また，病棟においても食事や更衣，入浴など，病棟看護師，病棟介護士の時間割りによって毎日規則的に行ってもらっており受身的になりやすい．しかし，生活期においては，主役は対象者自身であり，対象者自らが自分の考えで，主体性をもって行動しなければならない．主体性とは対象者自身が「自らの意志，自らの判断で，自ら率先して行うこと」である．片麻痺の手を動かせるようになりたい，足を動かしたいという要求から「何をしたいのか」「何ができるようになりたいのか」など，より具体的な要求に変換しながら，主体性を導き出す目標を具体的に立てていく必要がある[58〜60]．例えば，「手がもっと動くようになりたい」という身体障害にとらわれた要求に対しては，「何を行うために」手が動くようになりたいのかその目的を明確にし，その目的を遂行する手段を対象者とともに考える．また，「もっと歩けるようになりたい」という漠然とした要求に対しては，「トイレまで歩いていく」，「コンビニまで歩いていく」など，歩行という手段を使って何をするのかという目的を明確にすることで，対象者の主体性を引き出していくことが大切である．目標が具体化し，目的が明確になることで，患者のモチベーションが上がり，主体性が促される．

治療手技のTips

日常生活がリハビリテーション！

　麻痺が残存している身体でも，上手に生活を行うためには環境設定が重要となる．家屋改修を行うだけではなく，「できない．」という印象を作らないことが重要であり，自宅環境に合わせた身体の動かし方のコツを再学習することが重要である．

【文 献】

1) 岩田 誠：神経症候学を学ぶ人のために. p.109-261, 医学書院, 1994.
2) 荒木信夫：脳卒中ビジュアルテキスト 第4版. p.64-65, 医学書院, 2015.
3) Yoshida S, et al：Anticipatory postural adjustments modify the movement-related potentials of upper extremity voluntary movement. Gait Posture, 27：97-102, 2008.
4) Skilbeck CE, et al：Recovery after stroke. J Neurol Neurosurg Psychiatry, 46：5, 1983.
5) Heller A, et al：Arm function after stroke：Measurement and recovery over the first three months. J Neurol Neurosurg Psychiatry, 50：714-719, 1987.
6) DA. アンフレッド, ほか：アンフレッド 脳・神経リハビリテーション大事典. 乗松尋道訳, p.762-806, 西村書店, 2007.
7) 大谷知徹, ほか：中脳赤核と運動機能―系統発生的観点から―. 脊椎外科, 28：258-263, 2014.
8) 後藤文男, ほか：臨床のための神経機能解剖学. 中外医学社, 1992.
9) Cheney PD, et al：Effects on wrist and digit muscle activity from microstimuli applied at the sites of rubromotoneuronal cells in primate. J Neurophysiol, 66：1978-1992, 1991.
10) Kuypers HGJM：Anatomy of the descending pathways. In Brooks VB (ed)：Handbook of Physiology, Sect.1, vol.2, Motor Control. Bethesda, American Physiological Society, pp.597-666, 1981.
11) 井上 勲：運動機能回復を目的とした脳卒中リハビリテーションの脳科学を根拠とする理論とその実際. 相澤病院医学雑誌, 8：1-11, 2010.
12) Ward NS, et al：Mechanisms underlying recovery of motor function after stroke. Arch Neurol, 61：1844-1848, 2004.
13) Lance JW：Symposium synopsis. In Spasticity：disordered motor control (ed by Feldman RG, Young RR, Koella WP). Sympasia Specialists, Miami, 485-494, 1980.
14) 竹内俊明, ほか：痙縮の治療―従来療法から最近の動向まで―. Monthly Book Medical Rehabilitation, 180：1-7, 2015.
15) 正門由久：痙縮の病態生理. リハビリテーション医学, 50：505-510, 2013.
16) Li S, et al：New insights into the pathophysiology of post-stroke spasticity. Front Hum Neurosci, 9：192, 2015.
17) Kennedy PM, et al：Vestibulospinal influences on lower limb motoneurons. Can J Physiol Pharmacol, 82(8-9)：675-681, 2004.
18) Andrews AW, et al：Distribution of muscle strength impairments following stroke. Clin Rehabil, 14：79-87, 2000.
19) Noskin O, et al：Ipsilateral motor dysfunction from unilateral stroke：implications for the functional neuroanatomy of hemiparesis. J Neurol Neurosurg Psychiatry, 79：401-406, 2008.
20) Calautti C, et al：Functional neuroimaging studies of motor recovery after stroke in adults：A review. Stroke, 34：1553-1566, 2003.
21) Brunnstrom S：Motor testing procedures in hemiplegia：based on sequential recovery stages. Phys Ther, 46：357-375, 1966.
22) Brunnstrom S：Recovery Stages and Evaluation Procedures. Movement therapy in hemiplegia：Aneurophysiological approach. Harper & Row, pp34-55, 1970.
23) 上田 敏：脳卒中片麻痺のみかた. 目でみる脳卒中リハビリテーション, 第1版. p.6-15, 東京大学出版会, 1981.
24) 上田 敏, ほか：片麻痺機能テストの標準化―12段階「片麻痺回復グレード」法. 総合リハ, 5：749-766, 1977.
25) 上田 敏：片麻痺の診断と評価. 目でみる脳卒中リハビリテーション, 第1版. p.16-28, 東京大学出版会, 1981.
26) Bohannon RW, et al：Interrater reliability of a modified Ashworth scale of muscle spasticity. Phys Ther, 67：206-207.
27) Demeurisse G, et al：Motor evaluation in vascular hemiplegia. Eur Neurol, 19：382-389, 1980.
28) Fugl-Meyer AR, et al：The post-stroke hemiplegic patient. 1, a method for evaluation of physical performance. Scand J Rehabil Med, 7：13-31, 1975.
29) 永田誠一：EBOT時代の評価法25 Fugl-Meyer評価法 (FMA). OTジャーナル, 38：579-586, 2004.
30) Chino N, et al：Stroke Impairment Assessment Set (SIAS). In：Chino N, Melvin JL (eds)：Functional Evaluation of Stroke Patients, pp.19-31, Springer-Verlag Tokyo, 1996.

31) 千野直一, ほか:脳卒中の機能評価-SIASとFIM[基礎編]. p.140-141, 金原出版, 2012.
32) Brott T, et al:Measurements of acute cerebral infarction:a clinical examination scale. Stroke, 20:864-870, 1989.
33) Wolf SL, et al:Assessing Wolf motor function test as outcome measure for research in patients after stroke. Stroke, 32:1635-1639, 2001.
34) 高橋香代子, ほか:新しい上肢運動機能評価法・日本語版 Wolf Motor Function Test の信頼性と妥当性の検討. 総合リハビリテーション, 36:797-803, 2008.
35) Van der Lee JH, et al:Clinimetric properties of the motor activity log for the assessment of arm use in hemiparetic patients. Stroke, 35:1410-1414, 2004.
36) Uswatte G, et al:Reliability and validity of the upper-extremity Motor Activity Log-14 for measuring real-world arm use. Stroke, 36:2493-2496, 2005.
37) 高橋香代子, ほか:新しい上肢運動機能評価法・日本語版 Motor Activity Log の信頼性と妥当性の検討. 作業療法, 28:628-636, 2009.
38) 大場秀樹, ほか:Action Research Arm Test (ARAT) の信頼性, 妥当性, 反応性の検討. 総合リハビリテーション, 39:265-271, 2011.
39) 下堂薗 恵, ほか:脳血管障害―急性期から回復期―. リハビリテーション医学・医療コアテキスト, 久保俊一総編集, p.94-101, 医学書院, 2018.
40) 園田 茂:不動・廃用症候群. Jpn J Rehabil Med, 52:265-271, 2015.
41) 日本脳卒中学会脳卒中ガイドライン委員会編:脳卒中治療ガイドライン2015. p.270-291, 協和企画, 2015.
42) AVERT Trial Collaboration group:Efficacy and safety of very early mobilisation within 24h of stroke onset (AVERT):a randomised controlled trial. lancet, 386:46-55, 2015.
43) Bernhardt J, et al:Prespecified dose-response analysis for A Very Early Rehabilitation Trial (AVERT). Neurology, 86:2138-2145, 2016.
44) 前田真治:脳血管障害. リハビリテーション医学テキスト, 出江伸一編, p.108-109, 南江堂, 2018.
45) 川手信行, ほか:障害者の社会復帰支援 リハビリテーション科外来の立場から. Jpn J Rehabil Med, 48:379-382, 2011.
46) 川手信行, ほか:脳卒中維持期のリハビリテーションゴール. 地域リハ, 5:774-777, 2010.
47) 川手信行, 水間正澄:地域リハビリテーションの意義. 臨床リハ別冊地域リハビリテーション くらしを支える医療の実践, 水間正澄 編, p.7-14, 医歯薬出版, 2013.
48) 長谷川 幹:主体性をひきだすリハビリテーション―教科書をぬりかえた障害の人々―. 日本医事新報社, 2009.
49) 和田真一, ほか:リハ医療システムと今後 生活期リハ. 昭和学士会誌, 74:384-388, 2014.
50) 川手信行, 他:痙縮のコントロール. 総合リハ, 35:1193-1198, 2007.
51) Ward AB:A summary of spasticity management-a treatment algorithm. Euro J Neurol, 9:48-52, 2002.
52) Sharma N, et al:Recovery of motor function after stroke. Dev Psychobiol, 54:254-262, 2010.
53) 石井慎一郎 編:起立・着座動作の分析. 動作分析 臨床活用講座 バイオメカニクスに基づく臨床推論の実践, p.122-164, メジカルビュー, 2013.
54) 奈良 勲, ほか 編:脳卒中理学療法ベスト・プラクティス―科学としての理学療法実践の立場から, 文光堂, 2014.
55) 潮見泰藏 編:脳卒中に対する標準的理学療法介入―何を考え, どう進めるか?第2版, 文光堂, 2017.
56) 原 寛美, ほか:脳卒中理学療法の理論と技術. メジカルビュー, 2013.
57) 吉尾雅春:荷重連鎖と理学療法. 理学療法MOOK2脳損傷の理学療法2 回復期から維持期のリハビリテーション 第2版, 吉尾雅春 編, p.54-61, 三輪書店, 2005.
58) 長谷川 幹:主体性をひきだすリハビリテーション―教科書をぬりかえた障害の人々―. 日本医事新報社, 2009.
59) 和田真一, ほか:リハ医療システムと今後 生活期リハ. 昭和学士会誌, 74:384-388, 2014.
60) 川手信行:生活期におけるリハビリテーションのあり方. Jpn J Rehabil Med, 54:490-493, 2017.

第3章 パーキンソン病のリハビリテーション

[1] パーキンソン病の特性

Essential Point

- **LECTURE 1.** パーキンソン病の症状には運動症状と非運動症状があり,その理解は必須である.
- **LECTURE 2.** パーキンソン病とパーキンソニズムは病態生理が違うため出現する症状は同じではない.
- **LECTURE 3.** パーキンソン病の診断基準を理解する.
- **LECTURE 4.** 薬物療法は長期にわたると付随症状が発生する.

LECTURE 1. パーキンソン病の運動症状と非運動症状

パーキンソン病の症状は運動症状と非運動症状の2つに分けられる.両者の出現のタイムコース[1]を図3-1に示す.

A パーキンソン病の運動症状

4大徴候は,無動(もしくは寡動),振戦,筋強剛(もしくは固縮),姿勢保持障害(もしくは姿勢反射障害)である.

無動(もしくは寡動):狭義には運動減少を無動,運動緩慢を寡動とするが,区別は困難であり,広義に無動とすることが多い.無動は患者のADL(activities of daily living;日常生活活動),QOL(quality of life;生活の質)に大きく影響する.

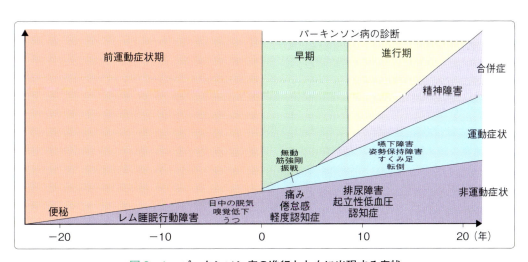

図3-1 パーキンソン病の進行とともに出現する症状
(Kalia LV, et al:Lancet, 386:896-912, 2015 より)

振戦：一般的に振戦は安静時振戦，姿勢時振戦，運動時振戦などに分類されるが，パーキンソン病では安静時振戦が多くの症例でみられ，初期症状として最も多い．

筋強剛：筋緊張異常のひとつで，関節を他動的に動かすと抵抗感を生じ，特に手首で観察しやすい（手首固化徴候）．動かしている最中にガクガクと歯車のような抵抗を生じるものを歯車様筋強剛といい，パーキンソン病でみられることが多い．一方，鉛管を曲げるような一定の抵抗を生じるものは鉛管様筋強剛といわれ，脳血管性などのパーキンソニズムで多くみられる．

姿勢保持障害：疾病の進行に従って出現し，安定した姿勢を保つのが困難となる．プルテスト（立位患者に他動的に外力を加える）で転倒しやすく，特に後方へ転倒しやすい（後方突進現象）．転倒の一因となる．

姿勢異常：体幹は前屈位となり，顎を突き出し，肘と手首を屈曲させる．首下がりや腰曲がりがみられることもある．側方への傾きは Pisa 徴候という．

すくみ現象：動作開始時や途中で運動速度が低下する減少で，特に足にみられやすく，すくみ足といって患者のADL，QOLに関わる．すくみ足は動作開始時だけでなく，方向転換時，狭路通過時，目標地点到着前などでみられやすい．すくみ足は床にあるラインをまたいだり，リズム音に合わせて動いたりすると解消されることがあり，矛盾性歩行（奇異性歩行）と呼ばれる．

姿勢障害：斜め徴候（体が左右どちらかに傾く），腰曲がり，首下がり：骨関節系の変形・拘縮を伴うものもあるが，初期は変形・拘縮を伴わず腹臥位などで修正できることが多い．これらの症状は痛みを伴うことがあり，患者のQOLを大きく低下させる．初期ならば鏡などで姿勢異常を自覚してもらい，自分で修正してもらう．

B パーキンソン病の非運動症状

パーキンソン病の運動症状が顕在化する以前から多彩な非運動症状（表3-1，図3-1）が出現していることが明らかとなっている．その中でもパーキンソン病の非運動症状として高いエビデンスをもつものは，嗅覚障害，レム睡眠行動障害，便秘，気分障害（うつ，不安）である．

▶**1．睡眠障害**

日中過眠：罹病期間の長い患者，男性，自律神経障害や認知機能障害のある患者に多い．治療薬による誘因もある．

突発的睡眠：突発的に眠り込む．日中過眠と同様の因子が関与する．

レム睡眠行動障害：レム期の筋緊張低下機構の障害で，夢の内容に一致した異常行動が出現する．

下肢静止不能症候群（むずむず脚症候群）：夜間，入眠時に下肢の不快感，耐えがたい運動欲求を呈する病態．

▶**2．精神・認知・行動障害**

気分障害：うつの頻度は約4割とされ，パーキンソン病の発症前からでもみられる．パーキンソン病では，うつのみならず，アパシー（無感情，意欲の低下），アンヘドニア（快感の消失，喜びが得られるような事柄への興味の減退）や不安なども含め，非常に幅広い病態が「気分障害」と称されている．

幻覚・妄想：頻度は，約3～6割とされ，

> **PT OT ST へのアドバイス**
> **統一パーキンソン病スケール（MDS-UPDRS）**
> この評価を行うためには，症状の理解が必須である（表3-5）．

表3-1 パーキンソン病の非運動症状

精神・認知・行動障害		自律神経障害	
気分障害	うつ 不安 アパシー（無感情） アンヘドニア（快楽の消失）	心血管系障害	起立性低血圧 食事性低血圧
幻覚・妄想	幻覚 ・幻視　・幻聴　・体感幻覚 妄想・せん妄	排尿障害	頻尿 尿意切迫 切迫性尿失禁
行動障害	衝動制御障害 ・病的賭博　・性欲亢進 ・買いあさり　・むちゃ食い ・常同反復動作 ドパミン調節障害	消化管運動障害	便秘 流涎 嚥下障害
		性機能障害	勃起障害
		発汗障害	発汗過多 発汗低下 脂漏
認知機能障害	遂行機能障害 注意障害 視空間認知障害 記憶障害		

感覚障害	
嗅覚障害	
痛み	筋骨格性疼痛 末梢神経 – 根性疼痛 ジストニア関連痛 中枢性疼痛 アカシジアに関連した不快感
視覚異常	

睡眠障害	
覚醒障害	日中過眠 突発的睡眠
夜間の睡眠障害	夜間不眠 レム睡眠行動障害 下肢静止不能症候群 （むずむず脚症候群） 周期性四肢運動障害 睡眠時無呼吸症候群

その他	
体重変化	体重減少 体重増加
疲労	

「誰かが通ったような気がした」、「床の上のほこりが動いて虫のように見えた」など、軽度の症状から始まり、徐々に、明瞭な幻視、さらに妄想へと進行する.

行動障害：男性では病的賭博や性欲亢進、女性では買いあさり、むちゃ食いとなって出現することが多い．常同反復動作（衣類や家具の整理、掃除など、熱中するが完結しにくい無目的な動作のくり返し）や、ドパミン調節障害（多幸感獲得、オフ回避のためなど必要以上のL-ドパの乱用・依存）も知られている.

認知機能障害：病初期から遂行機能障害、

PT OT ST へのアドバイス

非運動症状

患者のQOLに大きく関わるので、十分理解する.

日中の眠気

夜間の睡眠障害のために生じることもある．リラクゼーション、日中の適度な運動を指導する.

注意障害，視空間認知障害などを呈する．その後，記憶障害が出現し ADL に支障をきたすと，認知症を伴うパーキンソン病を呈する．

▶3．自律神経障害

起立性低血圧：高齢者，長期パーキンソン病罹患者，重症例で頻度が高くなる．

排尿障害：蓄尿障害と排出障害に大別されるが，蓄尿障害が主体で，頻尿，尿意切迫，切迫性尿失禁など，過活動膀胱の臨床症状を呈する．

消化管運動障害：最も頻度が高いのは便秘で，運動症状発症前から出現していることも多い．

性機能障害：男性の勃起障害など，顕在化しにくい症状である．

発汗障害：発汗過多，発汗低下の両者がみられる．発汗発作は，進行期患者のオフ時，ジスキネジアが出現しているオン時に出現することが多い．

流涎：進行に伴い流涎（よだれ）の頻度が上昇する．唾液の嚥下回数の減少，姿勢異常（前傾姿勢や側弯），無動の増悪に伴う開口などが関与している．

▶4．感覚障害

嗅覚障害：約 7〜8 割に嗅覚障害がみられる．パーキンソン病の診断以前にほぼ完成しており，運動症状が顕在化する前に出現する重要な非運動症状である．多くの患者は嗅覚低下を自覚していない．嗅覚喪失または低下の存在は，後ほど解説するパーキンソン病のMDS 診断基準（2015）でも支持的基準のひとつとして取り上げられている．

痛み：約 6〜7 割でみられ，その病因は多彩かつ複数の要因が関与している．多くの症例で L-ドパ治療に伴う運動症状の変動に並行して出現する．痛みは患者の QOL を低下させる．

▶5．その他

体重減少：体重減少は患者からの訴えがあることも多く，その頻度は約 5〜6 割とされる．

疲労：約 4〜6 割とされているが，発症機序はほとんど明らかにされていない．

Lecture 2. パーキンソン病とパーキンソニズム

パーキンソン病は中脳黒質・線条体系におけるドパミン代謝障害により生じる疾患であるが，脳炎後や血管障害でもパーキンソン病と類似の症状をきたすことがあり，これらをパーキンソニズムと呼ぶ．パーキンソニズムにはさまざまな原因がある（表 3-2）．薬物療法はパーキンソン病に準じて行われることが多いが，効果はパーキンソン病より劣る．

以下，代表的なパーキンソニズムについて説明する．

A 脳血管性パーキンソニズム

基底核に脳梗塞，特にラクナ梗塞で発症する．その特徴としては，
1）振戦は少ない．
2）症状は上肢よりも下肢のほうが強い．
3）歩行は比較的足幅が広いすり足である．
4）病初期から体幹のバランスが悪い．

PT OT ST へのアドバイス

パーキンソニズム

原因疾患により症状が異なるため，それぞれに合わせたリハビリテーションを行う．

表3-2 代表的なパーキンソニズム

特発性 パーキンソニズム	パーキンソン病
	若年性パーキンソニズム
症候性 パーキンソニズム	脳血管性パーキンソニズム
	薬剤性パーキンソニズム
	中毒性パーキンソニズム
	脳炎後パーキンソニズム
	正常圧水頭症
	頭部外傷
	脳腫瘍
	など
変性疾患による パーキンソニズム	進行性核上性麻痺
	多系統萎縮症
	オリーブ橋小脳萎縮症
	シャイ・ドレーガー症候群
	線条体黒質変性症
	レビー小体型認知症
	など

B 薬剤性パーキンソニズム

薬剤性パーキンソニズムの特徴は，
1) 無動(もしくは寡動)が主で，振戦は少ない．
2) 左右差が少ない．
3) 60％の患者は原因薬剤開始1ヵ月以内に発症し，90％の患者は3ヵ月以内に発症する．

C 進行性核上性麻痺

パーキンソン病の症状に加え，その他特徴的な症状は，
1) 眼球運動制限(特に上下)がみられる．
2) 頚部の後屈がみられる．
3) 発症初期から転倒がみられる．
4) すくみ足が目立つ．
5) 嚥下障害，構音障害が目立つ．

D 多系統萎縮症

多系統萎縮症にはオリーブ橋小脳萎縮症，シャイ・ドレーガー症候群，線条体黒質変性症があるが，共通した特徴は，
1) 小脳性失調障害がパーキンソン病に比べて著明．
2) 自律神経障害がパーキンソン病に比べて著明．
3) 睡眠時無呼吸がみられやすい．
4) 嚥下障害，構音障害が目立つ．

E レビー小体型認知症

認知症を伴うパーキンソン病とは違う位置付けとしている．
1) 幻視などがみられやすく，日内変動が目立つ．
2) パーキンソン病に比べ転倒が多い．
3) 抗精神病薬などの薬剤に対する過剰反応がみられやすい．
4) パーキンソン病に比べ，レム睡眠行動障害がみられやすい．

> **リハ科医の視点**
> **薬剤性パーキンソニズム**
>
> 抗精神病薬や抗うつ薬だけでなく，循環器系薬，消化器系薬，抗認知症薬などもある．

Lecture 3. パーキンソン病の診断基準

　パーキンソン病を確実に診断できる検査法は現時点では確立されておらず，臨床症状に基づいて行われる．現在は MDS（international Parkinson and movement disorder society）診断基準（2015）が用いられることが多く，「臨床的に確実なパーキンソン病」と「臨床的にほぼ確実なパーキンソン病」の2つのレベルに分けている．運動緩慢がみられることが必須であり，加えて静止時振戦か筋強剛のどちらかひとつまたは両方がみられるものと定義している．姿勢保持障害の早期出現はむしろ他疾患を示唆することを配慮し，これまでの基準とは異なり姿勢保持障害は定義から除外された．また，画像診断はその進歩もあり，診断基準の一部に含まれる．MRI はパーキンソン病以外のパーキンソニズムの鑑別に有用である．MIBG（3-iodobenzylguanidine）心筋シンチグラフィの集積低下は心臓交感神経の脱落の程度と相関し，MDS 診断基準の指示的基準となっている．また，DAT（ドパミントランスポーター）シンチグラフィ（臨床現場ではダットスキャンと言うことが多い）は，パーキンソン病と，本態性振戦や黒質線条体の変性を伴わないパーキンソン症候群との鑑別に有用で，DAT シンチグラフィでの集積低下がないことは，MDS 診断基準の絶対的除外基準のひとつとなっている．

リハ科医の 視点　パーキンソン病診療ガイドライン2018[2]（2018年5月改訂）

- 治療のみならず，診断基準や病因，遺伝子，画像所見など幅広く解説し，「治療ガイドライン2011」から「診療ガイドライン2018」に名称変更した．
- 「診療ガイドライン2018」では運動緩慢がみられることを必須とし，加えて安静時振戦か筋強剛のどちらか，あるいは両方がみられるものをパーキンソニズムとした．姿勢保持障害は定義から外した．
- MIBG 心筋シンチグラフィ，DAT シンチグラフィなどの画像検査や，嗅覚検査などの補助診断が盛り込まれた．
- 薬物療法において，「治療ガイドライン2011」では，運動合併症のリスクが高くない場合はドパミンアゴニストの使用を推奨していたが，「診療ガイドライン2018」ではL-ドパを早期から開始することを推奨し，運動合併症のリスクが高い場合はドパミンアゴニストあるいは MAO-B 阻害薬を選択薬とした．
- 「診療ガイドライン2018」では新しく公的制度，費用対効果についても解説している．

LECTURE 4. パーキンソン病の薬物療法・手術療法と，長期薬物療法による付随症状

A 薬物療法

薬物療法はパーキンソン病治療の中心であり，その特性を理解することは，リハビリテーションを行ううえで重要である．主な治療薬の特徴を概説する（表3-3）．

B 手術療法

▶1．破壊術

視床腹中間核破壊術，淡蒼球内節破壊術，視床下核破壊術

▶2．脳深部刺激療法

視床腹中間核刺激療法，淡蒼球内節刺激療法，視床下核刺激療法

C 長期薬物療法による付随症状

▶1．L-ドパの長期服用

ウェアリング・オフ，オン／オフ，no on，delayed on などがみられる．オフ時の運動症状は，振戦以外は悪化する．

ウェアリング・オフ現象：症状がL-ドパの服用前後で変わってしまうもので，薬の血中濃度が高まるとオン状態になり，低くなるとオフ状態になる．薬の血中濃度の変動が影響しており，病初期では服薬が少ないうえに有効血中濃度の範囲は広く，その範囲を上回ったり下回ったりしない（ハネムーン期）．一方，L-ドパを長期にわたって服用している進行期では，服薬量が多いうえに有効血中濃度の範囲が狭くなっていくため，わずかな血中濃度の変動でも容易に有効血中濃度を上回ったり下回ったりする（図3-2）．

オン／オフ現象：L-ドパ服用とは無関係にオン症状，オフ症状がみられる．

no on 現象：L-ドパを服用しても効果がみられない．

delayed on 現象：L-ドパを服用してからの効果発現に時間がかかる．

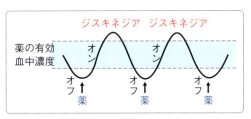

図3-2　薬の血中濃度の変化とそれに伴って出現するジスキネジアとオフの関係

リハ科医の視点

セラピストは薬剤効果を判定できる重要な一員

薬剤変更前後で症状が大きく変化する可能性があり，セラピストはその効果・有害事象などを信頼性を持って評価できる．薬剤の変更情報を訓練時に入手してリハビリテーションを行う．必要ならば主治医に情報提供することは重要なことである．

オンとオフが生じる時間帯を把握する

オン時間とオフ時間の情報は，患者のADL，リハビリテーション，薬剤調整にとって重要な情報になる．

表3-3　パーキンソン病の治療薬

主な治療薬	薬剤名	主な商品名	特徴
レボドパ製剤	L-ドパ/カルビドパ配合剤	ネオドパストン®, メネシット®	L-ドパとカルビドパ配合により血液脳関門を通過するドパミン補充薬. 治療薬の第1選択薬となる
	L-ドパ/ベンセラジド配合剤	マドパー®, ネオドパゾール®, イーシー・ドパール®	L-ドパとベンセラジド配合により血液脳関門を通過するドパミン補充薬. 治療薬の第1選択薬となる
	L-ドパ/カルビドパ配合剤/エンタカポン	スタレボ®	エンタカポンとの合剤で, 効果の時間が延長する. オフ時間の短縮をみる. L-ドパの錠剤数減量につながることもある
	空腸投与用L-ドパ/カルビドパ配合剤	デュオドーパ®	L-ドパの持続投与により, 濃度変動がないL-ドパを提供する
ドパミンアゴニスト	ブロモクリプチン	パーロデル®	ドパミン受容体を刺激しドパミン作用を示す. 治療の第1選択薬にもなる
	ペルゴリド	ペルマックス®	
	タリペキソール	ドミン®	
	カベルゴリン	カバサール®	
	プラミペキソール	ビ・シフロール® ミラペックスLA®（徐放制剤）	ドパミン受容体を刺激しドパミン作用を示す. 治療の第1選択薬にもなる. 心臓弁膜症の危険因子になりにくい
	ロピニロール	レキップ® レキップ®CR（徐放制剤）	
	ロチゴチン	ニュープロ®パッチ	ドパミン受容体を刺激しドパミン作用をみる. 治療の第1選択薬にもなる. 貼付製剤で食事の影響を受けにくく, 24時間の安定した効果を示す
	アポモルヒネ	アポカイン®	皮下注射薬. オフ症状が強いときレスキュー的にオフを軽減する
MAO-B阻害薬	セレギリン	エフピー®	オフ症状の改善作用がある 治療の第1選択薬にもなる
	ラサギリン	アジレクト®	
COMT阻害薬	エンタカポン	コムタン®	効果持続時間の延長作用があり, オフ症状の改善をみる
ドパミン放出促進薬	アマンタジン	シンメトレル®	ドパミン放出を促進する. 進行期でジスキネジアの改善をみる
抗コリン薬	トリヘキシフェニジル	アーテン®	ドパミンとのバランスをとる. 振戦改善をみる
	ビペリデン	アキネトン®	
ノルアドレナリン補充薬	ドロキシドパ	ドプス®	起立性低血圧, すくみ足の改善をみる
レボドパ賦活薬	ゾニサミド	トレリーフ®	ドパミン系, 非ドパミン系の作用をもち, オフ症状の改善をみる. 振戦改善作用. レビー小体型認知症の運動症状に適応をもつ
アデノシンA_{2A}受容体拮抗薬	イストラデフィリン	ノウリアスト®	新規作用機序の非ドパミン系作用薬. オフ症状の改善をみる

▶2．ジスキネジア

長期 L-ドパ服用患者において，L-ドパの血中濃度が高まったときにみられる舞踏運動で，顔面，舌，頸部，四肢，体幹に現れる．粗大に上下肢を動かすバリスム様であったり，ジストニア様の異常姿勢が目立ったりすることもある．粗大で長時間続くジスキネジアは見た目の問題も含めて，心身疲労することがある．

▶3．ジストニア

骨格筋の持続の長い収縮で生じる症候である．パーキンソン病では四肢ジストニアが多い．関節を伸展させたまま（突っ張るような姿勢）だったり，屈曲させたままだったりするが，骨格筋の持続収縮のため痛みを伴うことも多い．オン時間のジストニアとオフ時間のジストニアがあるが，パーキンソン病でしばしばみられるのはオフ時間のジストニアである．L-ドパ作用が低下しているときにみられやすい．特に血中濃度が低くなる早朝に生じることがあり，早朝ジストニアという．

PT OT ST へのアドバイス

**睡眠時間帯の ADL を配慮した
リハビリテーション訓練を取り入れる**

夜間にオフ状態となって，その時間帯に困っているパーキンソン病患者は少なくない．入眠から起床までの時間帯に対するリハビリテーションを考慮する．

リハ科医の視点

薬物療法が不十分なことがある

なかなかリハビリテーションの効果が出ないと決めつけない．薬物療法が不十分なことがある．逆に薬物療法の過剰でジスキネジアなどの症状が出ることもあるので，自己判断せず主治医とコミュニケーションを普段から取れるようにする．

---

[2] パーキンソン病の評価法

Essential Point

Lecture 1. リハビリテーション介入前に必ず事前評価をする．

Lecture 2. 訓練開始直前の患者の状況を把握してからその日の訓練に臨む．

Lecture 3. 運動機能・運動症状，非運動症状を評価する．

Lecture 1. リハビリテーション介入前の評価

Hoehn-Yahr (HY) の重症度分類：パーキンソン病の重症度分類として最も使用されており，ステージ1〜5（数字が大きいほど重度）の5段階評価である．近年は modified HY の重症度分類を用いることが増え，ステージ1.5度，ステージ2.5度が追加されている（表3-4）．

MDS-UPDRS (MDS-unified Parkinson's disease rating scale)：統一パーキンソン病スケールでエビデンスが高い．Part I（非運動症状），Part II（日常生活での運動症状），Part III（運動能力），Part IV（運動合併症）よりなり，総合評価ができるため，治療の判定などで用いられる．表3-5にその概略を示す．

表3-4 修正 Hoehn-Yahr の重症度分類の概略

HY	評価
0	正常
1	一側の障害のみ．機能障害は軽微またはなし
1.5	一側の障害に体幹障害が加わる
2	両側の障害だが，体の姿勢保持障害はない
2.5	両側の障害に自分で立ち直れる程度の突進現象が加わる
3	姿勢保持障害がみられる．立ち上がるときや歩行時に向きを変えるときにバランスを崩しやすい．身体的にはほとんど独立した生活を遂行できる
4	機能障害が高度．かろうじて介助なしで起立および歩行できるが，日常生活は高度に障害
5	介助がない限り寝たきり，または車椅子生活

表3-5 MDS-UPDRS の概要

Part I	Part II	Part III	Part IV
認知障害	会話	言語	ジスキネジアの出現時間
幻覚と精神症状	唾液とよだれ	顔の表情	ジスキネジアによる影響
抑うつ	咀嚼と嚥下	筋強剛	オフ状態で過ごす時間
不安感	摂食動作	指タッピング	症状変動の影響
アパシー	着替え	手の運動	運動症状変動の影響
ドパミン調節異常症	身のまわりの清潔	手の回内回外運動	オフで痛みを伴うジストニア
睡眠	書字	つま先タッピング	
日中の眠気	趣味・娯楽	下肢の敏捷性	
疼痛	寝返り	椅子からの立ち上がり	
排尿の問題	振戦	歩行	
便秘	立ち上がり	歩行のすくみ	
立ちくらみ	歩行とバランス	姿勢の安定性	
疲労	すくみ	姿勢	
	薬物療法の有無	身体動作緩慢	
	オン／オフ	振戦	
		ジスキネジア	
		HY 重症度	

表 3-6 パーキンソン病リハビリテーションにかかわる評価項目

事前情報	
基本情報	合併症, 既往歴, 内服状況, 社会的背景
重症度分類	Hoehn-Yahrの重症度分類
統一パーキンソン病スケール	MDS-UPDRS (MDS-unified Parkinson's disease rating scale)
リハビリテーション訓練開始直前の情報	
バイタルサイン	血圧(含む起立性低血圧, 食事性低血圧), サチュレーション, 脈拍, 呼吸, 体温, 嚥下の状態, 呼吸状況(痰や咳など)
コンディション	疲労度, 食欲, 前日の睡眠状況
薬剤関連情報	処方の変更, ウェアリングオフ, オン/オフなどの程度や発生時間
痛み	腰痛, 関節, ジストニア関連痛など
運動機能・運動症状の評価	
統一パーキンソン病スケール	MDS-UPDRS Part Ⅲ
すくみ現象	すくみ足質問紙 (FOGQ; freezing of gait questionnaire)
関節可動域	関節可動域検査
筋力	徒手筋力検査, ハンドヘルドダイナモメーター
全身持久力・活動性	6分間歩行, 2分間歩行
バランス能力	TUG (timed up go test), BBS (Berg balance scale), FRT (functional reach test)
呼吸機能	胸郭拡張差, スパイロメトリー
嚥下機能	反復唾液嚥下テスト, 改訂水飲みテスト, VF (video fluoroscopy), VE (video endoscopy)
ADL, 起居移動動作	MDS-UPDRS Part Ⅱ, Barthel index, FIM (functional independence measure), 10m歩行
二重課題	SWWT (stops walking when talking)
非運動症状の評価	
統一パーキンソン病スケール	MDS-UPDRS Part Ⅰ
認知機能	MMSE (mini mental state examination)
QOL	PDQ-39 (Parkinson's disease questionnaire)
自律神経障害	起立性低血圧

Lecture 2. リハビリテーション訓練開始直前の情報

リハビリテーション施行の可否にかかわるので必ず確認する(表3-6).

Lecture 3. 運動機能・運動症状, 非運動症状を評価

表3-6に示す評価法をもとに患者に適したものを選定して評価する.

[3] パーキンソン病に対するリハビリテーション診療の考え方

Essential Point

LECTURE 1. 重症度や障害の種類・程度を評価し，今後予想される ADL, QOL の低下予防も考慮に入れたリハビリテーションを行う．

LECTURE 2. リハビリテーション貢献度が高い症状およびパーキンソン病特有の介入方法を理解する．

LECTURE 3. 加齢，廃用による症状も念頭に置いたリハビリテーションも行う．

LECTURE 4. 自主訓練の重要性を伝え，継続できる工夫をする．

LECTURE 1. ADLの維持および障害予防によるQOLの維持・向上

パーキンソン病は治癒することはなく慢性に進行していく病気で，症状は確実に悪化する．そのため患者の不安は大きく，QOL の高い生活が送れるように心身ともに支援する．パーキンソン病のリハビリテーションの本質は障害予防による，より良い QOL の提供である．進行とともに患者の QOL を損なわせるのは運動症状だけでなく，非運動症状もあることを忘れてはいけない．

LECTURE 2. パーキンソン病のリハビリテーション

A リハビリテーションが有効的な症状

パーキンソン病のリハビリテーションの基本は，大きい動作，柔軟性，バランス，リズミカルであり，近年行われている LSVT®（Lee Silverman voice treatment）BIG の基本概念である．

姿勢異常，姿勢保持障害，すくみ現象，加速現象，拘縮，関節可動域（range of motion：ROM）制限，呼吸障害，嚥下障害，そして加齢による運動障害に対するリハビリテーションアプローチは，薬物療法よりすぐれた効果を得やすい．さらにそれ以外の症状も配慮した，複合的運動を骨格としたリハビリテーションはエビデンスレベルが高い．

なお，リラクゼーションを適宜行う．パーキンソン病患者は筋緊張が強く，筋緊張を弱めることは重要である．自主訓練としても使えるように指導する．また，パーキンソン病患者の精神症状には病気そのものによるものがあるが，病気に対する不安やストレスからくるものもあり，QOL が悪化する．リラクゼーションは運動症状だけでなく，非運動症状に対する効果も期待できる．

B パーキンソン病特有のリハビリテーション

パーキンソン病の ADL や運動療法施行に有効な補助支援方法として外的 cue がある．すくみ足に対する外的 cue は有用で，床に線を引いて歩くなどの視覚的 cue の有効性は有名である（矛盾性運動）．このような視覚的な cue 以外にも聴覚的 cue（音楽やメトロノーム）や触覚による cue（殿部や足を軽く叩く），認知的な cue（自分の周囲の安全を確認してから，行きたい場所を見てから歩く）などがある．リズム刺激としては聴覚によるものが歩行に有用[3]と報告されており，音楽療法によるホームエクササイズの有効性[4]などがある．音楽療法によるホームエクササイズなどの聴覚によるリズム刺激も有効である．

また，トレッドミル歩行訓練[5]や，自転車エルゴメーターを用いた訓練[6]の有効性が報告されており，エビデンスも高い．マシンが使える環境なら使用したい．

> **PT OT ST へのアドバイス**
> **リハビリテーションはオンの時間帯に行う**
>
> 症状の評価はオン状態とオフ状態の両方を評価する．リハビリテーションはオンの時間帯に行うことが望ましい．ウェアリング・オフ現象のオンの時間とオフの時間帯はある程度予想できる．

> **リハ科医の視点**
> **すくみ足の原因**
>
> 薬剤調整が不十分のケースもあるので，すくみ足以外の症状にも注目する．

LECTURE 3. 加齢，廃用を考えたリハビリテーション

フレイルや廃用に対する介入：フレイルは剛健（健康）状態と介護状態の中間に位置する心身の状態である[7]．一度介護状態になってしまうと，フレイルの状態に戻るのは難しい．しかし，フレイルの段階なら悪化の予防ができるため，早期からのリハビリテーション介入が重要で，薬物療法との組み合わせが必要になる．フレイルには身体的フレイル（サルコペニア，骨関節系障害，低栄養・口腔機能低下），精神的フレイル（意欲低下，判断力低下，認知機能低下，うつ），社会的フレイル（閉じこもり，独居，老老介護）がある．パーキンソン病は進行性の病気であり，高齢者の場合，フレイル，廃用の要素を加味したリハビリテーションも必須である．

LECTURE 4. 自主訓練とその継続

リハビリテーションは進行してからセラピストの介入が始まったのでは遅く，初期の段階から介入，教育を開始しておくことが重要である．初期の段階は自主訓練が主となる．運動指導や生活指導を行ったところ，ケアのみの患者と比較して有意に訓練時間の増加とともに，オフの改善，QOL の改善を示し，さらに L-ドパの増量はなかったという報告もある[8]．つまり，早期からのリハビリテーションは，薬物療法や手術療法に加えて行う

ことで，症状のさらなる改善，ADL 維持，および長期薬物療法による付随症状発症の予防につながる．

パーキンソン病の診断がされたばかりの時期は，パーキンソン病に対する病態の患者の理解が必要であり，さらにパーキンソン病および加齢によって運動能力が低下しやすいことを十分説明し，早期からのリハビリテーション開始と継続の重要性を指導する．通常生活では ADL が低下しないよう身体能力および ROM の維持あるいは改善や転倒への過度の不安を予防するなどの教育や助言を行う．患者本人だけでなく，配偶者や介護者を含めて病気への正しい取り組み方の情報を提供することが，精神的サポートの意味からも重要である．患者のリハビリテーションに対する期待は高く，自主訓練ができるようにして，モチベーションが上がるように接することが大切である．

PT OT ST へのアドバイス

自主訓練を促す

自主訓練の重要性を説明し，その患者に合わせた自主訓練の具体的な方法を指導する．継続して行うための工夫として，施行状況を日誌に書いてもらうのもよい．

[4] パーキンソニズムに対するリハビリテーション治療の手技

Essential Point

Lecture 1. 重症度に応じてリハビリテーションプランを立てる．

Lecture 2. リハビリテーションの基本手技を理解する．

Lecture 1. HY の重症度分類を用いてのリハビリテーションプラン

パーキンソン病のリハビリテーションアプローチの基本的な考え方は，Hoehn-Yahr (HY) の重症度分類に応じておおよそ決められる．評価により必要な情報を集めて優先順位をつけてリハビリテーションを行う．軽度のうちは自主訓練が主であり，進行するにしたがって自主訓練とセラピストによる専門的な介入，さらに進行したら介護者への教育・指導が必要になってくる（表3-7）[9]．また，リハビリテーションプランはパーキンソン病患者の病状に応じて，適切なものを組み合わせる．

表 3-7 重症度に応じたリハビリテーションの目安

HY 1〜2.5	HY 2〜4	HY 5
治療目標	追加治療目標	追加治療目標
・活動性低下予防 ・転倒恐怖予防 ・身体能力の維持・改善	・転倒予防 ・能力低下予防 　移乗 　姿勢 　リーチと把持 　バランス 　歩行	・生命維持 ・褥瘡予防 ・関節拘縮予防
介入	追加介入	追加介入
・活動的なライフスタイル ・活動性低下・身体能力低下予防のための情報提供 ・活動的な運動によるバランス，筋力，関節可動域と有酸素容量の改善 ・配偶者，介護者への指導	・自宅での活動的かつ機能的運動 ・一般的なもの ・パーキンソン病特有なもの 　認知運動 　cue ・複数課題を減らすための情報提供	・ベッド・車椅子での姿勢調整 ・活動的運動の援助 ・褥瘡と関節拘縮予防のための情報提供

Lecture 2. リハビリテーションの基本手技

A パーキンソン病リハビリテーションの基本

▶1. 全身のリラクゼーション
全身の筋肉に随意的に力を入れ，体を緊張状態にしてから急に力を抜いて弛緩させる．これを数回くり返す．訓練の前後で行う．

▶2. 頸部・体幹部・四肢の ROM 訓練およびストレッチング
ROM 訓練を自動的および他動的に行う（図 3-3）．頸部体幹は特に伸展，回旋を意識して行う．四肢は特に伸展を意識して行う．ストレッチは1つの筋に対して反動をつけずにゆっくりと行う．自主訓練として太極拳などを指導するのもよい．また，能力に応じて棒体操を立位（図 3-4），座位（図 3-5）で行う．

▶3. 姿勢矯正訓練（図 3-6）
壁を利用しての立位で，床を利用しての腹臥位保持で上背部の伸展運動を行う．姿勢制御を目的に鏡を利用した姿勢フィードバックも有用である．

▶4. バランス訓練（図 3-7）
パーキンソン病は随意的な重心移動や動的なバランス能力が低下し，やがて姿勢保持障害などの転倒リスクが高まりやすいので積極的に訓練をする．具体的には四つ這いバランス，片膝立ちバランス，台への片足挙げ，リーチ動作，立ち上がり動作を行う．

▶5. cue を用いた歩行訓練
視覚的 cue として，床にビニールテープを貼ってすくみ足を軽減させるだけでなく，歩行訓練としても用いる（図 3-8 a）．一方，負荷をかける cue として狭いところを歩く訓練をするのも良い（図 3-8 b）．

聴覚的 cue としてリズミカルな音楽を流して行う．訓練室などでの短時間訓練の場合は，メトロノームなどを利用する．いずれも目標の歩行より早いリズムにする．

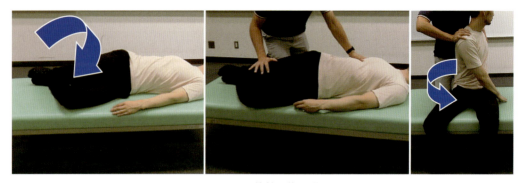

図3-3　体幹回旋運動

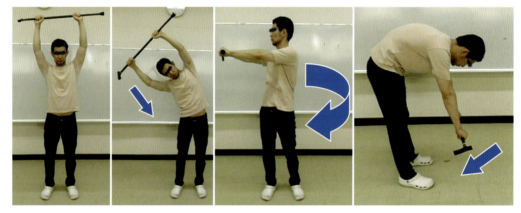

図3-4　体幹回旋運動（棒体操：立位）

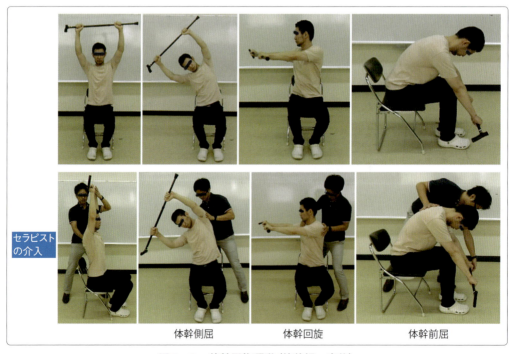

図3-5　体幹回旋運動（棒体操：座位）

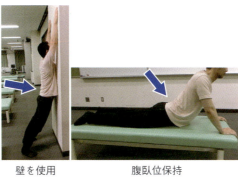

図3-6　姿勢矯正訓練

　　　　壁を使用　　　　　腹臥位保持

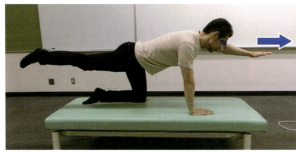

a：四つ這い上肢挙上

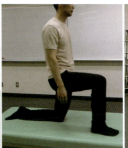

b：片膝立ち

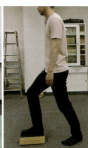

c：台への片足挙げ

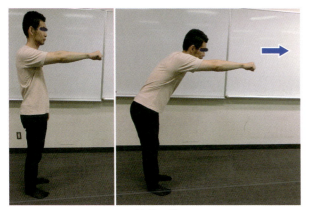

d：リーチ

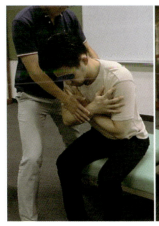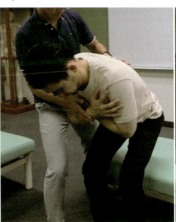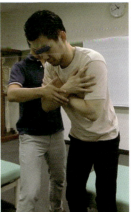

e：立ち上がり動作

図3-7　バランス訓練

▶6. 反復運動を促進する自転車，トレッドミルを使用する訓練（図3-9）

修正Borgスケール[10]（表3-8）で4程度での有酸素運動の運動強度がよい．ただし，合併症の状況によって加減する．

▶7. 筋力増強訓練（図3-10）

下肢を中心に行う．スクワット動作，股関節伸展筋増強訓練を行う．

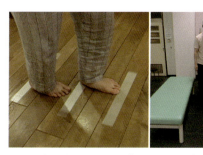

a：床にビニールテープを貼った視覚的cue　　b：狭小通過歩行

図3-8　歩行訓練

表3-8　修正Borgスケール

0	自覚症状なし	5	強い
0.5	自覚しない程度	6	―
1	非常に弱い	7	かなり強い
2	弱い	8	―
3	普通	9	―
4	やや強い	10	非常に強い

（自覚的運動強度）

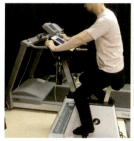

a：自転車エルゴメーター　　b：トレッドミル

図3-9　マシンを利用した運動

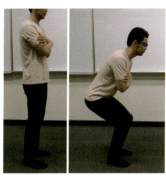

a：スクワット

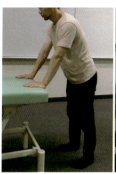

b：つかまってのスクワット

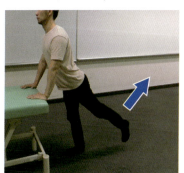

c：股関節伸展筋筋力増強．能力に応じて重錘を用いる

図3-10　筋力増強訓練

Pickup

[早期パーキンソン病の治療アルゴリズム]

　日本神経学会から発行されたパーキンソン病治療ガイドライン2011の治療アルゴリズムでは，診断後，日常生活に支障あり，なしで分け，日常生活に支障がなければ，定期的診察，教育リハビリテーションを行うとされていた．パーキンソン病診断ガイドライン2018では，診断後，患者の症状および治療の希望があり，なしで分け，希望がない場合いは，定期的診察，教育，リハビリテーションを行うとされた．

Pickup

[オフ症状に効果を期待できる新規治療薬]

　パーキンソン病の治療薬の進歩は著しい．L-ドパが治療の中心であるが，血中濃度の変動が問題となっている．現在胃瘻からL-ドパ（デュオドーパ®）の持続投与が現実化した．また，血中濃度の変動がなくなるような工夫もされ，第1あるいは第2選択薬として使用されるドパミン受容体作動薬塗布製剤（ニュープロ®パッチ）が使われている．そして，新ガイドラインで第1あるいは第2選択薬に位置づけられたMAO-B阻害薬（エフピー®，アジレクト®）はオフ症状の改善が示されている．オフ症状の改善を示すものとして，新規作用薬のイストラデフィリン（ノウリアスト®）や，オフ症状の改善とレビー小体型認知症の運動障害に対して適応をもつゾニサミド（トレリーフ®）がある．

【文　献】

1) Kalia LV, et al：Parkinson's disease. Lancet, 386：896-912, 2015.
2) 日本排尿機能学会：パーキンソン病における下部尿路機能障害診断ガイドライン．中外医学社，2017.
3) 日本神経学会：パーキンソン病診療ガイドライン2018．医学書院，2018.
4) Lim I, et al：Effects of external rhythmical cueing on gait in patients with Parkinson's disease：a systematic review. Clin Rehabil, 19：695-713, 2005.
5) Nieuwboer A, et al：Cueing training in the home improves gait-related mobility in Parkinson's disease：the RESCUE trial. J Neurol Neurosurg Psychiatry, 78：134-140, 2007.
6) Shulman LM, et al：Randomized clinical trial of 3 types of physical exercise for patients with Parkinson disease. JAMA Neurol, 70：183-190, 2013.
7) Chang HC, et al：An 8-Week Low-Intensity Progressive Cycling Training Improves Motor Functions in Patients with Early-Stage Parkinson's Disease. J Clin Neurol, 14：225-233, 2018.
8) 原田　敦：ロコモティブシンドロームにおけるサルコペニアの位置付け．日本老年医学会HP．(https://www.jpn-geriat-soc.or.jp/press_seminar/report/seminar_02_04.html)
9) Montgomery EB Jr, et al：Patient education and health promotion can be effective in Parkinson's disease：a randomized controlled trial. PROPATH Advisory Board. Am J Med, 97：429-435, 1994.
10) Keus SH, et al：Evidence-based analysis of physical therapy in Parkinson's disease with recommendations for practice and research. Mov Disord, 22：451-460, 2007.
11) Borg GA：Psychophysical bases of perceived exertion. Med Sci Sports Exerc, 14：377-381, 1982.

第4章 運動失調のリハビリテーション

[1] 運動失調の特性

Essential Point

LECTURE 1. 運動失調は協調運動障害と平衡障害に大別される．

LECTURE 2. 小脳性運動失調は随意運動の運動制御の障害が原因である．

LECTURE 3. 感覚障害性運動失調は深部感覚のフィードバック機能の障害が原因である．

LECTURE 4. 前庭機能障害性運動失調は平衡機能の障害が原因である．

LECTURE 1. 運動失調の概説・原因

　運動失調（ataxia）は麻痺や筋力低下，不随意運動（involuntary movement）などによらず，随意運動（voluntary movement）の円滑さと正確さが障害され，時間的・空間的な秩序が失われた状態である．運動失調は協調運動障害と平衡障害に大別される．協調運動障害とは四肢の円滑な運動の障害，動作の拙劣さであり，① 測定障害（dysmetria）・運動時振戦（図4-1a），② 運動分解（decomposition of movement）（図4-1b），③ 変換運動障害（dysdiadochokinesis）（図4-1c）が含まれる．平衡障害とは立位や歩行時などに姿勢を保つことができず，前後左右にバランスを崩す状態である．このため患者は左右に足を広げて立位・歩行することが特徴である[1]．静止時のバランス障害は閉脚立位やマン（Mann）試験（図4-2a）を行うととらえることができる．動作時のバランス障害は継ぎ足歩行をさせるとわかりやすい（図4-2b）．

　運動失調の原因は，小脳の障害，感覚（主に深部感覚）の障害，前庭機能の障害によって起こる．ロンベルグ（Romberg）徴候は閉脚で立位をとり，閉眼させた際に動揺の有無をみる検査である（図4-3）．動揺が強くなったり，転倒しそうになれば陽性と判定する．この徴候を用いた簡易的な鑑別方法については図4-4に，それぞれの障害の原因となる疾患を表4-1にまとめた．

PT OT ST へのアドバイス

継ぎ足歩行

　継ぎ足歩行は，ごく軽度のバランス障害でもとらえることが可能であり，病初期でも陽性となることが多く運動失調の検出に有用な検査である．

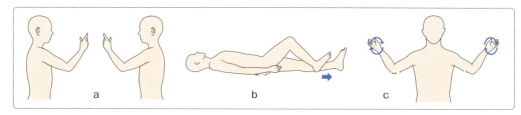

図4-1　協調運動障害の検査法

a：指鼻指テスト．正常では検者の指と被検者鼻の間をスムーズに行き来できるが，協調運動障害があると行き過ぎたり（測定障害）や軌跡がゆれる（運動時振戦）徴候がみられる．

b：踵脛テスト．正常では踵を脛に沿うように一直線になぞることができるが，協調運動障害があると蛇行（運動分解）がみられる．

c：手回内回外テスト．正常では回内回外動作がスムーズに行えるが，協調運動障害があると変換運動がスムーズにできなくなる（変換運動障害）．

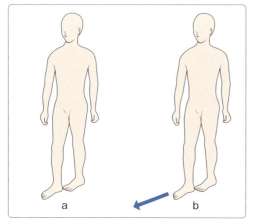

図4-2　Mann試験と継ぎ足歩行

a：Mann試験．つま先と踵をつけて一直線上になるように立位をとる．前後の足を入れ替えて両側行う．

b：継ぎ足歩行．Mann試験と同じ要領で歩行を行う．

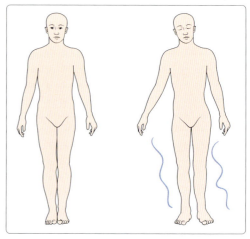

図4-3　Romberg徴候

両脚の踵とつま先を揃えて起立し，安定した後に閉眼させると，動揺が強くなる徴候をRomberg徴候陽性とする．

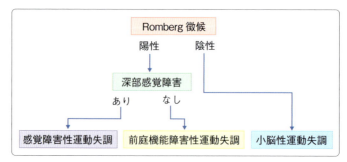

図4-4　運動失調の鑑別法

神経学的所見による簡易的な鑑別法

表 4-1 運動失調の原因疾患

分類	主な原因疾患
小脳性運動失調	脳血管障害（小脳梗塞，小脳出血など），脳腫瘍（髄芽腫，膠芽腫，悪性リンパ腫など），変性疾患（脊髄小脳変性症，多系統萎縮症，痙性対麻痺など），先天性疾患（脳性麻痺，キアリ奇形など），感染性疾患（急性小脳炎，脳幹脳炎，脳膿瘍など），免疫性疾患（多発性硬化症，視神経脊髄炎，急性散在性脳脊髄炎，傍腫瘍性小脳変性症など），中毒性疾患（アルコール，リチウム，トルエン，熱中症など）
感覚障害性運動失調	脊髄疾患（脊髄腫瘍，頚椎症性脊髄症，脊髄血管障害，脊髄癆，亜急性連合性脊髄変性症，HTLV-1関連脊髄症など），末梢神経疾患（糖尿病性ニューロパチー，慢性炎症性脱髄性多発ニューロパチー，遺伝性運動感覚ニューロパチーなど）
前庭機能障害性運動失調	末梢性前庭障害（前庭神経炎，メニエール病，突発性難聴，内耳梅毒など），中枢性前庭障害（多発性硬化症，脳幹梗塞，脳幹部腫瘍，脳幹脳炎など）

リハ科医の視点　運動失調の原因

リハ科医は運動失調の原因（小脳性，感覚障害性，前庭機能障害性）について病態を把握したうえでリハビリテーション処方を行う．脳血管障害のような急性発症型と，脊髄小脳変性症のような慢性進行型に分けて，病状の変化に合わせた対応が重要である．

LECTURE 2. 小脳性運動失調

A 小脳の構造と機能

　小脳は肉眼解剖学的には正中部の虫部と左右の半球に区分される．また，虫部は第一溝という深い溝を境に前葉（上部）と後葉（下部）に分けられる．それぞれの障害の部位別の主な症状について図 4-5 に示す．前葉と後葉の半球中間部は筋紡錘などから脊髄と経由した体性感覚情報を受け取り，脊髄小脳とも呼ばれる．頭部や体幹の体性感覚情報は虫部へ，四肢からの情報は半球中間部に受け取られ，それぞれ室頂核，中位核に出力し，運動と姿勢の制御を行う．前葉と後葉の半球外側部は大脳小脳とも呼ばれており，運動野からの情報は橋核を経由して受け取る．大脳小脳は歯状核へ出力し，赤核，視床へ非運動性の機能に関わる．片葉小節は前庭小脳と呼ばれ，内耳からの平衡感覚情報を前庭神経を介して受け取り，小脳核ではなく前庭神経核に出力し，頚部や外眼筋の神経核を制御し，頭

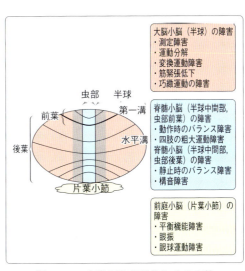

図 4-5　小脳の障害部位とその症状

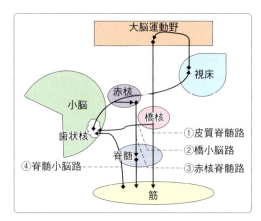

図4-6 随意運動時の小脳の誤差修正機能
運動野からの情報と筋からの情報を小脳歯状核で照合し,誤差の修正を行う.

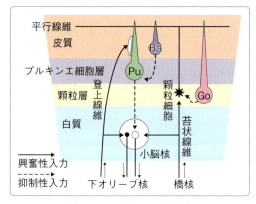

図4-7 小脳の神経回路
プルキンエ細胞を中心とした小脳のシナプス回路を示す.
Pu:プルキンエ細胞,Ba:バスケット細胞,Go:ゴルジ細胞

部と眼球の運動制御に関わっている[2].

小脳は主に随意運動の調整機能を司っている.随意運動時,① 大脳運動野からの情報は錐体路を通り橋核から脊髄に向かうが(皮質脊髄路),② 同時に橋核を通り中小脳脚を経由して小脳の中位核と歯状核,小脳半球の中間部と外側部にも伝達される(橋小脳路).また,視床を介してこれらの核からの出力を受けている.③ 赤核は随意運動の際の皮質脊髄路の働きを助けている(赤核脊髄路).④ 運動が始まると筋からの情報が脊髄小脳路を経てフィードバックされ,運動の誤差を修正する(脊髄小脳路)(図4-6).

小脳の基本的な神経回路はプルキンエ細胞を中心として形成される(図4-7).橋核からの信号は苔状線維-顆粒細胞のシナプスを介して興奮性信号として平行線維に入力される.脊髄からの感覚情報は下オリーブ核を介して登上線維からプルキンエ細胞に直接入力される.プルキンエ細胞は樹状突起で平行線維と多数のシナプスを形成し,小脳核を持続的に抑制している.平行線維はほかにバスケット細胞とゴルジ細胞にもシナプス結合しており,バスケット細胞はプルキンエ細胞に対して抑制的に働き,ゴルジ細胞は顆粒細胞を抑制している.小脳核細胞は通常は興奮と抑制の平衡が保たれているが,運動遂行時に両者のタイミングが変化した際にフィードバック信号が発生して運動の誤差を修正する.

西澤らはこのフィードバック機構を順モデルと逆モデルという仮説で説明している.企図した運動プログラムから運動結果を予測できる内部モデルを「順モデル」と呼んでいる.このモデルで行われた運動結果がフィードバックされる前に,運動結果から予測誤差を推定できるため,運動途中でも運動プログラムを修正できる(図4-8a).一方,企図した運動結果からその運動の実現プログラムを計算できるモデルを「逆モデル」と呼ぶ(図4-8b).逆モデルは大脳運動野でのフィードバック制御をくり返す間に小脳に形成されると想定されている.小脳ではこのように企図した最終状態と現状から推定される状態との差が小さくなるように運動制御を行っている.

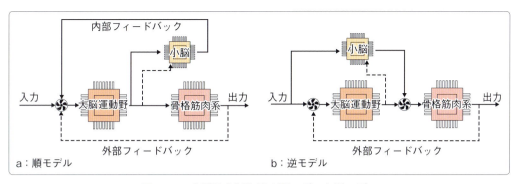

図 4-8　小脳適応制御系の順モデルと逆モデル
順モデルは骨格筋肉系からのフィードバックをまたずに予測して運動するのに対し，逆モデルは運動の結果から，くり返すことでプログラムを計算する．
（辻 省次，西澤正豊編：小脳と運動失調—小脳はなにをしているのか．p.121，中山書店，2013より）

B 小脳性運動失調の原因となる疾患

小脳性運動失調は表4-1で述べたようにさまざまな疾患によって引き起こされる．鑑別には発症様式（急性発症か慢性か）と経過（回復しているか進行性か）を把握する必要がある．脳血管障害の場合，病変が小脳に限局し脳幹に及んでいない場合は予後が良好である場合が多い．変性疾患の代表となる脊髄小脳変性症は孤発性と遺伝性に大別され，孤発性はさらに変性が小脳に限局する皮質性小脳萎縮症（cortical cerebellar atrophy：CCA）と小脳だけでなく，大脳基底核や自律神経にも及ぶ多系統萎縮症（multiple system atrophy：MSA）に分けられる．孤発性は全体の70％を占め，その中でもCCAが約1/3，MSAが約2/3の頻度である．遺伝性は優性遺伝と劣性遺伝があり，優性遺伝が90％以上を占める．一般に遺伝性では発症が早く，一部のタイプでは世代を経るごとに発症年齢が早くなるという表現促進現象（anticipation）がみられる．遺伝性脊髄小脳変性症は遺伝子の解析も進み，多数の疾患が報告されている．

CCAの症状は運動失調，小脳性構音障害などの小脳症状が主体であるが，MSAでは錐体外路症状などのパーキンソン症状や自律神経症状が加わることもある．

小脳性運動失調の特徴は協調運動の障害である．眼球運動障害や構音障害，筋緊張低下などを伴うことも特徴である．視覚による代償を伴わないため，Romberg徴候は陰性である．

PT OT ST へのアドバイス

脳血管性の小脳障害

脳血管障害による小脳障害の急性期はめまいや嘔吐により離床が進まないことが多いが，片側の小脳のみの病変の場合，急性期が過ぎると回復は比較的良好である．

> **リハ科医の視点**
>
> **多系統萎縮症**
>
> 多系統萎縮症（MSA）はレビー小体病と同様にα-シヌクレインの過剰発現を特徴とするα-シヌクレイノパチーに分類される．初発症状が運動失調である場合，皮質性小脳萎縮症（CCA）との鑑別が困難なことがある．CCAと比べて進行が速いこと，経過中に自律神経障害が認められることで診断されることがある．MRIで脳幹の萎縮と橋に十字状のT2高シグナル陰影を認めることが診断に有用である（図4-9）．
>
>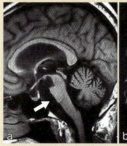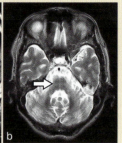
>
> 図4-9　MSAに特徴的なMRI所見
> a：脳幹（橋）の萎縮，b：橋の十字状の陰影

LECTURE 3. 感覚障害性運動失調

脊髄後索あるいは末梢神経の感覚（深部感覚）障害でも運動失調が生じる．これは深部感覚の障害により筋や関節からのフィードバックが機能せず，姿勢，肢位を保つことができないことが原因である．閉眼により視覚情報を遮断することで健在化するRomberg徴候として有名である．上肢では偽性アテトーゼとしても知られるが，これは手指を広げて両手を前方に挙上し閉眼させると静止することができず，アテトーゼ様の不随意運動をきたす症状である．

感覚障害による運動失調の原因疾患を表4-1に示す．

LECTURE 4. 前庭機能障害性運動失調

前庭器官の末梢受容器は耳石器（卵形嚢，球形嚢）と三半規管であり，前者は直線性の動きを，後者は回転性の動きを検知し，その求心路は前庭神経から小脳へと伝わる（前庭小脳路）．また前庭神経核を介して脊髄の前角細胞に前庭脊髄路を通じて情報が伝達される．前庭器官が障害されるとめまいと平衡障害を生じるが，四肢の協調運動障害は伴わないのが特徴である．原因となる疾患は表4-1に示すように，中枢あるいは末梢の前庭機能の障害をきたす疾患である．

[2] 運動失調の評価法

Essential Point

Lecture 1. 運動失調・バランスの評価スケールにはどのようなものがあるか．

Lecture 2. 定量的評価法にはどのようなものがあるか．

Lecture 1. 運動失調・バランスの評価スケール

運動失調の総合評価には半定量的に施行できるSARA (scale for the assessment and rating of ataxia)がよく用いられる．これは歩行，立位，座位，言語機能，四肢の協調動作について0～40点で評価を行う[4] (付表1, p.113)．遺伝性脊髄小脳変性症3型 (SCA-3) では，年に1.56点ずつ点数が悪化するとの報告がある．

FBS (functional balance scale) (付表2, p.114)は静的と動的バランスの両者を0～56点で評価する．45点以下では転倒のリスクが高い．

上肢の機能を評価するには，脳卒中の評価でも使用される簡易上肢機能検査STEF (simple test for evaluating hand function) が有用である (図4-10)．

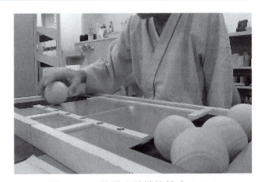

図4-10 簡易上肢機能検査STEF
大きさ，形，素材の異なる10種類のものを移動させるのにかかる時間を測定する．

PT OT ST へのアドバイス

SARA と FBS

SARAは四肢失調や言語機能を含めた小脳性失調の評価であるのに対して，FBSは運動失調以外の原因も含めた身体全体のバランスの評価である．

Lecture 2. 定量的評価法

ほかに機器を用いた評価として，立位での静止バランスは重心動揺計による評価が用いられる (図4-11)．また，動的な運動失調の評価には三次元動作解析による動作解析の手法が有効である (図4-12)．運動失調の症例では歩行周期における立脚期と遊脚期の比の

変動が健常者よりも大きくなる．

専用の機器がない場合は，functional reach test（図4-13）でも簡易的に立位の動的バランスを評価できる．足を肩幅に開いて立ち，片方の腕を前方に伸ばした距離を測定する．15cm以下の場合は，転倒の危険が高いと判定される．立ち上がりと歩行のバランスの簡易的な評価にはtime up & go testがよく用いられる（図4-14）．肘掛けのついた椅子から立ち上がって3m歩行して戻ってくる時間を計るもので，13.5秒以上かかる場合は転倒のリスクが高い．

> **P_T O_T S_Tへのアドバイス**
>
> **評価の意味**
>
> 脳血管障害の回復や，リハビリテーションの効果を判定するうえで定期的に評価を行うことは大切である．改善を客観的に示すことで治療者へのフィードバックにもなるほか，患者自身のモチベーションの向上にもつながる．

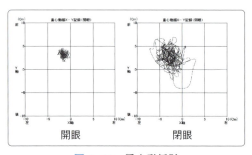

図4-11　重心動揺計
脊髄後索障害の重心動揺計の計測結果．閉眼では動揺が強くなる．

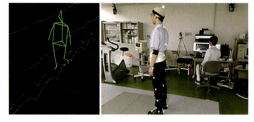

図4-12　三次元動作解析
脊髄小脳変性症の症例では頭部，体幹の動揺が健常者と比べて顕著となる．
立脚期と遊脚期の比の変動も健常者と比べて大きくなる．

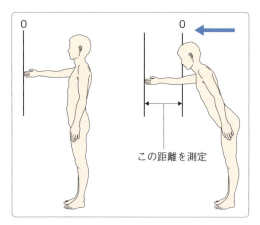

図4-13　functional reach test
足を肩幅に開いて立ち，片方の腕を前方に伸ばした距離を測定する．

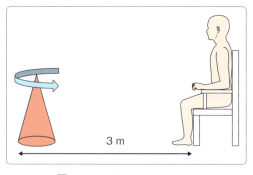

図4-14　time up & go test
肘掛けのついた椅子から立ち上がって3m歩行して戻ってくる時間を計る．

[3] 運動失調に対するリハビリテーション診療の考え方

Essential Point

Lecture 1. 急性発症疾患では回復に合わせたアプローチを行う．

Lecture 2. 慢性進行性疾患では機能の維持を目標とする．

Lecture 3. 脊髄小脳変性症の病期別のリハビリテーションはどのように考えるか．

Lecture 1. 急性発症疾患に対する考え方

　運動失調が脳血管障害や多発性硬化症など急性発症の疾患が原因の場合は，急性期，回復期，生活期と病期に応じたリハビリテーションアプローチが必要となる．各病期に応じた適切なリハビリテーションを行うためには，治療内容，画像所見を理解し，適切な神経学的な評価に基づく障害の把握が不可欠である．

【急性期】

　病勢の進行期にはめまいや嘔気などで離床困難となることが多いが，この時期にも残存機能の維持，廃用症候群の予防につとめ，症状が落ち着いた時点で機能回復，早期離床を目指す．

【回復期】

　移動能力の獲得と協調運動障害へのアプローチを中心に日常生活活動（activities of daily living：ADL）の向上を図る．在宅復帰を目指した環境調整もこの時期に行う．

【生活期】

　獲得した機能，ADL の維持，廃用予防を目指す．

Lecture 2. 慢性進行性疾患に対する考え方

　一方，脊髄小脳変性症に代表される変性疾患の障害は基本的に慢性進行性である．いまだ有効な治療法はなく，リハビリテーションの機能維持，生活維持に果たす役割は大きい．進行性疾患に対して，日常生活能力をできる限り長期に維持していくことが基本的な考え方である．脳卒中や骨折などに比べリハビリテーションが長期に関わることが多く，長期的な視点に基づいたプランを立てる必要がある．疾患により進行の速さ，予後はさまざまであるため，神経内科などの主治医と連携をとりながら，病態や治療内容の把握につとめる．

　病初期の軽症例でも原疾患による障害以外に，廃用性の要素を認めることがあり，転倒に注意しながら，外出，社会活動への参加の機会，仕事を続けている場合は就業能力を可能な限り維持していく．病状が進行して歩行

や日常生活に一部介助が必要な状態となると，転倒リスクが高まり活動が制限されるため，さらに廃用が進行しがちとなる．歩行リハビリテーションを行いながら，適切な歩行補助具の使用や住宅改修に積極的に関わり，転倒を防ぎながら，活動性を維持することを目標とする．神経変性疾患の入院原因の大部分が転倒，骨折によるものであり，入院を契機に車椅子生活や寝たきりとなる場合が多く，いかに転倒を防ぐかということは，生命予後にも直結する問題である．

運動失調に対する歩行補助具は杖よりも支持基底面の広い歩行器が主体となる（図 4 -15）．重症例では，歩行は困難となり，車椅子の移動や寝たきりとなることが多いが，在宅生活を継続している場合は，介護量の軽減を目標としたアプローチを行う．

自律神経症状による起立性低血圧が強い例では，失神などを防ぐため，弾性ストッキングやリクライニング車椅子の使用を検討する．この時期には嚥下障害も進行しているため，誤嚥性肺炎や窒息を予防するため，口腔ケア，食形態の調整も重要である．介護者の

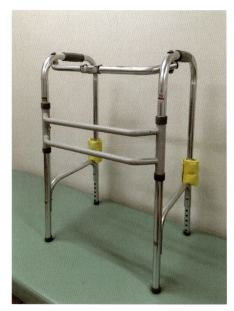

図 4 -15　安定性の向上のため，重錘を付けた歩行器

負担を軽減させるために，適切な介護サービスの利用についての情報提供を行う．嚥下障害も徐々に進行し，MSA では声帯外転麻痺による窒息で突然死することもまれではなく，胃瘻や気管切開の導入時期・適応について，本人と家族と相談していく必要がある．

LECTURE 3. 脊髄小脳変性症の病期別リハビリテーションの具体例

以下に脊髄小脳変性症の病期別（表 4 -2）リハビリテーションの具体的内容について述べる[5]．

A 重症度 Ⅰ度（微度）

この時期は歩行，ADL は自立しており，実際にリハビリテーションを行う場面は少ない．転倒リスクが比較的少なく，積極的な全身運動が可能な時期であり，筋力増強，心肺機能向上を目的とした外出，可能な範囲でボディーコンタクトを伴わない軽スポーツなどへの参加も勧める．特に水泳（水中歩行）は水圧による固有感覚受容器の刺激による有効性が報告されている．就業についても転倒・転落などの危険のない業務内容であればできるだけ継続できるようサポートする．

B 重症度 Ⅱ～Ⅲ度（軽度～中等度）

歩行の不安定さが出現し，転倒リスクが増える時期である．理学療法は歩行訓練やバランス訓練が中心となる．外出や運動の機会が減り廃用の要素も加わっている場合は，筋力

強化や自転車エルゴメーターなどの有酸素運動も積極的に取り入れる．

作業療法ではADLの訓練が中心となる．協調運動障害がADLの阻害因子となるようであれば，上肢への重錘負荷や自助具の導入も検討する．住宅改修や車椅子・歩行器など福祉機器の導入など，環境面での調整も必要となる．疾患の特性の説明や転倒予防目的の家族指導も重要である．

C 重症度 Ⅳ度（重度）

車椅子での生活が主体となり，移乗時の転倒やベッドからの転落が問題となる時期である．この時期には構音障害や嚥下機能の低下も顕在化することが多く，誤嚥性肺炎防止のための呼吸訓練，嚥下訓練も必要となる．嚥下障害については，問診が大切だが，自覚症状に乏しい場合もあり，スクリーニングテスト（反復唾液嚥下テスト，水飲みテスト：p.251参照）を行い，必要であれば嚥下造影検査を施行し，適宜食形態の調整を行う．構音障害が強くなりコミュニケーションが困難となった場合は，コミュニケーションエイドの導入を検討する．

表4-2 脊髄小脳変性症の重症度分類

	下肢機能	上肢機能	言語機能
Ⅰ度（微度）	「独立歩行」 独り歩きは可能 補助具や他人の介助は必要としない	発病前（健常時）と比べれば異常であるが，ごく軽い障害	発病前（健常時）と比べれば異常であるが，軽い障害
Ⅱ度（軽度）	「随時補助・介助歩行」 一人歩きはできるが，立ち上がり，方向転換，階段昇降などの要所要所で，壁や手すりなどの支持補助具または他人の介助を必要とする	細かい動作は下手であるが食事にスプーンなどの補助具は必要としない．書字も可能であるが，明らかに下手である	軽く障害されるが，十分に聞き取れる
Ⅲ度（中等度）	「常時補助・介助歩行：伝い歩行」 歩行できるが，ほとんど常に杖や歩行器などの補助具，または他人の介助を必要とし，それらのないときは伝い歩きが主体をなす	手先の動作は全般に拙劣で，スプーンなどの補助具を必要とする．書字はできるが読みにくい	障害は軽いが少し聞き取りにくい
Ⅳ度（重度）	「歩行不能：車椅子移動」 起立していられるが，他人に介助されてもほとんど歩行できない．移動は車椅子によるか，四つ這い，またはいざりで行う	手先の動作は拙劣で，他人の介助を必要とする．書字は不能である	かなり障害され聞き取りにくい
Ⅴ度（極度）	「臥床状態」 支えられても起立不能で，臥床したままの状態であり，日常生活活動はすべて他人に依存する	手先のみならず上肢全体の動作が拙劣で，他人の介助を必要とする	高度に障害され，ほとんど聞き取れない

（厚生省特定疾患運動失調症調査研究班：1992より）

D 重症度 Ⅴ度（極度）

この時期はベッド上でADL全般に介護が必要となるため，リハビリテーションは介護量の軽減が目標となる．介護保険でのリハビリテーションが主体となり，施設内や訪問リハビリテーションとして行われることが多くなる．関節拘縮予防，褥瘡予防，呼吸リハビリテーションや食事摂取時の適切なシーティングによる誤嚥性肺炎の予防が大切である．

PT OT ST へのアドバイス　転倒のリスク

運動失調は立位・歩行障害をきたし，転倒のリスクが高い障害である．片麻痺のように患側から支持していればある程度転倒を予防できる訳ではなく，あらゆる方向に倒れる可能性がある．軽症例を除けば杖は有効ではないことがほとんどで，つたい歩きや支持基底面の広い歩行器のほうが有効である．

リハ科医の 視点　指定難病制度について

2015年より従来の特定疾患医療給付制度に代わり指定難病制度が開始となったが，脊髄小脳変性症，多系統萎縮症は引き続き難病指定を受けている．毎年，臨床調査個人票を提出する必要があり，診断書は難病指定医が記載する．

身体障害者手帳について

身体障害者手帳は，平衡機能障害で申請することもあるが，平衡機能障害では3級までしか認定ができないため，立位や座位が困難な場合は肢体不自由の体幹機能障害での申請を検討すべきである．嚥下障害や構音障害が重度の症例では音声・言語またはそしゃくの機能障害での申請も可能である．

介護保険について

介護保険については，脊髄小脳変性症，多系統萎縮症ともに第2号被保険者の対象となっており，40歳以上から申請が可能である．必要な時期に必要な量のサービスが受けられるように患者・家族に情報提供を行うことが重要である．

［4］運動失調に対する リハビリテーション治療の手技

Essential Point

Lecture 1. 失調に対するリハビリテーションにはどのような手技があるか．

Lecture 1. 固有知覚と運動学習を利用する

運動失調に対するリハビリテーションは大きく① 固有知覚を利用する手法，② 運動学習効果を利用する手法に分類される．

A 固有知覚を利用する手法

上下肢遠位部に重錘を負荷したり，関節を弾性包帯などで緊縛することで固有感覚受容器に刺激入力し，安定性を高める手法である．下肢のみでなく，上肢にも用いることで運動時の振戦を抑制する効果もある．重錘の重さは上肢では200〜400g，下肢では300〜600gが適当といわれている（図4-17）．病初期の場合，水中での歩行訓練は水圧を用いて全身の感覚入力を増加させ，浮力も利用できるため有効である．

B 運動学習効果を利用する手法

フレンケル（Frenkel）体操（表4-7）はもともと脊髄癆による固有知覚障害に対して考案された手法であるが，小脳性運動失調にも用いられている．単純な運動から複雑な運動へと反復練習を行うことで，運動学習効果を利用して運動障害を改善しようという手法である．視覚などの代償感覚を利用しながら，背臥位から座位での上下肢の運動，立位へと徐々に複雑な動作へと進めていく[6]．

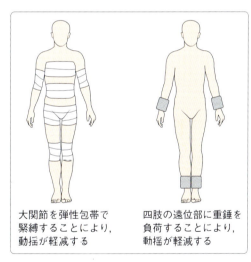

大関節を弾性包帯で緊縛することにより，動揺が軽減する

四肢の遠位部に重錘を負荷することにより，動揺が軽減する

図4-17 固有知覚を利用する手技

表4-7 フレンケル体操

① 臥位における下肢の運動
・一側股関節,膝関節の屈曲と伸展,膝関節屈曲位および伸展位での股関節内・外転 ・一側の踵を床から離し,下肢を空間に保持した肢位での膝関節の屈曲と伸展 ・一側下肢伸展位から踵を所定の位置,例えば対側の膝蓋部,下腿中央,足関節部などに移動・停止させる ・踵を対側膝蓋部に置き,そのまま下腿脛骨陵をすべらせて足関節部に移動させ,再び膝蓋部に戻すという,いわば膝-踵試験である ・両下肢同時の屈曲と伸展 ・一側下肢の屈曲と対側伸展の交互運動 ・一側下肢を内転・外転させ,同時に対側下肢を屈曲・伸展させる
② 座位における下肢の運動
始めに安定座位保持のバランス訓練 ・床に足形を描き,前後・左右・斜めに一側ずつ交互に足形まで踵をすべらせる ・同様に下肢を持ち上げてステップの訓練をする ・開脚座位から立位となり,再び座位に戻る ・閉脚すなわち両膝を密着しての立位・座位の訓練

③ 座位における上肢の運動	④ 立位・歩行
・机上に描いた所定の印までの手の運動 ・上肢を伸展して手を小さな輪に通す ・物をつまんで所定の位置に置く ・書字,食事動作などの日常生活活動の訓練	・体重を一側下肢から他側に移動させる立位のバランスの訓練 ・直線上を一側ずつ前と後に1歩踏み出す ・床に描いた足形に合わせて歩行訓練 ・2本の平行した直線内の歩行訓練 ・1箇所で足を踏みかえながら方向転換の訓練

治療手技のTips

固有知覚

　固有知覚とは深部感覚とも呼ばれ,関節の位置覚や振動覚などが含まれる.表在覚と異なり普段は感覚として意識はしていないが,姿勢や運動などに大きく関与している.固有感覚受容器は筋紡錘や腱,関節包に存在し,その伝導路は後索-内側毛帯路と呼ばれる脊髄後索を上行し視床を通り大脳皮質体性感覚野に伝えられるルート(感覚として意識できる深部感覚)と,脊髄小脳路と呼ばれる脊髄側索を通り直接小脳に入力され大脳に到達しないルート(感覚として意識できない深部感覚)がある.

フレンケル体操

　フレンケル体操は,スイス人医師のHeinrich Frenkelが1902年に梅毒による脊髄癆に伴う運動失調に対する運動療法として考案したものである.古典的な体操であるが,現在も臨床の現場では固有知覚訓練とともに運動失調に対するリハビリテーション手技として使用されている.

付表1　Scale for the assessment and rating of ataxia (SARA)

Rater：＿＿＿＿＿＿＿＿＿＿＿＿＿＿＿　date：＿＿＿＿＿＿　patient：＿＿＿＿＿＿＿＿＿＿

1）歩行
以下の2種類で判断する．① 壁から安全な距離をとって壁と平行に歩き，方向転換し，② 帰りは介助なしでつぎ足歩行（つま先に踵を継いで歩く）を行う．

- 0：正常．歩行，方向転換，つぎ足歩行が困難なく10歩より多くできる．（1回までの足の踏み外しは可）
- 1：やや困難．つぎ足歩行は10歩より多くできるが，正常歩行ではない．
- 2：明らかに異常．つぎ足歩行はできるが10歩を超えることができない．
- 3：普通の歩行で無視できないふらつきがある．方向転換がしにくいが，支えは要らない．
- 4：著しいふらつきがある．時々壁を伝う．
- 5：激しいふらつきがある．常に，1本杖か，片方の腕に軽い介助が必要．
- 6：しっかりとした介助があれば10mより長く歩ける．2本杖か歩行器か介助者が必要．
- 7：しっかりとした介助があっても10mには届かない．2本杖か歩行器か介助が必要．
- 8：介助があっても歩けない．

Score	

2）立位
被検者に靴を脱いでいただき，開眼で，順に① 自然な姿勢，② 足を揃えて（親趾同士をつける），③ つぎ足（両足を一直線に，踵とつま先に間を空けないようにする）で立っていただく．各肢位で3回まで再施行可能，最高点を記載する．

- 0：正常．つぎ足で10秒より長く立てる．
- 1：足を揃えて，動揺せずに立てるが，つぎ足で10秒より長く立てない．
- 2：足を揃えて，10秒より長く立てるが動揺する．
- 3：足を揃えて立つことはできないが，介助なしに，自然な肢位で10秒より長く立てる．
- 4：軽い介助（間欠的）があれば，自然な肢位で10秒より長く立てる．
- 5：常に片方の腕を支えれば，自然な肢位で10秒より長く立てる．
- 6：常に片方の腕を支えても，10秒より長く立つことができない．

Score	

3）座位
開眼し，両上肢を前方に伸ばした姿勢で，足を浮かせてベッドに座る．

- 0：正常．困難なく10秒より長く座っていることができる．
- 1：軽度困難，間欠的に動揺する．
- 2：常に動揺しているが，介助なしに10秒より長く座っていられる．
- 3：時々介助するだけで10秒より長く座っていられる．
- 4：ずっと支えなければ10秒より長く座っていることができない．

Score	

4）言語障害
通常の会話で評価する．

- 0：正常．
- 1：わずかな言語障害が疑われる．
- 2：言語障害があるが，容易に理解できる．
- 3：時々，理解困難な言葉がある．
- 4：多くの言葉が理解困難である．
- 5：かろうじて単語が理解できる．
- 6：単語を理解できない．言葉が出ない．

Score	

5）指追い試験
被検者は楽な姿勢で座ってもらい，必要があれば足や体幹を支えて良い．検者は被検者の前に座る．検者は，被検者の指が届く距離の中間の位置に，自分の人差し指を示す．被検者に，自分の人差し指で，検者の人差し指の動きに，できるだけ早く正確についていくように命ずる．検者は被検者の予測できない方向に，2秒かけて，約30cm，人差し指を動かす．これを5回くり返す．被検者の人差し指が，正確に検者の人差し指を示すかを判定する．5回のうち最後の3回の平均を評価する．

- 0：測定障害なし．
- 1：測定障害がある．5cm未満．
- 2：測定障害がある．15cm未満．
- 3：測定障害がある．15cmより大きい．
- 4：5回行えない．

（注）原疾患以外の理由により検査自体ができない場合は5とし，平均値，総得点に反映させない．

Score		Right	Left
平均（R+L）/2			

6）鼻－指試験
被検者は楽な姿勢で座ってもらい，必要があれば足や体幹を支えて良い．検者はその前に座る．検者は，被検者の指が届く距離の90％の位置に，自分の人差し指を示す．被検者に，人差し指で被検者の鼻と検者の指を普通のスピードでくり返し往復するように命じる．運動時の指先の振戦の振幅の平均を評価する．

- 0：振戦なし．
- 1：振戦がある．振幅は2cm未満．
- 2：振戦がある．振幅は5cm未満．
- 3：振戦がある．振幅は5cmより大きい．
- 4：5回行えない．

（注）原疾患以外の理由により検査自体ができない場合は5とし，平均値，総得点に反映させない．

Score		Right	Left
平均（R+L）/2			

7）手の回内・回外運動			8）踵—すね試験		
被検者は楽な姿勢で座ってもらい，必要があれば足や体幹を支えて良い．被検者に，被検者の大腿部の上で，手の回内・回外運動を，できるだけ速く正確に10回くり返すよう命ずる．検者は同じことを7秒で行い手本とする．運動に要した正確な時間を測定する． 0：正常．規則正しく行える．10秒未満でできる． 1：わずかに不規則．10秒未満でできる． 2：明らかに不規則．1回の回内・回外運動が区別できない，もしくは中断する．しかし10秒未満でできる． 3：きわめて不規則．10秒より長くかかるが10回行える． 4：10回行えない． （注）原疾患以外の理由により検査自体ができない場合は5とし，平均値，総得点に反映させない．			被検者をベッド上で横にして下肢が見えないようにする．被検者に，片方の足をあげ，踵を反対の膝に移動させ，1秒以内ですねに沿って踵まで滑らせるように命じる．その後，足を元の位置に戻す．片方ずつ3回連続で行う． 0：正常． 1：わずかに異常．踵はすねから離れない 2：明らかに異常．すねから離れる（3回まで） 3：きわめて異常．すねから離れる（4回以上） 4：行えない．（3回ともすねに沿って踵をすべらすことができない） （注）原疾患以外の理由により検査自体ができない場合は5とし，平均値，総得点に反映させない．		
Score	Right	Left	Score	Right	Left
平均 (R+L)/2			平均 (R+L)/2		

付表2　functional balance scale（FBS）

1）椅子座位からの立ち上がり（指示：手を使わずに立って下さい）	2）立位保持（指示：つかまらずに2分間立って下さい）
4：立ち上がり可能，手を使用せず安定して可能 3：手を使用して一人で立ち上がり可能 2：数回の試行後，手を使用して立ち上がり可能 1：立ち上がり，または安定のために最小の介助が必要 0：立ち上がりに中等度，ないし高度の介助が必要	4：安全に2分間立位保持可能 3：監視下で2分間立位保持可能 2：30秒間立位保持可能 1：数回の試行にて30秒間立位保持可能 0：介助なしには30秒間立位保持不能 ※2分間安全に立位保持できれば座位保持の項目は満点．着座の項目に進む
3）座位保持（両足を床に着け，もたれずに座る）（指示：腕を組んで2分間座っていて下さい）	4）着座（指示：座って下さい）
4：安全に2分間座位保持が可能 3：監視下で2分間の座位保持が可能 2：30秒間の座位保持可能 1：10秒間の座位保持可能 0：介助なしには10秒間座位保持不能	4：ほとんど手を用いずに安全に座れる 3：手を用いてしゃがみ込みを制御する 2：下腿後面を椅子に押しつけてしゃがみ込みを制御する 1：一人で座れるがしゃがみ込みを制御できない 0：座るのに介助が必要
5）移乗（指示：車椅子からベッドへ移り，また車椅子へ戻ってください．まず肘掛けを使用して移り，次に肘掛けを使用しないで移って下さい）	6）閉眼立位保持（指示：目を閉じて10秒間立っていて下さい）
4：ほとんど手を用いずに安全に移乗が可能 3：手を用いれば安全に移乗が可能 2：言語指示，あるいは監視下にて移乗が可能 1：移乗に介助者1名が必要 0：安全確保のために2名の介助者が必要	4：安全に10秒間，閉眼立位保持可能 3：監視下にて10秒間，閉眼立位保持可能 2：3秒間の閉眼立位保持可能 1：3秒間の閉眼立位保持ができないが安定して立っていられる 0：転倒を防ぐための介助が必要

7) 閉脚立位保持（指示：足を閉じてつかまらずに立っていて下さい）

- 4：自分で閉脚立位ができ，1分間安全に立位保持可能
- 3：自分で閉脚立位ができ，監視下にて1分間立位保持可能
- 2：自分で閉脚立位ができるが，30秒間立位保持不能
- 1：閉脚立位をとるのに介助が必要だが，閉脚で15秒間保持可能
- 0：閉脚立位をとるのに介助が必要で，15秒間保持不能

8) 上肢前方到達（指示：上肢を90°屈曲し，指を伸ばして前方へできる限り手を伸ばして下さい．検者は被検者が手を90°屈曲させたときに指の先端に定規を当てる．手を伸ばしている間は定規は触れないようにする．被検者が最も前方に傾いた位置で指先が届いた距離を記録する）

- 4：25cm以上前方到達可能
- 3：12.5cm以上前方到達可能
- 2：5cm以上前方到達可能
- 1：手を伸ばせるが，監視が必要
- 0：転倒を防ぐための介助が必要

9) 床から物を拾う（指示：足の前にある靴を拾って下さい）

- 4：安全かつ簡単に靴を拾うことが可能
- 3：監視下にて靴を拾うことが可能
- 2：拾えないが靴まで2.5cm〜5cmくらいの所まで手を伸ばすことができ，自分で安定を保持できる
- 1：拾うことができず，監視が必要
- 0：転倒を防ぐための介助が必要

10) 左右の肩越しに後ろを振り向く（指示：左肩越しに後ろを振り向き，次に右を振り向いて下さい）

- 4：両側から後ろを振り向くことができ，体重移動が良好である
- 3：片側のみ振り向くことができ，他方は体重移動が少ない
- 2：側方までしか振り向けないが安定している
- 1：振り向くときに監視が必要
- 0：転倒を防ぐための介助が必要

11) 360°回転（指示：完全に1周回転し，止まって，反対側に回転して下さい）

- 4：それぞれの方向に4秒以内で安全に360°回転が可能
- 3：一側のみ4秒以内で安全に360°回転が可能
- 2：360°回転が可能だが，両側とも4秒以上かかる
- 1：近位監視，または言語指示が必要
- 0：回転中，介助が必要

12) 段差踏み換え（指示：台上に交互に足を乗せ，各足を4回ずつ台に乗せて下さい）

- 4：支持なしで安全かつ20秒以内に8回踏み換えが可能
- 3：支持なしで8回踏み換えが可能だが，20秒以上かかる
- 2：監視下で補助具を使用せず4回の踏み換えが可能
- 1：最小限の介助で2回以上の踏み換えが可能
- 0：転倒を防ぐための介助が必要，または施行困難

13) 片足を前に出して立位保持（指示：片足を他方の足のすぐ前にまっすぐ出してください．困難であれば前の足を後ろの足から十分離して下さい）

- 4：自分で継ぎ足位をとり，30秒間保持可能
- 3：自分で足を他方の足の前に置くことができ，30秒間保持可能
- 2：自分で足をわずかにずらし，30秒間保持可能
- 1：足を出すのに介助を要するが，15秒間保持可能
- 0：足を出すとき，または立位時にバランスを崩す

14) 片脚立ち保持（指示：つかまらずにできるかぎり長く片足で立って下さい）

- 4：自分で片足をあげ，10秒以上保持可能
- 3：自分で片足をあげ，5〜10秒間保持可能
- 2：自分で片足をあげ，3秒以上保持可能
- 1：片足をあげ3秒間保持不能であるが，自分で立位を保てる
- 0：検査施行困難，または転倒を防ぐための介助が必要

Pickup

[脊髄小脳変性症の治療の最近の話題]

厚生労働省の難治性疾患克服研究事業「運動失調症の分子病態解明と治療法開発に関する研究」において行われた脊髄小脳変性症に対する短期集中リハビリテーションの効果を調査した結果では，4週間の入院で集中リハビリテーションを行うとSARAが平均11.7点から9.6点に改善し，その効果はリハビリテーション終了後12週まで保たれていた[7]．

脊髄小脳失調症1型（SCA1）のモデルマウスにおいて，小脳の代謝型グルタミン酸受容体タイプ1（mGluR1）の働きが減弱することによって運動失調が生じること，さらに，この弱まったmGluR1の働きをバクロフェンという薬剤で増強すると，運動失調を生じているSCA1モデルマウスの運動機能が改善されることが最近報告された[8]．リハビリテーションと薬剤を併用することで運動失調の改善効果を高めることが期待される．また，筋萎縮性側索硬化症の治療薬であるリルゾールが，脊髄小脳変性症に対しても治療効果をもつ可能性があることが報告されている[9]．

【文献】

1) 平井俊策, ほか：神経疾患のリハビリテーション 第2版. 南山堂, 1997.
2) 五日市克利：運動失調の姿勢・動作の特徴と分析. 臨床運動学, 石川 朗ほか編, p.123-134, 中山書店, 2015.
3) 辻 省次, 西澤正豊編：小脳と運動失調. 中山書店, 2013.
4) 瀧山嘉久：運動失調. 神経内科ハンドブック第5版, 水野美邦編, p.342-357, 医学書院, 2016.
5) 伊藤利之, ほか：今日のリハビリテーション指針. 医学書院, 2013.
6) 渡邊 進, ほか：脊髄小脳変性症. リハビリテーション Mook 10 神経疾患とリハビリテーション, p.208-218, 金原出版, 2005.
7) Miyai I, et al：Cerebellar ataxia rehabilitation trial in degenerative cerebellar diseases. Neurorehabil Neural Repair, 26：515-522, 2012.
8) Shuvaev AN, et al：Progressive impairment of cerebellar mGluR signalling and its therapeutic potential for cerebellar ataxia in spinocerebellar ataxia type 1 model mice. J Physiol, 595：141-164, 2017.
9) Romano S, et al：Riluzole in patients with hereditary cerebellar ataxia：a randomised, double-blind, placebo-controlled trial. Lancet Neurol, 14：985-991, 2015.

第5章 筋萎縮性疾患のリハビリテーション

[1] 筋萎縮性疾患の特性

Essential Point

LECTURE 1. 筋原性筋萎縮と神経原性筋萎縮の違いを理解する．

LECTURE 2. 筋萎縮を呈する主な疾患について知る．

LECTURE 1. 筋原性筋萎縮と神経原性筋萎縮の違い

人体を構成する筋は骨格筋と心筋，平滑筋に大別できる．筋は組織学的には横紋筋と平滑筋に分類される．骨格筋や心筋は横紋筋構造を，血管や内臓の筋は平滑筋構造を呈する．骨格筋は自身の意思で動かすことのできる随意筋であり，心筋や平滑筋は動かすことができない不随意筋である．筋萎縮性疾患は「筋肉がやせる疾患群」であり，筋萎縮とともに筋力低下がみられる．筋力低下の原因は主に骨格筋の変化に起因する．

骨格筋萎縮は筋原線維タンパク質の分解が蛋白合成を上回ったとき筋肉量とその減少が起こると定義される．筋線維数は減少し，筋線維は縮小する．筋容積の減少や筋萎縮は蛋白分解が合成を上回るときに起こり，筋線維の断面積を縮小させ，筋力低下を引き起こす[1]．筋萎縮が生じるきっかけとしては不動や低栄養，脊髄損傷などの脱神経，重度熱傷・加齢・慢性疾患（心不全・COPD・腎不全）・AIDS，敗血症・免疫疾患・がん・筋ジストロフィーが含まれる[1,2]．

筋原性筋萎縮では骨格筋自体の原因により筋萎縮や筋力低下を生じる．これに該当する疾患は筋原性筋萎縮症またはミオパチーと呼ばれる．筋原性筋萎縮を呈する代表的な疾患である先天性ミオパチーや筋ジストロフィーは遺伝性の疾患であり，筋炎は炎症性疾患である．肩から上腕，腰部から大腿にかけての近位筋に筋萎縮が生じることが多い．

神経原性筋萎縮は神経に原因があり，脊髄前角にある運動ニューロンから末梢神経の病変により筋が萎縮する．神経原性筋萎縮症はニューロパチーと総称され，上位または下位運動ニューロンが障害される運動ニューロン疾患と，それより末梢の神経が障害される末梢神経障害に大別できる．神経原性筋萎縮症は特に四肢の遠位筋が萎縮しやすく，異常腱反射所見や感覚障害，筋緊張異常などの神経症状を合併することがある．また神経原性疾患は筋原性疾患より筋萎縮の程度に比して筋力が保たれている傾向がある[8]．

上位運動ニューロン障害は，大脳皮質運動野から脊髄前角（皮質脊髄路）または脳幹の脳神経運動核（皮質延髄路）に分布する運動皮質のニューロンが侵されることにより生じる．下位運動ニューロン障害は，脳幹の脳神経運動核や脊髄前角細胞から筋肉に至る運動神経軸索が侵されることに起因する．

Lecture 2. 筋萎縮を呈する主な疾患 (表5-1)

A 筋原性筋萎縮を呈する疾患

遺伝性筋疾患と後天性筋疾患に分けられる．

▶1．遺伝性筋疾患

先天性ミオパチーは新生児期・乳児期から筋緊張低下や筋力低下 (floppy infant) を呈し，発育や発達の遅れがみられる骨格筋の先天的な異常による筋原性疾患の総称である．

筋ジストロフィーは骨格筋の変性と壊死を主病変とした，進行性の筋力低下を呈する遺伝性筋疾患の総称である．代表的な疾患である Duchenne 型筋ジストロフィー (Duchenne muscular dystrophy：DMD) は，X連鎖性劣性 (潜性) 遺伝形式をとり，ジストロフィン遺伝子の変異によりジストロフィン蛋白が生成されないために筋細胞が正常に機能せず，筋肉が変性・壊死を呈する．採血時に偶然高CK血症を指摘されたり，運動発達の遅れにより気づかれ，3～5歳前に遺伝子検査などで診断される．わが国では出生男児の3,400人に1人の割合で発症を認める．15歳頃までに歩行機能を喪失する．心機能低下には抗循環器病薬，呼吸機能低下には呼吸理学療法や，NPPV (非侵襲的陽圧換気療法) の導入が行われる．近年，小児期からのステロイド内服や心不全治療，呼吸機能管理に伴い，平均寿命は延長している．死亡原因は心不全，呼吸不全が多い．

ミトコンドリア病は細胞内ミトコンドリアの機能不全により，筋症状 (筋力低下，高クレアチンキナーゼCK血症，易疲労性) や中枢神経症状 (脳卒中様症状，けいれん，失調，頭痛，ジストニア，ミオクローヌス，知能低下，精神症状など) に加え，眼・心臓・腎臓・肝臓・消化器などの全身の臓器に症状を呈する症候群の総称である．主な疾患には慢性進行性外眼筋麻痺症候群 (chronic progressive external ophthalmoplegia：CPEO)，MELAS (脳卒中様症状を伴うミトコンドリア病：mitochondrial myopathy, encephalopathy, lactic acidosis, and stroke-like episodes)，MERRF (ミオクローヌスを伴うミトコンドリア病：myoclonus epilepsy associated with ragged-red fibers)，Leigh 脳症がある．

糖原病はグリコーゲンの合成・分解に作用する酵素の先天的な障害による代謝異常症である．グリコーゲンが筋に蓄積する筋型糖原病の好発病型 (Ⅱ，Ⅲ，Ⅴ，Ⅶ型) のうち，Ⅱ型の Pompe 病には対症療法として酵素補充療法がある．

筋強直性疾患に該当する筋強直性ジストロフィーは，常染色体優性 (顕性) 遺伝形式をとり，骨格筋が弛緩せず筋収縮が長く持続するために起こる筋強直現象 (ミオトニア) と筋力低下・筋萎縮を呈する．糖尿病や白内障，不整脈，消化器症状，呼吸機能障害，高次脳機能障害などの多臓器障害を合併する．

▶2．後天性筋疾患

炎症性筋疾患の多発性筋炎 (polymyositis：PM)，皮膚筋炎 (dermatomyositis：DM) は自己免疫性疾患であり，体幹・四肢近位筋・頸筋・咽頭筋などの筋力低下や筋肉痛がみられる．体幹や四肢近位筋，頸筋，咽頭筋などの筋力低下・筋肉痛を起こす．皮膚筋炎では筋症状に加え，ヘリオトロープ疹・Gottron 丘疹・ショール徴候などの特徴的な皮疹を伴う．

筋無力症候群には重症筋無力症や Lambert-Eaton 筋無力症候群 (Lambert-Eaton myasthenic Syndrome：LEMS) が含まれる．神経筋接合部は末梢神経終末から神経伝達物質が放出され，筋細胞表面の受容体

表 5-1　神経・筋疾患における筋萎縮性疾患の分類

筋原性筋萎縮を呈する疾患	遺伝性	ミオパチー	ネマリンミオパチー、セントラルコア病、ミオチュブラーミオパチー、先天性筋線維不均等症、自己貪食空胞性ミオパチー（Danon病、過剰自己貪食を伴うX連鎖性ミオパチー）、三好型ミオパチー、GNEミオパチー（縁取り空胞を伴う遠位型ミオパチー）、眼咽頭遠位型ミオパチー	
		筋ジストロフィー	Duchenne型、Becker型、肢帯型、顔面肩甲上腕型、眼咽頭筋型、エメリードレイフス（Emery-Dreifuss）型、福山型、メロシン欠損型、ウルリッヒ（Ullrich）型	
		筋強直性疾患	筋強直性ジストロフィー	
		代謝性筋疾患	糖原病　Ⅱ型：Pompe病、Ⅴ型：Mc Ardle病、Ⅶ型：垂井病	
			脂質代謝異常	
			ミトコンドリア病	慢性進行性外眼筋麻痺症候群（chronic progressive external ophthalmoplegia：CPEO）、MELAS（mitochondrial myopathy encephalopathy, lactic acidosis, and stroke-like episodes）、MERRF（myoclonus epilepsy associated with ragged-red fibers）、Leigh脳症
		先天性筋無力症		
		筋チャネル病	先天性パラミオトニア、パラミオトニア、周期性四肢麻痺	高K血性周期性四肢麻痺 低K血性周期性四肢麻痺
	後天性	炎症性筋疾患	多発筋炎（polymyositis：PM）、皮膚筋炎（dermatomyositis：DM）、封入体筋炎（sporadic inclusion body myositis：sIBM）、感染性筋炎、免疫介在性壊死性ミオパチー	
		筋無力症候群	重症筋無力症、Lambert-Eaton筋無力症候群	
		薬剤性ミオパチー		
		内分泌代謝性疾患	甲状腺機能障害（甲状腺中毒性ミオパチー、甲状腺機能低下、甲状腺中毒性周期性四肢麻痺）、ステロイド	

表5-1 神経・筋疾患における筋萎縮性疾患の分類（つづき）

神経原性筋萎縮を呈する疾患	遺伝性	ニューロパチー	運動性感覚性ニューロパチー（hereditary motor and sensory neuropathy：HMSN），Charcot-Marie-Tooth病（CMT），hereditary sensory and autonomic neuropathy（HSAN），hereditary motor neuropathy（HMN），familial amyloid neuropathy（FAP），hereditary neuropathy with liability to pressure palsies（HNPP）
		運動ニューロン疾患	家族性筋萎縮性側索硬化症，球脊髄性筋萎縮症，脊髄性筋萎縮症（spinal muscular atrophy：SMA）， Ⅰ型：ウェルドニッヒ・ホフマン病， Ⅱ型：デュボビッツ病， Ⅲ型：クーゲンベルグ・ウェランダー病， Ⅳ型
	後天性	運動ニューロン疾患	原発性側索硬化症（primary lateral sclerosis：PLS），筋萎縮性側索硬化症（amyotrophic lateral sclerosis：ALS）
		脊髄障害	脊髄炎，脊髄損傷，血管性障害（梗塞など），頚髄症，脊髄空洞症，ポリオ，ポリオ後症候群
		神経根障害	脊髄椎間板ヘルニア
		末梢神経障害	Guillain-Barré症候群（GBS），慢性炎症性脱髄性多発神経炎（chronic inflammatory demyelinating polyneuropathy：CIDP），多巣性運動ニューロパチー（multifocal motor neuropathy：MMN），血管炎，アミロイドーシス，腕神経叢障害

に結合することにより筋収縮を引き起こす機序を有する．重症筋無力症は神経筋接合部のシナプス後膜上の抗原（アセチルコリン受容体：acetylcholine receptor：AChRや筋特異的受容体型チロシンキナーゼ：muscle specific receptor tyrosine kinase：MuSK，LDL受容体関連蛋白質4：low density lipoprotein-receptor related protein 4：Lrp4など）に対する自己抗体が産生されることにより生じる神経筋接合部の刺激伝達障害に起因する自己免疫疾患である．

B 神経原性筋萎縮を呈する疾患

運動ニューロン疾患は上位・下位運動ニューロンが変性・脱落する変性疾患の総称である．最も代表的な疾患が筋萎縮性側索硬化症（amyotrophic lateral sclerosis：ALS）である．ALSでは上位運動ニューロン・下位運動ニューロンの双方が進行性に変性し，下位運動ニューロン障害により筋萎縮を伴う筋力低下を呈する．中高年で発症することが多い．

末梢神経障害（ニューロパチー）には，自己免疫機序が原因とされるGuillain-Barré症候群（GBS）や慢性炎症性脱髄性多発神経炎（CIDP），多巣性運動ニューロパチーに加え，ポリオウイルスの中枢感染によるポリオ（急性灰白髄炎），血管炎やアミロイドーシスに起因するもの，遺伝性疾患に伴うものなどが挙げられる．詳細は第7章を参照いただきたい．

[2] 筋萎縮性疾患の評価法

Essential Point

LECTURE 1. リハビリテーションの方針やプログラムの検討・作成・ゴール設定の参考となる診察所見を知る．

LECTURE 2. 病状の進行や，リハビリテーションアウトカムの把握に用いられる評価項目について理解する．

LECTURE 1. 診察のポイント

リハ科医の視点　初回診療時に気をつけていること

リハビリテーション科を受診する神経筋疾患患者には，診断がついていなかったり，診断は確定しているが，疾患に伴う合併症，経過，予後について了解されていない患者が含まれる．そのため，初診時には患者自身や家族が病状や病名についてどのように認識しているかを聴取してから，問診を開始するようにしている．

A 問　診

いつからどのようなきっかけで症状を自覚したか，診察時にどのような症状を自覚しているか，基本動作（寝返り・起き上がり・立ち上がり・座位保持・立位保持）や日常生活活動（activities of daily living：ADL），日常生活関連活動（instrumental activities of daily living：IADL）のどのような場面で動作困難を自覚するか，体重減少や易転倒性，転倒歴，転倒に伴う外傷，喋りにくさ，飲み込みにくさ，誤嚥のエピソードなどを尋ねる．上肢近位筋（三角筋，大胸筋，棘上筋，上腕三頭筋など）の筋力低下では「洗濯物が干しにくい，高いところに物を上げられない，髪をとかせない，手を上に挙げていられない」，体幹筋（脊柱起立筋など）の筋力低下では「椅子から立ち上がれない」，遠位筋（円回内筋，長掌筋，橈側手根屈筋，尺側手根屈筋，深指屈筋，長母指屈筋，方形回内筋，浅指屈筋，母指球筋，小指球筋，中手筋など）の筋力低下では握力低下により「手から物を取り落とす，書字がやりにくい，ペットボトルの開封ができない」，下腿筋力低下（前脛骨筋，長趾伸筋，第三腓骨筋など）により「つまずきやすい，歩きにくい，よく転ぶ」などの訴えが聞かれる．呼吸機能の低下（安静吸気時は横隔膜・外肋間筋，深吸気・努力吸気時は呼吸補助筋群が，努力呼気時は内肋間筋を含む呼吸補助筋群が作用）がある場合は咳が弱くなり痰が出しにくくなったり，不眠や日中の眠気，朝方の頭痛などを訴えることがある．むせや食事時の疲労，食事時間の延長，食欲低下は嚥下障害が疑われる．

家族歴や生活状況，障害認定，介護保険申請，指定難病認定の有無は，患者の社会的背

表5-2 筋萎縮性疾患に伴う合併症の例

筋強直性ジストロフィー	白内障，網膜変性症，心伝導障害（不整脈），心筋障害，耐糖能異常，認知機能障害
福山型筋ジストロフィー	知的障害，てんかん，眼病変（近視・斜視・網膜異形成・網膜剝離），心不全（拡張型心筋症）
Duchenne型・Becker型筋ジストロフィー	骨粗しょう症，心筋症，肺炎
筋炎	間質性肺炎，悪性腫瘍
ミオパチー	知的障害，てんかん
Charcot-Marie-Tooth病（CMT）	足関節拘縮，腰痛，視力障害，糖尿病，脂質代謝異常，自律神経障害（便秘，排尿障害）

景を把握し，住環境や就労環境，地域連携，福祉サービスを考慮するための情報元となる．

合併症の有無は，リハビリテーションプログラム検討時の安静度決定やリスクの把握に必要な情報である．

表5-2に筋萎縮性疾患に伴う合併症の例を挙げた．

B 視 診

診察室に入室する患者の移動の様子やその手段（独歩か，杖や歩行器を使用しているか，車椅子自走か介助か），起居（立ち上がり，移乗，座位，立位・座位姿勢）の様子（自身で行えるか，自立していても転倒の危険がないか，介助を要するか），患者の体格や表情，発声・発話の状態を観察する．

顔貌，体格，舌・四肢体幹の筋萎縮，変形（側弯・足・手指），関節拘縮，座位・立位姿勢，基本動作（立ち上がり方・座り方・起き上がり方）・歩容を観察する．

▶1．起居動作

先天性ミオパチーや筋ジストロフィーでは手を床につき，膝に手を交互に当てて立ち上がるガワーズ（Gower's）徴候（登はん性起立）がみられる（図5-1）．

▶2．表情や顔貌の観察

筋緊張が低下し，顔面筋罹患がある場合は眼瞼下垂や開口位，高口蓋，表情の乏しさ，細長い顔が特徴的なミオパチー顔貌を呈する．福山型筋ジストロフィーでは開口位や巨舌，長い睫毛，大きな眼，頰部仮性肥大を，筋強直性ジストロフィーでは顔面筋筋力低下と禿頭による特徴的な顔貌（Hatchet face）が，眼咽頭筋型筋ジストロフィーでは顔面筋筋力低下および眼瞼下垂・外眼筋麻痺による眼球運動障害が，ミトコンドリアミオパチーでは外眼筋麻痺による眼球運動障害がみられることがある．

▶3．姿 勢

ミオパチーや筋ジストロフィーでは側弯による左右非対称，炎症性筋疾患では首下がりや腰まがりがみられる．

▶4．変 形

末梢神経障害により尖足（equinus foot）がみられることがある．Charcot-Marie-Tooth病では足関節の変形・凹足・槌趾を呈する．筋ジストロフィーでは足関節拘縮・アキレス腱短縮に伴う内反・尖足がみられる（図5-2〜4）．

▶5．下腿の仮性（偽性）肥大

幼児期から小学校低学年の筋ジストロフィーの児には下腿腓腹筋の肥大がみられる（図5-5）．

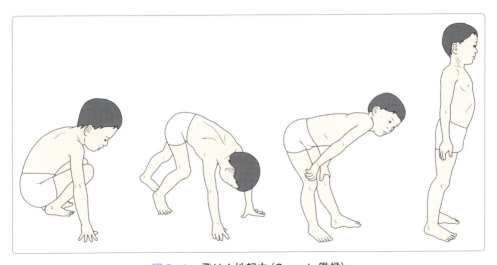

図5-1 登はん性起立（Gower's 徴候）
（桃井眞里子ほか編：ベッドサイドの小児神経・発達の診かた．p.213，南山堂，2017）

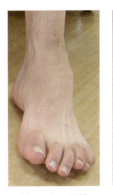

図5-2 凹足

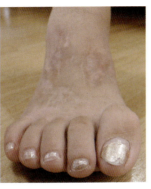

図5-3 槌趾

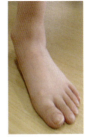

図5-4 外反扁平足

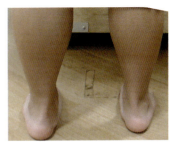

図5-5 下腿の仮性（偽性）肥大

▶6．筋強直現象

筋線維が収縮した後，すぐに弛緩できない現象を筋強直（ミオトニア）という．筋強直性ジストロフィー患者では，手を強く握るとすぐに手を開けない把握ミオトニアや，筋肉（筋腹）を叩くと筋が持続的に収縮する叩打ミオトニアがみられる．

▶7．線維束攣縮

下位運動ニューロン（脊髄前角細胞）に障害が生じた際に，筋肉にけいれんのような動きがみられる．筋自体の障害ではみられない．

▶8．皮　疹

皮膚筋炎では上眼瞼に浮腫性・紫紅色のヘリオトロープ疹や，手指の指間関節の紫色紅斑／丘疹としてみられるGottron丘疹が皮膚症状として認められることがある．

▶9．歩　行

体幹・下肢筋力低下に伴い，さまざまな歩行障害を呈する．

筋ジストロフィーでは大殿筋筋力低下による大殿筋歩行や，中殿筋筋力低下に伴う動揺性歩行（waddling gait）・片脚起立時に健側

の骨盤が患側より下がるTrendelenburg歩行・片脚立位時に患側へ体幹傾斜と骨盤の傾斜が起こる動揺性歩行(Duchenne歩行)が起こる．大腿四頭筋筋力低下では反張膝(back knee)が見られる．筋ジストロフィー，遠位型ミオパチー，運動ニューロン疾患，末梢神経障害による前脛骨筋筋力低下を伴うと下垂足(drop foot)や鶏歩(steppage gait)が生じる(図5-6, 7).

C 触診：筋量(volume)や筋緊張をみる

収縮時の筋の硬さを触診して筋量(volume)を確認する．

筋緊張は安静時の筋の硬さ(stiffness, consistency)，伸展性(extensibility)，被動性(passivity)で評価する[9]．

筋緊張とは，筋を伸張した場合の抵抗感である[10]．筋緊張の低下(hypotonia)は筋伸張時に生じる抵抗が減少または消失した状態であり，筋緊張の亢進(hypertonia)は錐体路徴候に伴う痙縮(腱反射亢進を伴う筋緊張の速度依存性増加を特徴とする運動障害[11])が特徴的である．

筋緊張低下を乳児期に認めるfloppy infantの原因には，筋原性疾患として先天性筋ジストロフィー，先天性ミオパチー，代謝性筋疾患が，神経原性疾患として神経原性筋萎縮症が考えられ，これらの疾患では筋力低下を伴うことが他のfloppy infantを呈する疾患(染色体異常や中枢神経系の障害，結合組織疾患)と異なる．

D 評価方法 (表5-3)

筋萎縮性疾患において，筋力低下は四肢・体幹のみならず，構音・摂食・嚥下関連筋群，呼吸関連筋群にも生じうる．神経原性疾患には感覚障害や認知機能障害，高次脳機能障害を合併する疾患も含まれ，全身性・局所性に機能障害を生じ，これに伴うADL・IADL障害，quality of life(QOL)低下が起こりうる．

リハビリテーションの評価結果は，病期の把握やリハビリテーションプログラムの検討，住環境調整アドバイス，福祉サービス導入の検討材料として用いることができる．加えて筋炎や重症筋無力症，Lambert-Eaton筋無力症候群，ALSなどでは薬物療法を受けた際の治療効果判定の指標となる．

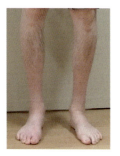

図5-6　下腿の筋萎縮

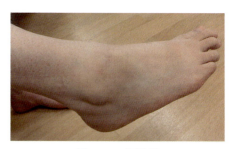

図5-7　下垂足

表 5-3 評価方法

項　目		種　類
運動機能	筋力	徒手筋力テスト manual muscle testing (MMT), ハンドヘルドダイナモメーター hand-held dynamometer (HHD), 握力, ピンチカ
	電気生理	神経伝導速度検査, 針筋電図検査
	筋量	硬度 (筋硬度計), 上腕・下腿周囲長, 上腕筋囲, 上腕筋面積, 生体電気インピーダンス分析 (bioelectrical impedance analysis：BIA)
	関節可動域制限	関節可動域測定
	痙縮	Ashworth scale, modified Ashworth scale (MAS)
	上肢	簡易上肢機能検査 (STEF)
	歩行	6 分間歩行負荷試験 (6-minute walk test), 2 分間歩行負荷試験 (2-minute walk test)
	歩行速度	timed up and go test (TUG)
	バランス	functional reach test (FRT), Berg balance scale (BBS)
	運動発達	粗大運動能力尺度 (gross motor function measure：GMFM)
感覚	表在覚	触覚・痛覚検査
	深部感覚	位置覚・運動覚・圧覚・振動覚
呼吸機能		動脈血酸素飽和度 (SpO₂), 肺活量 (vital capacity：VC), 最大咳嗽流速 (peak cough flow：PCF), 努力性肺活量 (% forced vital capacity：% FVC), 鼻腔吸気圧 (sniff nasal inspiratory pressure：SNIP), 最大吸気圧 (maximal inspiratory pressure：MIP)
嚥下機能		反復唾液嚥下テスト (RSST), 改訂版水飲みテスト (MWST), 嚥下造影検査 (VF), 嚥下内視鏡検査 (VE)
構音機能		構音・プロソディー検査, 構音器官検査, 発話明瞭度, 発話自然度
認知機能		改訂 長谷川式簡易知能評価スケール (HDS-R), mini-mental state examination (MMSE), frontal assessment battery (FAB), 日本語版 COGNISTAT 認知機能検査, 日本語版 montreal cognitive assessment (MoCA-J)
日常生活活動 (ADL)		基本的日常生活能力 (barthel index), 機能的自立度評価表 (FIM, WeeFIM)
日常生活関連活動 (IADL)		手段的日常生活活動動作検査 (Lawton IADL), 日本語版 FAI (frenchay activities index)
quality of life (QOL)		健康関連 QOL (SF-36), the schedulo for the evaluation of individual quality of life-direct weighting (SEIQoL-DW)
重症度指標	筋萎縮性側索硬化症	ALSFRS-R, ALS 重症度分類
	筋炎	MGFA 分類, MG-ADL スケール, QMG スコア
	重症筋無力症	日本版 modified Rankin scale (mRS)
	ミオパチー, 筋ジストロフィー, 脊髄性筋萎縮症, 脊髄損傷	ASIA 分類
障害度指標	Duchenne 型筋ジストロフィー	厚生労働省筋ジストロフィー研究班・新分類, 上肢運動機能障害度分類, Vignos 下肢機能評価スケール, Brooke 上肢機能スケール, EK スケール
画像検査		全脊柱骨条件単純X線写真, 骨格筋 CT・MRI, 骨塩定量検査 (二重エネルギーX線吸収法：DEXA 法)
疼痛		numerical rating scale (NRS), visual analogue scale (VAS), face pain scale
精神機能	不安・抑うつ	hospital anxiety and depression scale (HADS)
	うつ	beck depression inventory (BDI)

表5-3 評価方法（つづき）

項目		種類
栄養		体重，body mass index（BMI）
疾患特異的な評価尺度	Duchenne型筋ジストロフィー	north star ambulatory assessment（NSAA）
	脊髄性筋萎縮症	Hammersmith functional motor scale-expanded：（HFMSE），上肢モジュール upper limb module（ULM），上肢モジュール改訂版 revised upper limb module（RULM）
	Charcot-Marie-Tooth病	CMTNS version 2（Charcot-Marie-Tooth neuropathy score），CMTPeds（Charcot-Marie-Tooth disease pediatric scale）

PT OT ST へのアドバイス　患者の病態に適した評価方法を選択する

疾患の特徴と機能予後，患者の社会的背景を鑑みて，評価項目を選定し，評価を実施する．当該疾患群は程度に差はあるものの，進行性の疾患が多いため，可能な限り経時的・定期的に機能評価を行うことが勧められる．

筋萎縮性疾患に対する
[3] リハビリテーション診療の考え方

Essential Point

LECTURE 1. 患者の障害構造・活動状態・社会参加を理解し，リハビリテーションのプログラム作成とゴール設定を行う．

LECTURE 2. リハビリテーションプログラム作成・ゴール設定時に考慮すべき事項について理解する．

LECTURE 1. リハビリテーションプログラム作成とゴール設定の考え方

前項（2．筋萎縮性疾患の評価方法）などを用いた，患者の機能評価を参考として，リハビリテーションプログラムを作成し，患者の当面のリハビリテーションゴールを設定する．

筋萎縮性疾患に伴う機能障害は，患者の活動をさまざまな場面で制限する．機能障害に起因する活動制限は，疾病の種類や身体のどの部位に機能障害が生じたかにもよる．身体機能障害のみならず，プログラムやゴール設定には，患者や家族の精神状態や社会的背景

も考慮する必要がある．

患者や家族が感じている動作・ADL・IADLのやりにくさ，生活状況（家族構成・就学・就労状況や環境，経済状況，住宅環境など），指定難病・障害者手帳・介護保険認定の有無，福祉サービス利用状況などを情報収集する．

また，リハビリテーション科医は患者の機能維持・向上，ADL・IADL能力維持，合併症予防やQOL維持・向上を目的に，理学療法・作業療法・言語聴覚療法を選定し，リハビリテーションプログラム（処方内容）を検討する．処方時は，その時点で想定されるリスクとリハビリテーションゴール（short time, long time）を明確にする．筋萎縮性疾患は慢性・進行性の経過を辿ることが多いため，患者の機能障害の進行や機能予後を予測し，患者の機能評価を可能な限り定期的・経時的に実施しリハビリテーションゴールとプログラムを適宜見直すことが肝要である．また，診断がついていなかったり，病名告知がなされていない患者もリハビリテーション実施対象となるため，患者や家族の病識や理解度について職種間で十分に情報共有を行い，患者と家族の心情に配慮した言動や情報収集を心がける必要がある．

> **リハ科医の 視点　患者の生活機能をとらえる**
>
> 対象となる患者について，ICF（国際生活機能分類）およびICIDH（国際障害分類）をモデルに，患者の心身機能と障害構造（機能障害），活動（能力障害・活動制限），社会参加（社会的不利・参加制限）を把握するようにしている．

> **PT OT ST へのアドバイス**
>
> **患者・家族の要望を知って，プログラムに反映させる**
>
> 患者と家族の要望（needs）を把握し，その要望に応じられるよう，個別に治療プログラムを検討することが望まれる．当該疾患は短期的・長期的なフォローが必要なため，評価項目やプログラムの選定には，患者の疾患の病態や予後について知識を得ることも大切である[12]．
>
> **筋萎縮性疾患リハビリテーションの基本方針**
>
> 筋萎縮性疾患患者に対するリハビリテーションの目的は，患者の筋力や柔軟性を維持し，関節拘縮を予防し，易疲労性や疼痛を緩和し，ADLやIADL能力を維持し，患者と家族のQOL向上を図ることである[13]．

LECTURE 2. リハビリテーションプログラム作成や ゴール設定時に考慮すべき点

▶ 1．原疾患の特徴を理解し，対象患者の年齢・性別，疾患重症度や進行度，予後に応じて運動の強度や頻度を考慮する[14]

▶ 2．筋力低下を予防する

　筋萎縮性疾患患者における筋力トレーニングの功罪はいまだ議論の余地があるが，漸増性筋力トレーニング（progressive strength training）は筋の蛋白量や除脂肪体重量，筋収縮力と筋力を改善し，身体機能を向上する作用があるとされ，病初期で進行が緩徐な神経筋疾患患者での軽度～中等度の筋力トレーニングは筋へのダメージを与えずに有効であるとされている[15]．また，特定の部位の筋肉を対象としたトレーニングが，有酸素運動や筋力訓練よりも有効との意見もある[16]．

　患者の体力や筋力を鑑みて，トレーニング負荷量や強度を設定し，疲労が蓄積しないようにする．トレーニング後に筋肉痛や疲労が残存する場合は，トレーニングプログラムの見直しや患者のトレーニング状況の再確認をする．

　また，残存する健常な筋肉部位に障害を与えないよう，運動プログラムの内容やトレーニング実施方法を考慮する．

▶ 3．関節拘縮・変形を予防する

　関節可動域訓練（range of motion exercises：ROM exercise）やストレッチは関節可動域制限の進行を予防するとともに関節可動域制限により動かしにくくなった部位の筋力低下を予防する[14]．神経筋疾患患者でのストレッチや ROM exercise の適切な頻度についてエビデンスは得られていない．

　睡眠中の関節拘縮予防に手関節や足関節のナイトスプリントが用いられることもある．小児ではスプリントの使用は足関節の拘縮や歩行・バランスの矯正に有効とされているが，動作機能に直接的な効果はないとの意見もある[17]．

▶ 4．歩行やバランス能力を維持する

　運動ニューロン障害や筋ジストロフィー，CMT 患者などでバランスや姿勢の障害がみられる[16]．歩行やバランス能力は，たとえ疾患が進行しても患者ができるだけ自立した生活を送るために重要な機能である．

　CMT 患者では歩行中のエネルギー消費が増える[18]．トレーニングには適切な有酸素運動と持久力訓練を取り入れ，その際には過負荷にならない運動量に設定する．また，装具の選定および杖や歩行器などの歩行補助具の使用方法の指導，転倒予防対策として転んだときの立ち上がり方やダメージの少ない転び方の指導を行う．患者に合わない装具や歩行補助具を使用すると，患者に適した歩行パターンを変えてしまい歩行がしづらくなり，腰痛などを引き起こすことがあるため，処方の際は注意する．適切な歩行補助具を選定し，それを用いた歩行訓練は患者の転倒リスクを減らす[19]．歩行には筋力，関節可動域だけでなくバランス能力も影響するため[20]，特に転倒リスクが高かったり，転倒をくり返している患者では歩行訓練とともにバランストレーニングを取り入れることを考慮する．

▶ 5．呼吸機能を維持し，合併症を予防する

　Duchenne 型筋ジストロフィーや ALS，重症筋無力症患者において呼吸筋トレーニングが運動耐容能や肺機能および QOL を向上する[21]．

　神経筋疾患患者は微小無気肺と肺の低換気を伴う吸気筋力低下により VC（肺活量）が低下し[22,23]，呼吸筋筋力低下により肺の 1 回換気量が減少し，咳嗽力が低下する．これにより無気肺や肺炎，呼吸機能障害を生じうる[24]．

胸郭の動きに作用する筋が固くなり短縮すると胸郭可動域制限が生じる[23]．呼吸機能障害を呈する疾患において，窒息や気管切開を回避し，QOLを維持しやすいNPPV（非侵襲的陽圧換気療法）を効果的に使い続けられるよう，肺活量や咳嗽力低下を予防し，胸郭の健常性を保つために呼吸理学療法（p.133参照）を行う[25~27]．

▶6．摂食嚥下機能を維持する

顔面筋や頭頸部筋，咀嚼・嚥下関連筋の筋力低下により，嚥下の5段階（先行期・口腔準備期・口腔期・咽頭期・食道期）のいずれかの段階が影響を受け，嚥下障害を合併しうる．例えば，顔面筋筋力低下による口唇閉鎖不全や咬合不全は口腔準備期に影響し，舌の筋力低下は食塊の咽頭への送り込みが遅延する要因となり，口腔期を阻害する．筋原性疾患では咀嚼・嚥下関連筋の筋力低下や廃用症候群により，口腔準備期や口腔期の障害がみられる．舌骨上筋群・下筋群の筋力低下により，喉頭挙上および咽頭筋の筋力も低下し，咽頭内圧低下に伴う咽頭残留増加を認める．輪状咽頭筋の弛緩不全に伴い生じる食道入口部通過不全により食道期に障害がみられる[28]．

また，顔面や咀嚼・嚥下関連筋の筋力低下により，無意識下での自然な唾液嚥下が困難になると，唾液が口から洩れる流涎がみられる．多量の流涎は窒息や睡眠障害の原因となる．また口渇は薬の副作用や口呼吸，ストレスや不安・抑うつ，喫煙などにより生じうる．

嚥下障害は窒息や誤嚥性肺炎の原因となり，生命予後に影響するだけでなく，患者の栄養状態の低下や，口から食物を摂取する生命維持のための行為を阻害するため，患者の生きる希望を失わせる要因にもなりうる．

嚥下リハビリテーションの目標として，経口摂取能力と栄養状態を維持し，窒息および誤嚥による呼吸器合併症を予防し，患者や家族のQOL維持・向上を図ることが挙げられる．

▶7．コミュニケーション能力を維持する

構音障害や音声障害の合併や進行により他者とのコミュニケーションをとることが困難になる[29~31]．

ALS患者では，重度の構音障害によるコミュニケーション障害が患者や家族のQOLへ多大な影響を及ぼす．

コミュニケーション能力を維持するために拡大代替コミュニケーション（augmentative and alternative communication：AAC）の導入が考慮される．AACはAmerican Speech Language Hearing Association（ASHA）が定義した，話す，聞く，読む，書く，身振り，手振りなどのコミュニケーションに障害をもつ人の残存能力に応じて意思を伝える方法である[32]．

▶8．生活の場を整える支援を行う

患者の年齢や原疾患，障害，社会的背景を考慮しつつ，患者や家族の希求する生活を送れるよう，自宅および学校，職場環境の整備として家屋評価や家屋改造などを行ったり，就学・進学・就労・復職に関する助言や，日常生活用具や福祉機器の紹介を行う．また，患者と家族の了解のもと，病院と地域のリハビリテーションスタッフ間で患者のリハビリテーションプログラムやゴール，リスクに関する情報共有を行い，連携してリハビリテーションアプローチを実践する．

▶9．介護者にも支援を行う

先天性疾患や筋ジストロフィーなど，幼小児期に発症または診断される疾患では，親は子の養育と同時に介護者の役割を担うことになる．成人発症の場合，患者が次第に自立して生活することが困難になると，夫または妻や子が介護を担うか，他者の介護援助を求める必要が生じる．患者の療養を支える家族の心理的な負担を少しでも減らせるよう，介護者の身体的，心理的サポートを心がける．

[4] 筋萎縮性疾患に対する リハビリテーション治療の手技

Essential Point

LECTURE 1. 筋萎縮性疾患患者に用いられる装具や歩行補助具，車椅子，日常生活用具，コミュニケーション機器について知る．

LECTURE 2. 患者の生命予後に関わる呼吸器合併症を予防するための呼吸理学療法や摂食嚥下機能療法について理解する．

LECTURE 1. 装具・歩行補助具・車椅子・日常生活用具・コミュニケーション機器の検討・選定のポイント

A 装具の検討（第12章 参照）

装具は関節や関節周囲の軟部組織を保護し，良肢位を保つことや関節拘縮や変形を予防する効果がある．また，四肢・脊柱の動きを補助し，患者の動作能力（筋活動）の代償・維持・促進を図ることができ，筋萎縮の進行予防にもつながる．

装具処方時は患者が装具に求める機能や使用コンプライアンス，および素材が軽量で強度が高いものを考慮すべきである．

▶1．頸椎装具

頭頸部の筋力低下による首下がり姿勢の改善や姿勢保持，頭頸部痛の緩和を目的に検討する．

▶2．上肢装具

手装具は手指や手関節を固定し，関節の保護や矯正に用いる．筋力低下による手指や手関節の動きを補助・代償することにより，微細運動や巧緻動作能力の維持を図る．

手背屈装具（スプリント・サポーター・関節固定装具）は下垂手の予防・矯正や，手関節保護，良肢位保持に用いられる（図5-8）．

▶3．下肢装具

長下肢装具（knee-ankle-foot orthosis：KAFO）：股・膝・足関節に異常運動や筋力低下，変形，痛みなどによって，下肢の支持性が低下した患者に適応される．実用性には乏しい．下肢の拘縮進行を遅らせることが期待され，Duchenne 型筋ジストロフィー患者では約2年歩行能力を延長するために用いられる（図5-9）[33]．

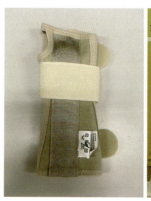

図5-8 手関節装具

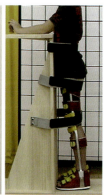

図5-9 長下肢装具を用いた立位練習

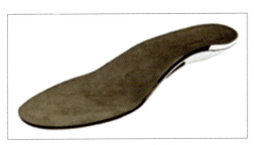

図 5-10　足底板

足底装具（足底板・インソール）：筋力低下や靱帯組織の弾性の低下により，足部のアーチ構造が破綻し，歩容の変化や歩行障害が生じる．足底装具やパッドの使用は，足部を代償性に生理的アーチ構造に近づけることにより，歩容改善の作用がある（図 5-10）．

短下肢装具（ankle foot orthosis：AFO）：足関節の動きに作用する筋の筋力低下を認める患者に用いる．

短下肢装具には軟性と硬性がある．短下肢装具によりハムストリングやアキレス腱の短縮を防ぐことはできないが，短下肢装具・軟性は足部の内外反や背屈を緩く固定し，足関節の動揺を制限する．短下肢装具・硬性は下垂足や内反尖足の矯正や予防，座位時のポジショニングなどを目的に処方されることが多い．既製品ではプラスチック製・カーボン製がある．目的や用途に応じて，オーダーメイドでプラスチック製短下肢装具や金属支柱付き短下肢装具を処方することもある（図 5-11）．

▶ 4．体幹装具

体幹の変形予防・矯正などを目的に用いられる．歩行不能な神経筋疾患の成人患者において側弯の進行や手術時期を遅らせ，座位や上肢機能を維持するのに有効な可能性がある[34]．

小児の脊髄性筋萎縮症（SMA：spinal muscular atrophy）患者では脊柱固定術前の一時的な対策として体幹装具の処方[35]を検討することがある．

思春期の患者では側弯によりボディイメージや活動性の低下を認め，Cobb 角 60～70°以上では呼吸機能障害や肺高血圧症合併のリスクが高まることが知られる[36]．

動的脊柱装具（dynamic spinal brace：DSB 通称プレーリーくん）：症候性側弯症の保存的治療目的に開発された体幹装具である．素材が軽量で弾力性があり身体の動きの制限が少なく，着脱が容易な利点がある（図 5-12）．

B 歩行補助具の選定

歩行障害や易転倒性がみられる患者に対し，転倒予防や歩行能力維持，歩行安定性向上，歩行能力維持を目的として，杖や歩行器などの歩行補助具の使用を推奨される．

T 字杖は軽度の歩行やバランスの不安定性がある際に適応がある．独歩可能だが，混雑している環境での歩行が不安であったり，疲労しやすい患者には折り畳み式杖の携帯を勧めることがある．手関節・手指の変形や，握力低下があり，T 字杖で支持が不十分な場合はロフストランド杖が適している．歩行器は両下肢筋力低下や運動失調，感覚障害，バランス障害により歩行安定性が低下した患者に勧められる．

PT OT ST へのアドバイス

歩行補助具の導入を勧めるときに

患者の活動度，主な生活場所，使用場面，転倒リスク，認知機能などを考慮し，最適な道具を提案する．

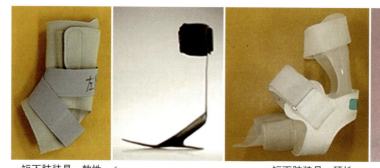

短下肢装具・軟性 ←――――→ 短下肢装具・硬性 ←――――――――→

図5-11　短下肢装具の例

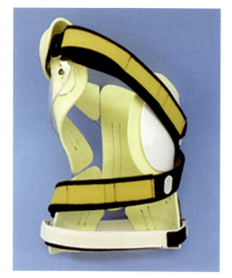

図5-12　動的脊柱装具（プレーリーくん）

C　車椅子導入・作製・レンタルの検討

　患者の身体機能に適した車椅子を作製またはレンタルできるよう，助言を行う．

　車椅子作製を検討する際には，年齢や身体障害者認定や介護保険での要介護度認定の有無，作製時期や用途，使用目的，使用場所，疾患の進行度や予後を考慮する．

　普通型（自走式）車椅子は上半身が安定し，姿勢が自分で変えられる患者に適している．

　電動車椅子は，手動式車椅子の操作不能または操作が著しく困難な患者を対象に給付さ

> **リハ科医の　視点**
> 装具・歩行補助具の導入は柔軟に対応する
>
> 患者の疾患受容や年齢，認知機能により，適応のある歩行補助具の紹介や情報提供にとどめることもある．

れる．ジョイスティックやスイッチで操作できるため，脊柱変形の進行や上肢筋力低下により普通型車椅子や簡易電動車椅子の駆動が困難な際に検討する．

　簡易電動車椅子は普通型車椅子に電動ユニットを取り付けたものである．アシスト式は上肢筋力低下のため車椅子駆動能力が不十分な患者に適しており，駆動により運動量低下を防ぐことができる．

　車椅子作製後，特に電動車椅子は，定期的にメンテナンスが必要であることを患者と家族に指導する．

D　日常生活用具の紹介

　障害者・障害児・難病患者を対象に，市町村が日常生活を円滑に送るための用具を給付・貸与する日常生活用具給付事業がある[37]．給付種目には（1）介護・訓練支援用具，（2）自立生活支援用具，（3）在宅療養等支援用具，

(4) 情報・意思疎通支援用具，(5) 排泄管理支援用具，(6) 居宅生活動作補助用具（住宅改修費）がある．

(1) には移動用リフト，(2) には歩行補助具（歩行器・杖），(3) には電気式たん吸引器，(4) には情報・通信支援用具（AAC）が含まれる．

E コミュニケーション機器の紹介・選定

構音障害・音声障害により他者とのコミュニケーションが困難になった患者に対する代償手段であり，疾患の進行に伴い今後コミュニケーション障害の重度化が予測される際に，AACの導入を考慮する．

AACは大きく① unaided AAC：ノンテクと② aided AAC：ローテク（low-tech），③ ハイテク（high-tech）に分類できる．ノンテクとは道具を使わずに発声や表情，ジェスチャー，身振り手振り，サインによりコミュニケーションをはかる方法である．ローテクはグリップ類や指差し・透明文字盤や筆談器，絵カード，写真を用い，導入と操作，管理が簡便な物品を指す．ハイテクはパソコンやタブレット，スマートフォンなどの電子機器を用いた方法である．情報通信支援用具，意思伝達装置，携帯用会話補助装置などが該当する．

Lecture 2. 呼吸器合併症予防に有用なアプローチ

A 呼吸理学療法

筋萎縮性疾患患者に対する呼吸理学療法は気道クリアランスと肺コンプライアンス維持を目的として行われる．

呼吸機能障害を呈する疾患（ミオパチーや筋ジストロフィー，脊髄性筋萎縮症，ALS，遺伝性ニューロパチー，Guillain-Barré 症候群，重症筋無力症，脊髄損傷）の患者では，呼吸機能評価は患者の呼吸状態や病勢，理学療法の効果を把握する参考になる．

PT OT ST へのアドバイス

療法中に行える呼吸機能評価方法を知っておく

酸素飽和度（SpO_2）や最大呼気流量（peak cough flow：PCF），肺活量（vital capacity：VC），最大強制吸気量（maximum insufflation capacity：MIC）は理学療法実施時に測定することができる．

咳嗽力が低下すると異物や痰を自己喀出困難となり，呼吸器感染症や窒息のリスクが高まる．定期的にピークフローメーターを用いて咳嗽力（PCF）を測定することが推奨される[43]．

呼吸理学療法として知っておきたい手技

PCFが270L/分以下の筋萎縮性疾患患者は，全身状態が安定していても，異物や気道分泌物を自己喀出するための咳嗽力が低下していると考えられるため，徒手による排痰介助や徒手介助併用の機械による咳介助（manually assisted coughing：MAC）機械による咳介助またはMACの指導を行う．12歳以下で介助下でのPCFが160L/分以下の場合，日常的な排痰困難や誤嚥を認め，MACが常に必要となる[44]．

気道クリアランス・肺コンプライアンスを維持するための手技

1 咳練習

咳嗽力（PCF270L/分 以上）を保つために，咳の練習を行う．

2 最大強制吸気量（maximum insufflation capacity：MIC）を指標とした air stacking

MIC は Bach が提唱した肺・胸郭のコンプライアンスの指標で，強制吸気で肺にためられる空気の量である．MIC500mL 未満では NPPV での呼吸機能の維持が困難になり，気管切開を要するとされる[45]．VC が 2,000mL 以下に低下した際に行うことが推奨されている[46]．強制吸気により MIC の測定値まで肺に空気をためることを air stacking（息溜め）という．air stacking にはアンビューバック（救急蘇生バッグ）や MAC の陽圧，NPPV の複数回吸気，舌咽頭呼吸などを使用して肺に強制的に空気をためる方法がある．1日3回行うことが推奨されている[38]．

3 排痰補助

1．体位排痰補助（体位ドレナージ）

痰や気道分泌物増加の原因となる部位がわかれば，臥床時にその部位が上になるよう体位変換して，排痰を促すこと．

2．徒手排痰補助（徒手による咳介助）

患者が自身で痰を喀出できない場合，患者の咳嗽に合わせて，介護者が患者の胸郭下部を両手で圧迫することにより呼気流速を高め，排痰を促す方法．

3．徒手介助併用の機械による咳介助（MAC）

排痰機器（mechanical in-exsufflation：MI-E）を用いた咳または排痰介助方法．MI-E にはカフ・アシスト®（Cough-Assist®），スマートベスト®，IPV®，コンフォートカフプラス™などが市販されている．

4 舌咽頭呼吸（glossopharyngeal breathing：GPB）による air stacking

舌咽頭呼吸は別名「カエル呼吸」ともいう．舌や咽頭を用いて口腔内の空気を気道に押し込む方法である[47]．

5 胸郭の柔軟性の維持

呼吸筋筋力低下に伴い VC が低下すると，深吸気でも肺に空気を十分取り入れることができなくなる．その結果，胸郭の柔軟性や可動性が低下する．無気肺や PCF の改善，肺コンプライアンスの維持を目的に深吸気によって胸郭を広げる練習を行う[48]．

6 座位・臥位での姿勢保持

姿勢異常（側弯・亀背）は正常呼吸パターンの阻害要因となる．Cobb 角＜25°では呼吸機能や運動耐容能に影響はないが，Cobb 角が 25〜60°では換気障害により肺活量低下と運動耐容能の低下がみられる[36]．

PT OT ST へのアドバイス　座位・臥位姿勢を観察する

座位姿勢のとり方の指導や，体幹装具の処方により側弯や姿勢障害予防を図る．側弯や姿勢異常を合併する場合は，対症方法として座位のシーティングや臥位のポジショニングを検討する．

B 摂食嚥下機能障害への対策
（第10章 参照）

嚥下障害が疑われる患者では，嚥下の5段階のいずれに障害があるかを評価し，機能障害や予後から設定したゴールに合わせたプログラムを個別に検討し，トレーニングを行う[49]．

▶ 1．間接訓練

主に口腔咽頭に対するトレーニング方法である．

トレーニングとして頸部可動域訓練，口唇・舌・頰の訓練，口唇閉鎖訓練，舌抵抗訓練，ブローイング訓練，頭部挙上訓練（シャキア法），メンデルソン手技（Mendelsohn maneuver），バルーン法などが含まれる．

[頸部可動域訓練]

頸部の嚥下筋のリラクゼーションが得られ，臥位または座位の体幹が安定した姿勢で行う．他動または自動運動で頸部に痛みを生じない範囲での運動を行う．

[口唇・舌・頰の訓練]

口唇筋力増強，舌の可動域訓練，頰のストレッチを含む．

[口唇閉鎖訓練]

他動運動と自動運動に大別されるが，口周囲の筋緊張や運動能力を高める．

[舌抵抗訓練]

抵抗運動（舌圧子で舌を押し，負荷をかけるなど）により舌の筋力増強と舌の容積を増やし，舌での食塊の送り込みやすさや口腔・咽頭内圧上昇を目指す．

[ブローイング訓練]

口唇閉鎖不全，鼻咽腔閉鎖不全，呼吸筋力低下がある場合に，吹く動作の練習（ペットボトルなどに入れた水をストローで吹くなど）を行い，口唇や鼻咽腔閉鎖に関わる神経・筋群を活性化する．

[頭部挙上訓練（シャキア法）]

食道入口部開大不全に対し，舌骨上筋群などの筋力強化を図ることにより喉頭の前上方への運動能を改善し，食道入口部の開大を図る方法．下咽頭残留を少なくする効果があるとされる．

[メンデルソン手技（Mendelsohn maneuver）]

飲み込みの際の喉頭挙上不全，咽頭収縮不全，食道入口部開大不全による咽頭残留を認め，誤嚥のリスクがある場合に，舌骨・喉頭挙上量の拡大，挙上持続時間延長，咽頭収縮力増加を目的に行う．舌骨と喉頭の挙上と咽頭収縮がピークの時点（嚥下したとき，喉頭隆起が最も高い位置に保てる状態）で嚥下の一時停止を患者に指示し，数秒この状態を保持した後，力を抜き嚥下前の状態に戻す指示を行う．

[バルーン法]

バルーン拡張法は，わが国で広く行われている訓練法で，バルーンカテーテルを用いて，主に食道入口部（輪状咽頭筋部）を機械的にくり返し拡張し，食塊の咽頭通過を改善する方法である[50]．炎症性筋疾患（多発筋炎，皮膚筋炎，封入体筋炎）で，輪状咽頭筋の機能不全として，嚥下造影検査における食道入口部開大不全の所見を呈する[51]．

▶ 2．直接訓練

経口摂取時の誤嚥を防ぐために，下記に挙げる嚥下代償手段に基づくトレーニングを行い，患者の嚥下機能を高める．

食上げの際は，患者の誤嚥や窒息時の緊急対応ができる環境で行うことが望ましい．

[嚥下代償手段]

・姿勢調整（座位での体幹角度調整，頭頸部屈曲，頸部回旋）

頸部後屈・頸部過伸展は食物通過を障害し誤嚥を生じやすい姿勢であるため，可能な限り下顎を引いた姿勢をとり，上半身を起こし，机の高さを調整するなどして姿勢調節を図る．

頸部過伸展は食物通過を障害し，誤嚥しやすい姿勢であるためできるだけ下顎を引いた姿勢をとるようにする．
・食形態の調整：咀嚼能力に適した食形態を選択し，とろみの要否や濃度について助言する．
・一口量の調整：患者が自分で適正な一口量の調整ができない場合，介護者が声掛けや見守りを行い，口の中に食べ物を詰め込まないよう，ペーシングを図る．
・嚥下方法の指導：咽頭残留が疑われる場合は，頸部前屈嚥下・複数回嚥下・反復嚥下を，食道入口部開大不全には顎突出嚥下を嚥下の代償方法として指導する．

嚥下障害が重度化し，保存的手段での誤嚥予防が困難になり，肺炎や窒息の危険性が高い場合には，誤嚥防止術などの外科的治療が検討される．

Pickup

［リハビリテーション支援ロボットの開発・普及］

近年，リハビリテーションにおけるロボットテクノロジーの応用が進んでいる．

HAL® は，筑波大学理工学群の山海嘉之教授が発明した，装着者が意図した随意運動に対応して皮膚表面に現れる運動単位電位（motor unit potential）を運動意図情報のある生体電位信号として検出し，装着者の運動意図を解析し，装着者の歩行運動パターンを各種センサー情報と正常運動パターンのデータベースを参照し，適切なモータートルクで随意運動をアシストする生体電位駆動型装着型ロボットである[52,53]．

歩行トレーニングを目的としたロボットのHAL® 医療用下肢タイプは，筋萎縮性側索硬化症（ALS），脊髄性筋萎縮症（SMA），球脊髄性筋萎縮症（SBMA），遠位型ミオパチー，Charcot-Marie-Tooth病（CMT），封入体筋炎，筋ジストロフィー，先天性ミオパチーの8疾患を対象とした医師主導治験で歩行運動療法の短期有効性と安全性が検証された後，2016年9月から健康保険で使用可能となったが，実施可能な医療機関はまだ少ない．

Pickup

[筋ジストロフィーの治療法の開発]

特にDuchenne型筋ジストロフィー(DMD)で治験が進んでおり，遺伝子に作用を及ぼすエクソン・スキッピングやリードスルー，幹細胞移植治療などの新たな治療方法の研究開発が進められている[54]．

脊髄性筋萎縮症(SMA)はSMN1遺伝子の欠失または変異によりSMNタンパク質が産生されないために発症する．変異したSMN1の重複遺伝子であるSMN2遺伝子があると，mRNA前駆体のスプライシング(DNAから転写された遺伝情報より不要な部分を除く過程)が変化し，正常なSMNタンパク質の代わりに活性のない異常なSMNタンパク質が合成される．その結果，脊髄運動ニューロンの運動神経細胞が変性し，筋萎縮と筋力低下が生じる．

ヌシネルセンナトリウム(スピンラザ®)はアンチセンス核酸医薬品であり，正常に機能するSMNタンパク質の産生を増やすことができる．

わが国では2017年7月に製造販売承認，8月末から保険適用となり，投薬が開始されている[55]．

ロボットリハビリテーションや新しい治療を受けた患者の機能を最大限に引き出すために，リハビリテーションにおいても適切な評価方法を用いたリハビリテーションプログラムやリハビリテーションアプローチの模索が求められている．

【文　献】

1) Fanzani A, et al：Molecular and cellular mechanisms of skeletal muscle atrophy：an update. J Cachexia Sarcopenia Muscle, 3：163-179, 2012.
2) Cohen S, et al：Muscle wasting in disease：molecular mechanisms and promising therapies. Nat Rev Drug Discov, 14：58-74, 2015.
3) 小牧宏文 編，埜中征哉 監修：小児筋疾患診療ハンドブック. p.2, 診断と治療社, 2009.
4) 埜中征哉：臨床のための筋病理 第4版 増補. 日本医事新報社, 2014.
5) 多発性筋炎・皮膚筋炎分科会 編：多発性筋炎・皮膚筋炎治療ガイドライン. 診断と治療社, 2015.
6) ポンペ病診療ガイドライン作成委員会編：ポンペ病診療ガイドライン2017. p3
https://minds.jcqhc.or.jp/docs/minds/Pompe-disease/Pompe_Practice-guideline_2017.pdf
7) 日本神経学会監修，「重症筋無力症診療ガイドライン」作成委員会：重症筋無力症診療ガイドライン2014.
https://www.neurology-jp.org/guidelinem/pdf/mg_01.pdf
8) 松原四郎：筋肉の病気. 2016.
http://www.jsnp.jp/pdf/cerebral_19.pdf
9) 平山恵造：神経症候学. p.447-494, p.657-710, 文光堂, 1971.
10) 鈴木俊明，ほか：筋緊張異常に対するアプローチ. 関西理学, 14：27-31, 2014.
11) Lance JW：Symposium synopsis. in Spasticity：disordered motor control, ed by Feldman RG, et al, pp 485-494, Year Book Medical Chicago, 1980.
12) Johnson LB, et al：Physical therapy evaluation and management in neuromuscular diseases. Phys Med Rehabil Clin N Am, 23：633-651, 2012.

13) Demir YP. Neuromuscular Diseases and Rehabilitation. Neurological Physical Therapy, Toshiaki Suzuki, IntechOpen 2017. DOI：10. 5772/67722. Available from：https://www.intechopen.com/books/neurological-physical-therapy/neuromuscular-diseases-and-rehabilitation

14) Abresch RT, et al：Exercise in neuromuscular diseases. Phys Med Rehabil Clin N Am, 23：653-673, 2012.

15) Ansved T：Muscle training in muscular dystrophies. Acta Physiol Scand, 171：359-366, 2001.

16) Anziska Y, et al：Exercise in neuromuscular disease. Muscle Nerve, 48：3-20, 2013.

17) Alemdaroglu i, et al：Is there any relationship between arthotic usage and functional activities in children with neuromuscular disorders? Prosthet Orthot Int, 38：27-33, 2014.

18) Menotti F, et al：Charcot-Marie-Tooth 1A patients with low level of impairment have a higher energy cost of walking than healthy individuals. Neuromuscul Disord, 21：52-57, 2011.

19) Bateni H, et al：Assistive devices for balance and mobility：benefits, demands, and adverse consequences. Arch Phys Med Rehabil, 86：134-145, 2005.

20) 猪飼哲夫, ほか：歩行能力とバランス機能の関係. Jpn J rehabil Med, 43：828-833, 2006.

21) Pinto S, et al：Respiratory exercise in amyotrophic lateral sclerosis. Amyotroph Lateral Scler, 13：33-43, 2012.

22) Gouden P：Progressive resistive loading on accessory expiratory muscles in tetraplegia. Fisioterapie, 46：4-16, 1990.

23) Kang SW, et al：Maximum insufflation capacity：vital capacity and cough flows in neuromuscular disease. Am J Phys Med Rehabil, 79：222-227, 2000.

24) Schramm CM：Current concepts of respiratory complications of neuromuscular disease in children. Curr Opin Pediatr, 12：203-207, 2000.

25) Perrin C, et al：Pulmonary complications of chronic neuromuscular diseases and their management. Muscle Nerve, 29：5-27, 2004.

26) Bott J, et al：Guidelines for the physiotherapy management of the adult, medical, spontaneously breathing patient. Thorax, 64：i1-i51, 2009.

27) Bach JR：Management of patient with neuromuscular disease. Hanley & Belfus, 2004.

28) 日本神経治療学会治療指針作成委員会編：標準的神経治療：神経疾患に伴う嚥下障害. 2004. https://www.jsnt.gr.jp/guideline/img/enge.pdf

29) Tomik B, et al：Dysarthria in amyotrophic lateral sclerosis：A review. Amyotroph Lateral Scler, 11：4-15, 2010.

30) Körner S, et al：Speech therapy and communication device：impact on quality of life and mood in patients with amyotrophic lateral sclerosis. Amyotroph Lateral Scler Frontotemporal Degener, 14：20-25, 2013.

31) Williams MT, et al：ALS：Family caregiver needs and quality of life. Amyotroph Lateral Scler, 9：279-286, 2008.

32) Light J：Toward a definition of communicative competence for individuals using augmentative and alternative communication systems. Augment Altern Commun, 5：137-144, 1989.

33) Muscular Dystrophy UK：Guidelines for exercise and orthoses in children with neuromuscular disorders, 2011. http://www.musculardystrophyuk.org/wp-content/uploads/2015/02/Guidelines-for-exercise-and-orthoses-in-children.pdf

34) Kotwicki T et al. 1, JACEK DURMALA2 & JAROSLAW CZUBAK Disability and Rehabilitation：Assistive Technology, May 2008；3（3）：161-169；it can slow the progression of the curve, delay surgery, improve the function of sitting and using upper limbs and decompress the abdomen. The suspension trunk orthosis seems well designed for these purpose

35) Fujak A, et al：Use of orthosis and orthopaedic technical devices in proximal spinal muscular atrophy. Results of surver in 194 SMA patients. Disabil Rehabil Assist Technol, 6：305-311, 2011.

36) Kesten S, et al：Impaired exercise capacity in adults with moderate scoliosis. Chest, 99：663-666, 1991.

37) 厚生労働省：日常生活用具給付等事業の概要．
http://www.mhlw.go.jp/stf/seisakunitsuite/bunya/hukushi_kaigo/shougaishahukushi/yogu/seikatsu.html
38) 日本神経治療学会治療指針作成委員会 編：標準的神経治療：重症神経難病の呼吸ケア・呼吸管理とリハビリテーション，2013．
https://www.jsnt.gr.jp/guideline/img/jyuushou.pdf
39) 石川悠加，ほか：神経筋疾患の気道クリアランス評価と対応．日本呼吸ケア・リハビリテーション学会誌，19：10-13，2009．
40) 宮川哲夫：気道クリアランス法の選択基準．日本呼吸ケア・リハビリテーション学会誌，24：298-305，2014．
41) 厚生労働省精神・神経疾患研究委託費 筋ジストロフィーの療養と自立支援システム構築に関する研究班 編：デュシェンヌ型筋ジストロフィーの呼吸リハビリテーション．
http://www.carecuremd.jp/images/pdf/kokyu_reha.pdf
42) 神経筋疾患・脊髄損傷の呼吸リハビリテーションガイドライン策定委員会ほか 編：神経筋疾患・脊髄損傷の呼吸リハビリテーションガイドライン．金原出版，2014．
http://www.jarm.or.jp/wp-content/uploads/file/member/member_publication_isbn9784307750400.pdf
43) Bott J, et al：Guidelines for the physiotherapy management of the adult, medical, spontaneously breathing patient. Thorax, 64：i1-51, 2009.
44) Bach JR：Management of patient with neuromuscular disease. Hanley & Belfus, 2004.
http://www.carecuremd.jp/images/pdf/kokyu_reha.pdf.
45) Bach JR：Conventional approaches to managing neuromuscular ventilatory failure. Pulmonary rehabilitation, In Bach JR edi, p285-301, Hanley & Belfus, 1996.
46) 非侵襲的換気療法研究会 編：慢性呼吸不全に対する非侵襲的換気療法ガイドライン．37-40, Therapeutic Research, 2004.
47) Maltais F：Glossopharyngeal breathing. Am J Respir Crit Care Med, 184：381, 2011.
48) Bach JR, et al：Disorders of ventilation：weakness, stiffness, and mobilization. Chest, 117：301-303, 2000.
49) 日本摂食嚥下リハビリテーション学会医療検討委員会 編：訓練法のまとめ（2014版）．日摂食嚥下リハ会誌，18：55-89，2014．
50) 藤島一郎：脳卒中の摂食・嚥下障害 第2版．p.83-112，医歯薬出版，2014．
51) 三谷琴絵，ほか：難治性嚥下障害に対し，免疫グロブリン大量静注療法とバルーン拡張法の組み合わせ治療が奏効した皮膚筋炎の1例．神経治療学，34巻：315-319，2017．
52) 葛原茂樹，ほか：シンポジウム6：神経疾患への工学からのアプローチ 司会の言葉．神経治療学，33：395，2016．
53) 中島 孝：シンポジウム6：神経疾患への工学からのアプローチ ロボットスーツHALによるCybernic neurorehabilitation. 神経治療学，33：396-398，2016．
54) 神経・筋疾患患者登録サイトRemudy．
http://www.remudy.jp/news/index.html
55) https://www.spinraza.jp/ja-jp/homepage/mechanism/mechanism.html

第6章 脊髄障害のリハビリテーション

[1] 脊髄障害の特性

Essential Point

- LECTURE 1. 脊髄は，細長い楕円柱の構造で，小病変でも両側性の機能障害を生じる．
- LECTURE 2. 脊髄障害は，縦断像での病変の高位によって麻痺の高位が決まる．
- LECTURE 3. 脊髄障害は，横断像での病変の範囲によって，麻痺の範囲や感覚障害のタイプが決まる．
- LECTURE 4. 脊髄障害の原因には，脊柱の構成要素に由来するものと脊髄自体に由来するものがある．
- LECTURE 5. 脊髄障害には，特徴的な障害・症候群を示すものがある．

LECTURE 1. 脊髄の概要と脊髄障害

脊髄 (spinal cord) は，長さ約40～45cm，太さ約1cmの楕円柱の構造で，脊柱管 (spinal canal) の中にある．このため，小病変であっても，両側性の機能障害を生じることがある．

また，縦断像でみると，頸髄（8分節），胸髄（12分節），腰髄（5分節），仙髄（5分節），尾髄（1分節）の計31分節からなる（図6-1）．

このうち，上肢と下肢に神経を送る部位である頸膨大と腰膨大は，脊髄の中でも太くなっている．

横断像では，運動（錐体路）や感覚に関する神経路が分かれて走行している．このため，脊髄障害 (spinal cord disorder) は，病変のわずかな位置の違いにより，障害部位に応じた運動麻痺，感覚障害，自律神経障害，膀胱直腸障害などが生じる．

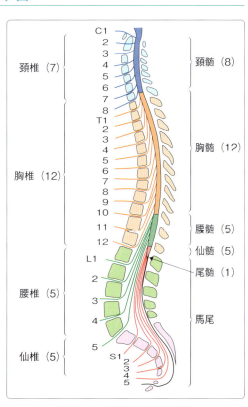

図6-1 脊髄と脊椎の関係

PT OT ST へのアドバイス　頚髄・胸髄・腰髄のうち，頚髄のみ椎骨と数が異なる

頚髄では，頚髄の分節の数と椎骨の数とが異なる．頚髄は8分節，頚椎は7椎骨である．

Lecture 2. 縦断像から見た脊髄障害

　脊髄障害は，病変の高位によって麻痺の高位が決まる．頚髄では，四肢麻痺（tetraplegiaまたはquadriplegia）が生じ，胸髄以下では，対麻痺（paraplegia）を生じる．

　高位を示す場合，脊髄損傷（spinal cord injury）での障害髄節は，健全な機能の残存する最下位髄節で表現することに留意する．例えば，第5頚髄節の機能が残存し，第6頚髄節以下に麻痺が生じている場合は，第5頚髄節を損傷高位とする．

　また，画像診断から脊髄病変の高位を決める場合，脊髄髄節と脊椎椎体の高位には差があることに注意する．頚髄では，頚髄高位＝頚椎高位＋1～1.5レベルと考える（図6-2）．つまり，第5頚椎の高位では，第6～7頚髄節高位となる．胸腰椎移行部から下方では，椎体の高さが増加するのに対して，腰髄や仙髄が小さくなるため，脊椎と脊髄の高位の差がさらに広がる．第2腰椎以下では脊髄ではなく，馬尾となる[1]（図6-3）．

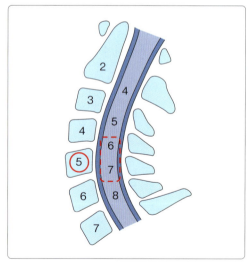

図6-2　頚椎と頚髄の高位の違い
頚椎高位は画像（MRIなど）から判断する．頚椎高位に1～1.5を加えたものが，頚髄節高位である．例えば，第5頚椎高位（丸囲い）の脊髄は，第6～7頚髄節高位（点線囲い）となる．

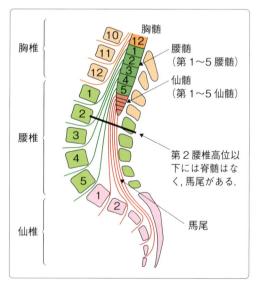

図6-3　腰椎と腰髄の高位の違い

リハ科医の視点　腰椎椎間板ヘルニアで，痙縮，腱反射亢進，病的反射がみられたら

第2腰椎以下では，脊柱管内には脊髄はない．このため，臨床的によくみられる第4腰椎・第5腰椎間の椎間板ヘルニアでは，筋緊張の亢進，アキレス腱反射などの腱反射の亢進や，Babinski反射などの病的反射がみられることはない．もし，こうした所見がみられたら，ここより高位の病変すなわち脊髄や脳の病変の併存の可能性を考える．

LECTURE 3. 横断像から見た脊髄障害

脊髄の外側に位置する白質を構成する線維（外側皮質脊髄路，外側脊髄視床路など）は，上肢の線維は内側に，下肢の線維は外側に分布している．このため，中心性脊髄症候群や髄内腫瘍など，脊髄の中心部に病変のある場合は，上肢に症状が強くみられるのが特徴である．また，感覚障害については，腹側の病変で温痛覚障害や触覚障害，背側の病変で，深部感覚障害（位置覚・振動覚の障害）が生じる（図6-4）．

PT OT ST へのアドバイス　深部感覚障害と運動失調

第4章 運動失調のリハビリテーションでも述べられているように，脊髄障害の場合は，必ず深部感覚障害を調べる．異常があれば，感覚性運動失調に対する訓練を取り入れる．

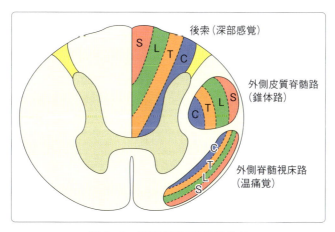

図6-4　脊髄横断面の体性分布
体性分布は，脊髄の中心部から外側に向かって頸髄（C），胸髄（T），腰髄（L），仙髄（S）の順に分布している．
このため，中心部の病変では，上肢に強い症状が生じる．

LECTURE 4. 脊柱の構成要素に由来する脊髄障害と脊髄自体に由来する脊髄障害

脊髄障害の原因は, 大きく分けて, 脊柱の構成要素に由来するものと脊髄自体に由来するものがある. 脊髄障害の代表的な原因疾患を表6-1に示す.

脊柱の構成要素に由来する脊髄障害は, 脊柱管を構成する椎骨・靱帯 (後縦靱帯, 黄色靱帯)・椎間板 (図6-5) の変性や骨折などによって生じる. これを原因とする脊髄障害のほうが, 脊髄自体に由来する脊髄障害よりも多い. これらの脊髄障害には, 脊髄損傷, 頚椎症性脊髄症 (cervical spondylotic myelopathy), 頚椎・胸椎椎間板ヘルニア (herniated disc of the cervical and thoracic spine), 後縦靱帯骨化症 (ossification of posterior longitudinal ligament：OPLL), 黄色靱帯骨化症 (ossification of yellow ligament：OYL), 環軸椎亜脱臼 (atlantoaxial subluxation) などがある. これらの疾患は, 脊髄症状のほかに, 脊椎症状, 神経根症状を伴うことが多い.

脊髄自体に由来する脊髄障害は, 多発性硬化症 (multiple sclerosis), 脊髄血管障害 (spinal angiopathy), 脊髄腫瘍 (tumor of spinal cord), 脊髄炎 (myelitis) など, 脊髄に生じるさまざまな病理学的変化から生じる.

リハ科医の視点

頚椎は可動性が高く, 胸椎は低い

頚椎は, 前屈・後屈・側屈・回旋など, 可動性が高く, 脊柱の構成要素の変性に由来する変形性脊椎症や椎間板ヘルニアが生じやすいので, 脊髄障害の好発部位となる. 一方, 胸椎は, 心臓や肺などの重要臓器を囲む胸郭を構成し, 可動性が低いが安定している. そのため, 脊髄障害が生じるのは, 高エネルギー外傷などの場合である.

表6-1 脊髄障害の代表的な原因疾患

外傷性	脊髄損傷
脊椎変性	頚椎症性脊髄症, 頚椎・胸椎椎間板ヘルニア 後縦靱帯骨化症, 黄色靱帯骨化症 環軸椎亜脱臼 (関節リウマチに伴う)
脱髄疾患	多発性硬化症, 視神経脊髄炎*
血管性	脊髄血管障害 (脊髄梗塞・出血など) 硬膜外血腫, 硬膜下血腫
腫瘍性	脊髄腫瘍・脊椎腫瘍 (転移性を含む)
感染症	脊髄炎, HTLV-1関連脊髄症**
神経変性疾患・先天性・その他	遺伝性痙性対麻痺, 脊髄空洞症, 放射線脊髄症

＊ 視神経炎と横断性脊髄炎を生じる疾患. デビック (Devic) 病とも呼ばれる.
＊＊ ヒトTリンパ球向性ウイルス1型 (HTLV-1) 感染により慢性進行性対麻痺を示す疾患.

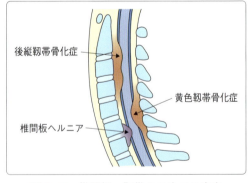

図6-5 椎間板・靱帯から生じる疾患
椎間板ヘルニアと後縦靱帯骨化症は前方 (腹側) から, 黄色靱帯骨化症は後方 (背側) から脊髄を圧迫し, 脊髄症を起こす.

LECTURE 5. 特徴的な脊髄障害・症候群（図6-6）

脊髄障害は，病変の範囲や血管支配により，特徴的な脊髄障害・症候群を示す．

▶1．横断性脊髄症（transverse myelopathy）

脊髄が横断性に障害された場合，運動障害（四肢麻痺または対麻痺），感覚障害（障害部位に対応した皮膚髄節以下の全感覚障害），膀胱直腸障害，自律神経障害（起立性低血圧，発汗障害など）を生じる．

▶2．ブラウン・セカール症候群（Brown-Séquard syndrome，脊髄半側切断症候群）

脊髄が半側だけ障害された場合，運動障害（病変と同側），感覚障害（病変と反対側の温痛覚障害，病変と同側の深部感覚障害）を生じる．

▶3．中心性脊髄症候群（central spinal cord syndrome，脊髄中心症候群）

病変レベル以下の運動障害，感覚障害が，下肢よりも上肢に強く生じる．高齢者に多

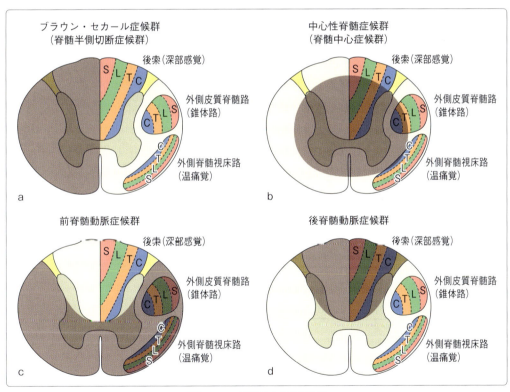

図6-6　特徴的な脊髄障害
　a：ブラウン・セカール症候群（Brown-Séquard syndrome，脊髄半側切断症候群）
　　 病変と同側の運動障害と深部感覚障害，病変と反対側の温痛覚障害が生じる．
　b：中心性脊髄症候群（central spinal cord syndrome，脊髄中心症候群）
　　 病変レベル以下の運動障害と感覚障害が下肢よりも上肢に強く生じる．
　c：前脊髄動脈症候群（anterior spinal artery syndrome）
　　 温痛覚障害を伴う対麻痺または四肢麻痺が生じる．深部感覚は保たれる．
　d：後脊髄動脈症候群（posterior spinal artery syndrome）
　　 深部感覚障害が生じる．

く，骨折や脱臼を伴わず，退行変性や脊柱管狭窄を基盤に，転倒などによる頸椎過伸展で生じる．

▶ 4．前脊髄動脈症候群
（anterior spinal artery syndrome）

皮質脊髄路（錐体路），前角，脊髄視床路が障害されるため，急性発症の温痛覚障害を伴う対麻痺または四肢麻痺を生じる．後角，後索は障害されにくいため，深部感覚は保たれる．脊髄の腹側3分の2を灌流する前脊髄動脈の閉塞による脊髄梗塞などでみられる．

▶ 5．後脊髄動脈症候群
（posterior spinal artery syndrome）

後索を中心とする病変により，深部感覚障害を認める．脊髄の背側を灌流する後脊髄動脈の閉塞によって起こるが，まれである．

リハ科医の視点

非典型な臨床像

脊髄障害は，主に横断面での病変の広がりによって特徴的な病像を示すが，必ずしも典型的な症状を示すとは限らない．神経学的所見をもとに，どの神経路が障害されているかなど，病変の広がりをイメージしながら評価する．

非骨傷性脊髄損傷，SCIWORA と SCIWORET[2]

非骨傷性脊髄損傷は，骨折や脱臼を伴わない脊髄損傷とされ，SCIWORA（spinal cord injury without radiographic abnormality）と呼ぶ場合があった．画像診断の向上に伴い，軟部組織損傷も検出可能となり，近年では，非骨傷性脊髄損傷を SCIWORET（spinal cord injury without radiographic evidence of trauma）と呼ぶことがある．

---

［2］脊髄障害の評価法

Essential Point

LECTURE 1. 脊髄障害では，痙縮を中心とした症状と神経学的所見の評価を行う．

LECTURE 2. 脊髄損傷で用いられる評価スケールを理解し，ほかの脊髄障害にも応用する．

LECTURE 3. 痙縮，脊髄症，多発性硬化症に関する評価スケールを用いる．

LECTURE 4. 神経根症状，脊椎症状，自律神経症状の評価を行う．

LECTURE 5. 脊髄障害の評価に画像検査を参考にする．

Lecture 1. 痙縮を中心とした症状と神経学的所見の評価[3]

A 痙縮を中心とした症状

脊髄障害では,運動麻痺だけでなく痙縮(spasticity)による巧緻運動障害がみられる.日常生活活動での巧緻運動障害の程度を評価する.表6-2に脊髄障害でみられる自覚症状についてまとめた.

上肢・手指では,ボタンのはめ外しがしにくい,箸が使いにくい,字が書きにくいなどの症状(ミエロパチーハンド myelopathy hand)がみられる.下肢では,痙性によるコントロール不良のため,歩きにくさを自覚し,階段を降りるときに手すりが必要になる.

下肢は伸展し,内反尖足位となり,つま先を引きずるような痙性歩行(spastic gait)がみられる.進行すると,つま先が引っ掛かり転びそうになった,転んだなどのエピソードがある.

B 神経学的所見の評価

筋力低下の程度を徒手筋力テスト(manual muscle test:MMT),握力計を用いて評価する.

痙縮・錐体路徴候の評価として,関節を他動的に動かして,筋緊張(muscle tonus)亢進,すなわち痙縮の有無,足間代・膝蓋間代(ankle clonus, patellar clonus)の有無,腱反射(tendon reflex)亢進,ワルテンベルグ反射(Wartenberg reflex),ホフマン反射(Hoffmann reflex),トレムナー反射(Trömner reflex),チャドック反射(Chaddock reflex),バビンスキー反射(Babinski reflex)などの病的反射(pathologic reflex)の有無をみる.

障害髄節以下の感覚障害(sensory disturbance)についても調べる.感覚については,髄節ごとの神経支配領域,皮膚感覚帯(デルマトーム dermatome)(図6-7)を理解する.特に覚えるべき皮膚髄節に,C6:第1指,T4:乳頭線,T7:剣状突起,T10:臍部,L1:鼠径部,L5:第1趾,S1:第5趾などがある.

その他,深部感覚障害をみる試験にロンベルグ(Romberg)試験がある.開眼させ,両足をそろえてつま先を閉じて立たせ,続いて閉眼により動揺が強くなれば陽性とする.

また,頚髄後索の刺激症状を診る検査としてレルミット徴候(Lhermitte sign)がある.頚部の力を抜かせた状態で,他動的に頚部を屈曲させると,後頚部から背部に向かって,疼痛が出現する場合を陽性とする.多発性硬化症の脊髄病変でみられる所見として知られるが,ほかの脊髄疾患でも認められる.

脊髄障害の主な評価項目について表6-3にまとめた.

C 痙縮に伴う巧緻運動障害や筋力低下を調べる検査

▶1. 10秒試験

手指の握り開き(グー,パー)のくり返し動作が何回できるかをみる試験.試験中,開き(パー)が不十分でないか観察することも大切である.10秒間に20回以下であれば,異常と考える.頚髄症の重症度と相関があるとされる.

表6-2 脊髄障害でみられる自覚症状

上肢・手指
主に,手指の細かい動きが行いにくい.ミエロパチーハンド
・ボタンのはめ外しがしにくい
・箸が使いにくい
・字が書きにくい
・手・腕がしびれる

下肢
主に痙性によるコントロール不良.痙性歩行
・つっぱって歩きにくく,階段を降りるのがつらい
・転んだ,転びそうになる
・足がしびれる

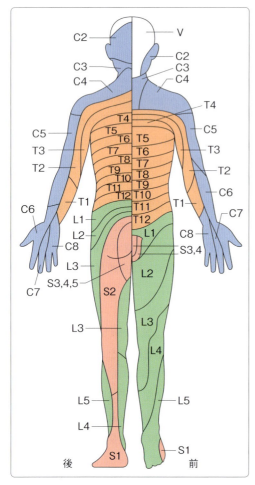

図6-7 皮膚感覚帯(デルマトーム)

表6-3 脊髄障害の主な評価項目

徒手筋力テスト
筋緊張：痙縮，足間代・膝蓋間代
腱反射
病的反射
上肢：ワルテンベルグ反射，ホフマン反射，
トレムナー反射
下肢：チャドック反射，バビンスキー反射
感覚障害：髄節ごとの皮膚感覚帯
歩行状態：痙性歩行の有無
ロンベルグ試験
レルミット徴候
10秒試験
指離れ徴候
foot tapping test (FTT)
両足・片足でのジャンプ

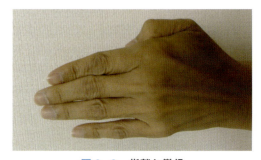

図6-8 指離れ徴候
互いに指をすべてつけて，離れないように指示しても，第4指と第5指が離れる．

▶ 2. 指離れ徴候
(finger escape sign)(図6-8)

　5本の指をすべて閉じて，離れないように指示しても，第5指が第4指から離れてしまう．進行すると，第3指，第2指に同様の所見が広がる．類似の徴候に，第5手指徴候がある．

▶ 3. foot tapping test (FTT)

　股関節と膝関節が90°屈曲位となる状態で座らせ，10秒間できるだけ速く足関節を底背屈し，タッピングさせる．タッピングできた回数で評価する．

▶ 4. 両足・片足でのジャンプ

　転倒に注意し，必要に応じて支持を与えながら行う．運動能力の保たれている場合，片足でのジャンプを行い，同一の場所に着地できるかをみる．下肢コントロール障害が軽度の症例の検出に役立つ．

Pt Ot St へのアドバイス

腱反射の亢進と減弱

脊髄障害では，一般に病変部より下の腱反射は亢進している．しかし，神経根症を合併する場合や，中高年に生じやすい糖尿病性末梢神経障害を合併する場合など，神経根症や末梢神経障害の程度によっては，腱反射は亢進しない場合がある．

痙縮？　固縮？　両方？

高齢者の場合，脊髄疾患と脳血管障害や神経変性疾患（パーキンソン病など）を合併することもまれではない．筋緊張の亢進が，脊髄疾患や脳病変で生じる錐体路徴候による痙縮か，脳病変で生じる錐体外路徴候による固縮（rigidity）か，あるいは，両方の併存かを注意深く評価する．

Lecture 2. 脊髄損傷で用いられる評価スケール

脊髄損傷で広く用いられる評価スケールには次のようなものがある．これらは，機能障害の客観的評価や回復の指標，予後を考えるうえで，ほかの原因の脊髄障害でも利用できる．

▶1. フランケル（Frankel）による重症度分類[4]（表6-4）

機能障害の重症度を完全喪失（A）と3段階の不全損傷（B, C, D），Recovery（E）の5段階に分類したもので，現在の機能障害評価法の基礎となるものである．

▶2. ASIA 機能障害尺度（表6-5）

第4～5仙髄領域の運動・感覚機能の有無により，完全喪失（A）と3段階の不全損傷（B, C, D），正常（E）の5段階で評価したも

表6-4　フランケル（Frankel）による重症度分類

A：Complete	損傷レベルより下位の運動・感覚機能の完全喪失
B：Sensory only	損傷レベルより下位の運動の完全麻痺，感覚はある程度残存
C：Motor useless	損傷レベルより下位の運動機能はある程度残存しているが，実用性がない
D：Motor useful	損傷レベルより下位の実用的な運動機能が残存．補装具の要否にかかわらず歩行可能
E：Recovery	運動・感覚麻痺，膀胱直腸障害などの神経学的症状を認めない．腱反射の亢進はあってもよい．

（Frankel HL, et al：Paraplegia, 7：179-192, 1969より）

表6-5　ASIA 機能障害尺度

A：Complete	第4～5仙髄領域の運動・感覚機能の完全喪失
B：Incomplete	損傷高位より下位の運動は完全麻痺 （3髄節を超えて運動機能は存在しない） 感覚は第4～5仙髄領域を含み残存
C：Incomplete	損傷高位より下位の運動機能が残存 麻痺域のkey muscleの過半数が筋力3/5未満
D：Incomplete	損傷高位より下位に運動機能は残存 麻痺域のkey muscleの過半数が筋力3/5以上
E：Normal	運動・知覚機能がともに正常

表6-6 ザンコリーの四肢麻痺上肢機能分類

グループ	機能残存最下位の髄節 / 可能な動作	残存運動機能	サブグループ			分類
I	C5 肘屈曲	上腕二頭筋 上腕筋	A		腕橈骨筋：機能しない	C5A
			B		腕橈骨筋：機能する	C5B
II	C6 手関節伸展	長・短橈側手根伸筋	A		手関節背屈筋力：弱い	C6A
			B	1	手関節背屈筋力：強い 円回内筋，橈側手根屈筋，上腕三頭筋：機能しない	C6B1
				2	円回内筋：機能する，橈側手根屈筋，上腕三頭筋：機能しない	C6B2
				3	円回内筋，橈側手根屈筋，上腕三頭筋：機能する	C6B3
III	C7 手指伸展	総指伸筋 小指伸筋 尺側手根伸筋	A		尺側指完全伸展可能，橈側指と母指の麻痺	C7A
			B		全指完全伸展可能，弱い母指伸展可能	C7B
IV	C8 手指屈曲・母指伸展	固有示指伸筋 長母指伸筋 尺側手根屈筋 深指屈筋	A		尺側指完全屈曲可能，母指伸展可能，橈側指と母指の屈曲麻痺	C8A
			B	1	全指完全屈曲可能，手内在筋麻痺 浅指屈筋：機能しない	C8B1
				2	浅指屈筋：機能する	C8B2

(Zancolli E : Structural and dynamic bases of hand surgery 2nd edition, 229-262, 1979 より)

のである．AとBは第4～5仙髄領域の感覚機能，BとCは運動機能，CとDはkey muscleの筋力により分類される．ASIAとは，American Spinal Injury Association（米国脊髄障害協会）のことである．

▶ 3. 脊髄損傷の神経学的分類のための国際基準[5]（International standards for neurological classification of spinal cord injury）

国際的に用いられている評価法で，それぞれ両側の運動機能（10のkey muscle）と感覚機能（28の皮節）を評価し，神経学的損傷高位（正常な機能をもつ最も尾側の髄節）を決定する．

▶ 4. ザンコリー（Zancolli）の四肢麻痺上肢機能分類[6]（表6-6）

頸髄損傷の上肢機能をより詳細に分類し，上肢・手指を用いた日常生活活動訓練を行う際の目標設定に用いられる．

Lecture 3. 痙縮，脊髄症，多発性硬化症に関する評価スケール

痙縮，脊髄症，多発性硬化症で用いられる評価スケールとして，次のようなものがある．

▶ 1. modified Ashworth scale (MAS)[7]
（表6-7）

痙縮の臨床的評価スケールとして用いら

表6-7 modified Ashworth scale (MAS)

Grade 0	筋緊張の亢進がない.
Grade 1	筋緊張のわずかな亢進がある. 引っかかり感と消失,または屈曲や伸展の可動最終域でわずかな抵抗がある.
Grade 1+	筋緊張のわずかな亢進がある. 引っかかり感とこれに続くわずかな抵抗を可動域の1/2以下で認める.
Grade 2	より明らかな筋緊張の亢進を全可動域で認める.しかし,運動は容易に行える.
Grade 3	かなりの筋緊張の亢進がある. 他動運動は困難である.
Grade 4	硬直し,屈曲・伸展は困難である.

(Bohannon RW, et al: Phys Ther, 67:206-207, 1987より)

れ,他動的な関節運動での抵抗感を6段階で評価する.治療効果の判定にも有用である.

▶2. 頚髄症治療成績判定基準[8]（表6-8）

日本整形外科学会作成の頚髄症の治療評価判定基準であり,運動機能8点（上肢,下肢）,知覚機能6点（上肢,体幹,下肢）,膀胱機能3点の合計17点で評価する.このほか,100点法もある.

▶3. 総合障害度スケール expanded disability status scale (EDSS)[9]

多発性硬化症で使用される総合障害度のスケールで,Kurtzke尺度とも呼ばれる.錐体路,小脳,脳幹,感覚,膀胱直腸,視覚,精神の各機能障害の程度をfunctional system (FS) scoreで評価し,歩行障害と合わせて,EDSSを算出する.0.5ポイントずつ20段階で評価する.

LECTURE 4. 神経根症状,脊椎症状,自律神経症状の評価

脊髄障害の原因が脊柱管を構成する骨・靱帯・椎間板に由来する疾患では,脊椎症状,神経根症状の評価を行う.

神経根症状（root symptom）として,神経根支配領域の疼痛・感覚障害,筋力低下・筋萎縮,線維束性攣縮（fasciculation）,腱反射低下の有無を評価する.

脊椎症状（spinal symptom）として,頚部・肩腕部・腰背部の疼痛,頚部・胸郭・腰部の関節可動域制限を評価する.

自律神経症状（autonomic symptom）は,脊髄障害を起こすいずれの原因でも生じる可能性があるが,評価のうえで,軽度のものは見過ごされやすい.発汗障害,体温調節障害,起立性低血圧などに注意を払う.

神経根・神経刺激症状を評価する主な検査・徴候（図6-9）には次のようなものがある.

▶1. ジャクソン試験 (Jackson test)

頚椎を後屈位（伸展位）にし,頭部を下方に圧迫すると,患側の肩・腕・指に放散痛が生じる場合を陽性とする.頚椎病変による頚髄後根の圧迫を診る検査として有用である.

▶2. スパーリング試験 (Spurling test)

頚椎を患側へ後側屈させ,頭部を下方に圧迫すると,患側の肩・腕・指に放散痛が生じる場合を陽性とする.頚椎病変による頚髄後根の圧迫を診る検査として有用である.

▶3. 下肢伸展挙上試験 (straight leg raising test), ラゼーグ徴候 (Lasègue sign)

仰臥位で膝を伸展したまま,下肢を持ち上げる.70°以下で下肢の疼痛,特に大腿後面に疼痛を生じ,挙上できない場合を陽性とする.腰椎病変による坐骨神経の刺激症状を診る検査として有用である.

表 6-8　頚髄症治療成績判定基準

運動機能	
上肢（手指）	
0（不能）	自力では不能（箸，スプーン，フォーク，ボタンかけすべて不能）
1（高度障害）	箸，書字は不能．スプーン，フォークでかろうじて可能
2（中等度障害）	箸で大きな物はつまめる．書字は辛うじて可能．大きなボタンかけ可能
3（軽度障害）	箸，書字がぎこちない．Yシャツの袖のボタンかけ可能
4（正常）	
上肢（肩・肘関節）	
−2（高度障害）	三角筋または上腕二頭筋≦MMT2
−1（中等度障害）	三角筋または上腕二頭筋＝MMT3
［−0.5（軽度障害）	三角筋または上腕二頭筋＝MMT4］
−0（正常）	三角筋または上腕二頭筋＝MMT5
下肢	
0（不能）	独立，独歩不能
［0.5	立位は可能］
1（高度障害）	平地でも支持が必要
［1.5	平地では支持なしで歩けるが不安定］
2（中等度障害）	平地では支持不要　階段の昇降に手すり必要
［2.5	平地では支持不要　階段の降りのみ手すり必要］
3（軽度障害）	ぎこちないが，速歩可能
4（正常）	正常
知覚機能	
上肢	
0点（高度障害）	知覚脱失（触覚，痛覚）
［0.5	5/10以下の鈍麻（触覚，痛覚），耐えがたいほどの痛み，しびれ］
1（中等度障害）	6/10以上の鈍麻（触覚，痛覚），しびれ，過敏
2（正常）	正常
体幹	
0点（高度障害）	知覚脱失（触覚，痛覚）
［0.5	5/10以下の鈍麻（触覚，痛覚），耐えがたいほどの痛み，しびれ］
1（中等度障害）	6/10以上の鈍麻（触覚，痛覚），絞扼感，しびれ，過敏
［1.5（軽度障害）	軽いしびれのみ（知覚正常）］
2（正常）	正常
下肢	
0（高度障害）	知覚脱失（触覚，痛覚）
［0.5	5/10以下の鈍麻（触覚，痛覚），耐えがたいほどの痛み，しびれ］
1（中等度障害）	6/10以上の鈍麻（触覚，痛覚），しびれ，過敏
［1.5（軽度障害）	軽いしびれのみ（知覚正常）］
2（正常）	正常
膀胱機能	
0（高度障害）	尿閉，失禁
1（中等度障害）	残尿感，怒責，尿切れ不良，排尿時間延長，尿もれ
2（軽度障害）	開始遅延，頻尿
3（正常）	正常

（日本整形外科学会：日本整形外科学会頚髄症治療成績判定基準．日整会誌，68：490-497，1994 より）

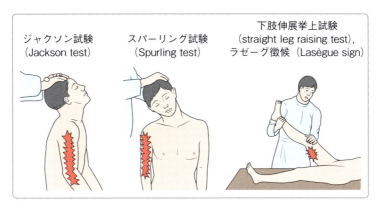

図6-9 神経根・神経刺激症状を評価する主な検査・徴候

PT OT ST へのアドバイス　脊髄・神経根障害と運動ニューロン疾患との比較

脊髄・神経根障害と運動ニューロン疾患の損傷部位を比較すると，脊髄➡一次運動ニューロン，神経根➡二次運動ニューロンとなる．

Lecture 5. 脊髄障害の画像検査

脊髄疾患の評価に画像検査を参考にすることは重要である．単純X線写真，CT，MRI，脊髄造影（ミエログラフィ）を参考にする．特に，MRIでは，脊髄内病変の評価，脊髄と脊柱管を構成する骨・靱帯・椎間板との位置関係を評価できる．水平断では，水平面での病変の広がりや神経根への圧迫の程度を評価する．脊柱の構成要素に由来する脊髄障害として，脊髄損傷（図6-10），頸椎椎間板ヘルニアによる脊髄症（図6-11），環軸椎亜脱臼による脊髄症（図6-12），脊髄自体に由来する脊髄障害として，多発性硬化症（図6-13），脊髄出血（図6-14），脊髄腫瘍（図6-15）のMRI所見を示す．

リハ科医の視点　自覚症状や神経学的所見と画像所見との不一致

脊髄・脊椎疾患の画像診断では，変形性脊椎症や椎間板ヘルニアなどの変性所見がしばしば認められる．しかし，明らかな画像所見があっても，自覚症状や神経所見を認めない場合もある．自覚症状や神経学的所見と画像所見との関連は，これまでの経過の十分な聴取や何回かの経過観察を兼ねた診察を経て，十分な検討のもとに判断する．

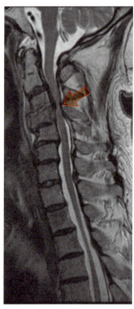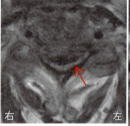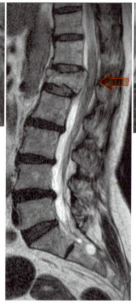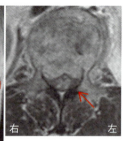

頚髄損傷
ASIA 機能障害尺度
A

第3～4頚椎レベルでの頚髄損傷．頚髄は高度に圧排され，扁平化している．

腰仙髄損傷
ASIA 機能障害尺度
C

第1腰椎レベルでの腰仙髄損傷．腰仙髄は圧排され，内部にT2強調像で高信号がみられる．

図6-10 脊髄損傷

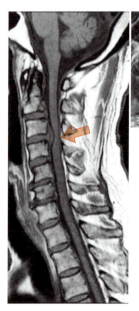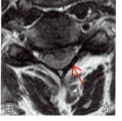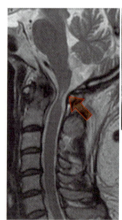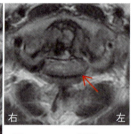

図6-11 頚椎椎間板ヘルニアによる脊髄症

第3頚椎・第4頚椎間の椎間板ヘルニア．頚髄は正中部で強く圧排されている．

図6-12 環軸椎亜脱臼による脊髄症

環椎レベルで，脊髄の変形とT2強調像での髄内高信号化を認める．

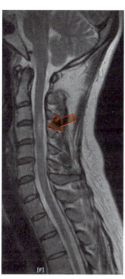
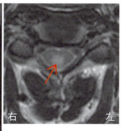

図6-13 多発性硬化症

第3〜4頸椎レベルの病変で，T2強調像で髄内の正中から背側にかけて高信号を認める．

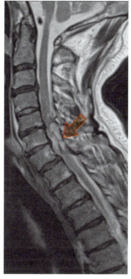

図6-14 脊髄出血

第6〜7頸椎レベルの病変で，T2強調像で髄内に高信号と出血を示す低信号が混在している．

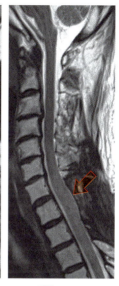

図6-15 脊髄腫瘍

第6頸椎〜第2胸椎レベルの病変で，脊髄腫脹を伴い，T2強調像で髄内に淡い高信号を認める（神経膠腫）．

［3］脊髄障害に対するリハビリテーション診療の考え方

Essential Point

- **Lecture 1.** 原因疾患ごとに発症形式や経過，予後や治療に関する知識をもち，リハビリテーションの方針を立てる．
- **Lecture 2.** 原因疾患ごとの症状を増悪させる可能性がある動作や物理療法を避ける．
- **Lecture 3.** 障害部位により運動麻痺や感覚障害，機能予後が大きく異なる．
- **Lecture 4.** 随伴する機能障害（呼吸機能障害，自律神経障害，膀胱直腸障害）に注意を払う．
- **Lecture 5.** 急性期からの廃用症候群・合併症の予防につとめ，回復期から生活期（維持期）へ切れ目のないリハビリテーションを行う．

Lecture 1. 原因疾患ごとの発症形式，経過，予後，治療，リハビリテーション方針

脊髄障害の原因はさまざまで，原因疾患ごとに発症形式や経過は異なる（表6-9）．それぞれの疾患の典型的な発症形式や経過や標準的治療への反応を理解し，各々に合わせたリハビリテーションの方針を決定する．

A 脊髄損傷・脊髄血管障害

いずれも急性発症する疾患であり，発症時の重症度とその後の改善の有無を評価し，予後を判断する．一般に，脊髄損傷では，麻痺の回復は数日以内に多く，1ヵ月以上経って回復がみられることは少ない．また，脊髄梗塞では，脳血管障害と同様に，発症時に重度の麻痺がみられる場合の予後は不良であることが多い．脊髄損傷と脊髄血管障害とは，病態や治療に違いはあるが，経過や予後に共通点が多い．

B 多発性硬化症

再発と寛解をくり返す疾患であり，後遺症を残す場合がある．再発の予防と早期発見・治療が重要である．急性期の治療により，数日から数週間で回復がみられる．回復期では機能回復のサポートと後遺障害の代償を行う．

C 頸椎症性脊髄症などの脊椎変性疾患

慢性の経過をたどるが，外傷などにより急な増悪をみる場合がある．ストレッチングの指導などによる症状の緩和，増悪の予防を行いながら，適切な時期の外科的治療と術後リハビリテーションを行う．

D その他の疾患

脊髄炎では，急性期の治療が奏効し，予後良好である場合と，治療反応性が乏しく，後遺症を残す場合とがある．

脊髄腫瘍などの腫瘍性疾患では，悪性度や治療への反応によって，予後が大きく左右される．良性腫瘍の場合，長期の機能維持を目指してリハビリテーションを継続する．

表6-9 脊髄障害の原因疾患の発症と経過

発症タイプ	
急性発症（分時単位）	脊髄損傷，脊髄血管障害
亜急性発症（日週単位）	多発性硬化症，脊髄炎
慢性発症（月単位以上）	脊椎変性疾患（頸椎症性脊髄症など）
経過タイプ	
固定型	脊髄損傷，脊髄血管障害，脊椎変性疾患，脊髄炎（一部）
回復型	脊髄損傷（一部），脊髄血管障害（一部），脊椎変性疾患術後，脊髄炎
変動型（回復・悪化）	多発性硬化症
悪化型	脊椎変性疾患（一部）

PT OT ST へのアドバイス

ボツリヌス療法[10]

脊髄疾患や脳疾患によって生じる上肢痙縮，下肢痙縮に対して，ボツリヌス毒素が用いられている．リハビリテーションとの併用が有効であり，効能・効果に関連する使用上の注意には，「理学療法，作業療法等の標準的治療の代替とはならないため，これらの治療と併用して使用すること．」と記載されている．

Lecture 2. 原因疾患ごとの行うべきではない動作や物理療法

脊椎変性疾患（頚椎症性脊髄症など）では，脊椎の安定性が損なわれることにより，神経症状の増悪が生じる．頚椎伸展位（後屈位）などの，症状の増悪を生じる可能性のある動作を避ける．

特に，手術後や外傷の症例では，安定性・固定性が確認されるまで，体幹装具の装着が必要である．例えば，頚椎では，ソフトカラー，フィラデルフィアカラー，ハローベストがあり，ハローベストが最も固定性が高い．頚椎の手術では，術後に第5頚髄節支配の筋力低下（三角筋や上腕二頭筋）や軸性疼痛（後頚部から肩甲部にかけての痛み）が生じることがある．

また，脱髄疾患である多発性硬化症では，体温の上昇を伴う高負荷訓練や温熱療法などの物理療法を避ける．筋疲労や自覚的な疲労感にも注意し，過用症候群を生じないようにする．

PT OT ST へのアドバイス

過用症候群と廃用症候群

過用症候群に注意すべき神経筋疾患では，廃用と過用が共存している場合も多い．廃用に陥らないように訓練を行いながら，主観的な疲労感，疲労を感じるまでの時間の短縮，疲労回復までの時間延長などの自覚症状を確認するとともに，筋収縮，可動範囲，運動速度の低下や代償運動の有無を確認する．

ウートフ（Uhthoff）徴候

脱髄疾患において，体温上昇により神経症状が悪化する徴候のこと．

関節リウマチと脊髄障害

関節リウマチでは，四肢関節だけでなく，脊椎病変を生じる．特に，環軸椎亜脱臼は，歯突起周囲の横靱帯などの支持機能が低下した場合に生じ，前方亜脱臼が多い．初期には後頭部・後頚部痛が多く，進行すると麻痺，感覚障害などの脊髄障害のほか，椎骨脳底動脈循環不全による失神を起こすこともある．後頭部・後頚部痛の訴えがある場合は，早期に頚椎の画像検査が必要である（図6-12）．

Lecture 3. 障害部位による運動麻痺や感覚障害，機能予後

損傷髄節の高位の違いにより，障害の範囲や程度が大きく異なり，わずかな損傷高位の違いが，その後の可能な日常生活活動（機能予後）に反映する．脊髄損傷（完全麻痺の場合）の神経学的残存高位と達成可能な日常生活活動について，表6-10にまとめた．この

表6-10　脊髄損傷の神経学的残存高位と達成可能な日常生活活動（完全麻痺の場合）

髄節残存レベル	機能する主要筋群	可能となる運動	可能な日常生活活動	自助具・装具・車椅子など
C2～C3	胸鎖乳突筋 僧帽筋 頸部傍脊柱筋 顔面筋・舌	頸部屈伸・回旋 肩甲骨挙上	頭部・下顎コントロールでの電動車椅子移動 環境制御装置による意思伝達	人工呼吸器 マウススティック 環境制御装置 頭部・下顎コントロール電動車椅子
C4	横隔膜	自発呼吸	頭部・下顎コントロールでの電動車椅子移動 会話	マウススティック 環境制御装置 頭部・下顎コントロール電動車椅子
C5	三角筋 上腕二頭筋 上腕筋 腕橈骨筋	肩関節屈曲・伸展・外転 肘関節屈曲	食事・整容（自助具使用） 平地での普通型車椅子駆動	ポケット付き手背側副子 普通型車椅子駆動（ハンドリムの工夫） 電動車椅子
C6	橈側手根伸筋	手関節背屈	ベッドと車椅子の移乗 更衣 自己導尿　特殊便座での排泄 自動車運転	トランスファーボード ユニバーサルカフ ホルダー 普通型車椅子（ハンドリムの工夫）
C7	上腕三頭筋 橈側手根屈筋 指伸筋	肘関節伸展 手関節掌屈 MP関節伸展	プッシュアップ 移乗（高さが違う場所） 洋式トイレでの排泄 段差や坂道での車椅子駆動	C6と同じ
C8～T1	指屈筋群 手内筋	指屈曲 指巧緻運動	普通型車椅子駆動で日常生活活動自立	普通型車椅子
T12	腹筋群	骨盤挙上	長下肢装具とクラッチでの歩行（実用性は低い）	長下肢装具，クラッチ 普通型車椅子
L3	大腿四頭筋	膝関節伸展	短下肢装具とT字杖での歩行	短下肢装具，クラッチ T字杖 普通型車椅子

　表は，完全麻痺の場合であり，不全麻痺の場合は，損傷高位以下の残存筋力から判断する．

　横断面での損傷の違いにより，頸髄の場合，脊髄の中心部の病変は上肢・手指の麻痺を生じやすく，脊髄の外側の病変は下肢の麻痺を生じやすい．したがって，脊髄中心部の病変の場合は，上肢・手指を用いた日常生活活動の訓練が重要である．

　また，腹側の病変では，温痛覚や触覚の低下が，背側の病変では，深部感覚（位置覚・振動覚）の低下が生じる（図6-4）．温痛覚障害が目立つ場合は，熱傷や外傷への注意が必要である．深部感覚障害が目立つ場合は，感覚性運動失調による手指巧緻性低下や移動・移乗時のバランス障害による転倒に注意する．このように，感覚障害のタイプにより日常生活活動での留意点が異なることに注意する．

LECTURE 4. 随伴する機能障害
(呼吸機能障害,自律神経障害,膀胱直腸障害)

呼吸機能障害,自律神経障害,膀胱直腸障害は,脊髄損傷でみられるが,ほかの脊髄疾患でも注意が必要である.

A 呼吸機能障害 (respiratory dysfunction)[11]

頚髄,特に第4頚髄節以上の病変で生じる.これは,主な吸気筋である横隔膜が第4頚髄節支配であるためである.脊髄損傷の場合,第3頚髄節以上の高位の完全損傷では,人工呼吸器からの離脱が困難なことが多い.第4頚髄節では,横隔膜機能は残存しているものの,呼吸補助筋の麻痺のために,離脱に一定期間を要する.第5頚髄節以下では,離脱できる場合が多い.脊髄損傷でみられるが,ほかの脊髄疾患でも生じる.

急性期を中心に,気道分泌物の貯留による肺炎や無気肺の合併に注意が必要で,呼吸リハビリテーションによる対応も行う.

B 自律神経障害 (autonomic dysfunction)(起立性低血圧,うつ熱,自律神経過反射)

麻痺域の血管収縮障害のために,特に上半身を挙上した際に,起立性低血圧(orthostatic hypotension)が生じる.特に急性期には,頭部をはじめ上半身の挙上を徐々に行う.

麻痺域の皮膚の血流や発汗が障害されるため,体温調節が困難となり,気温上昇に伴う体温上昇を生じる.うつ熱(heat retention)が起こる.適切なクーリングを行うなどの対応により,体温調節を行う.

第5~6胸髄節以上の脊髄損傷において,尿貯留,便秘,褥瘡による麻痺域の刺激から交感神経異常反射が生じ,自律神経過反射(autonomic hyperreflexia)を生じる.発作性高血圧,徐脈,顔面紅潮,頭痛,発汗,鼻閉がみられる.尿貯留,便秘,褥瘡などが原因となるので,これらの除去につとめる.

C 膀胱直腸障害 (bladder and rectal dysfunction)

急性期の脊髄ショック期では尿閉となるため,カテーテル留置が必要となる.ショック期を脱すると,尿路感染症に留意しながら,上肢機能が維持されている場合は,腹圧や用手圧迫による排尿,自己導尿法,四肢麻痺の場合は,カテーテル留置を検討する.また,腸管運動の麻痺のために,イレウス,便秘が生じるため,腸管の運動を促す薬剤の投与など,排便コントロールを行う.

PT OT ST へのアドバイス 脊髄障害と循環器疾患[12]

高齢者では,動脈硬化による心血管イベントのリスクがあるが,脊髄障害に伴う自律神経障害による影響のため,循環器疾患の生じるリスクが高い.このため,訓練前後や訓練中など,バイタルサインのチェックとこれに合わせた負荷量の調整が必要である.

> ### リハ科医の視点
>
> #### 自律神経過反射と脳血管障害
> 自律神経過反射による発作性高血圧が持続すると，脳出血などの脳血管障害のリスクが高まる．このため，早期に原因を発見し，除去・治療を行う．
>
> #### うつ熱と感染症
> 損傷部位以下の発汗障害のため，熱を体外に放出できず，高体温となる．特に夏季には注意が必要である．脊髄障害では，排尿障害や尿道カテーテル留置などの感染症のリスクもある．尿路系や呼吸器などに感染徴候が認められなければ，うつ熱として対応する．

LECTURE 5. 廃用症候群・合併症の予防

廃用症候群や合併症の予防のため，可能な限り早期のリハビリテーション介入を行う．特に，重度の運動麻痺の場合では，廃用症候群の進行が著しいので，急性期からの予防が重要で，回復期から維持期へ切れ目のないリハビリテーションを行う．

合併症では，特に，異所性骨化（骨化性筋炎），褥瘡，深部静脈血栓症に注意する．

A 異所性骨化（heterotopic ossification）

大関節に生じやすく，特に，股関節に多く，座位保持を阻害する要因となる．関節の熱感や腫脹，血中アルカリフォスファターゼ値上昇がみられる．

過度の関節可動域訓練は，軟部組織の炎症や小出血を起こし，異所性骨化の原因となるため，リハビリテーションの注意点として，愛護的な関節可動域訓練を行うべきである．

B 褥瘡（decubitus または pressure sore）

持続的な圧迫により生じる皮膚や皮下組織の壊死で，重度の運動麻痺・感覚障害（脱失），意識障害を伴う場合は特に注意が必要である．仙骨部，大転子部，踵部，後頭部に多い．進行すれば，骨髄炎・敗血症を起こし，全身状態の悪化につながるため，予防が重要である．

急性期・回復期では，体圧分散のため，頻回の体位変換と皮膚状態のチェック，体圧分散マットの使用を検討する．車椅子乗車時には，プッシュアップ動作の励行や座面にロホ（ROHO）クッションを使用するなど除圧の方法を検討する．栄養管理も大切で，簡便なものとして，摂取カロリー・栄養素・水分，体重の変化，血中蛋白・アルブミンなどの血液検査のチェックを行う．

C 深部静脈血栓症（deep vein thrombosis）

下肢の筋ポンプ作用の障害により，静脈に血栓が生じ，浮腫，疼痛，発赤，熱感，ホーマンズ（Homans）徴候（図6-16）（足関節を他動的に背屈すると腓腹部の疼痛を訴える）がみられる．予防としては，長時間の車椅子座位を避け，関節可動域訓練や下肢挙上ともに，弾性ストッキングや間欠的空気圧迫装置を使用する．不全麻痺の場合は，可能な限り，足関節の底背屈などの自動運動を促す．

深部静脈血栓症が発症し，血栓が遊離して

肺動脈に詰まると，肺塞栓症となる．この場合，致命的となることがあるので，抗凝固療法や血栓が心臓内に入るのを防ぐ下大静脈フィルター留置を行う．

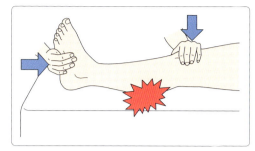

図6-16　ホーマンズ (Homans) 徴候
膝を押さえながら足関節を背屈させると，腓腹部に疼痛が出現する．

［4］脊髄障害に対するリハビリテーション治療の手技

Essential Point

- **Lecture 1.**【脊髄損傷急性期】脊椎の安定を図り，全身状態の安定，廃用症候群・合併症の予防を中心に介入を開始する．
- **Lecture 2.**【脊髄損傷回復期】循環動態を観察しながら，座位・起立・日常生活活動訓練を進める．
- **Lecture 3.**【脊髄損傷生活期（維持期）】障害の程度に合わせた長期の機能維持を目指す．
- **Lecture 4.**【脊椎変性疾患】脊椎の安定性に注意し，脊髄障害の悪化予防，周術期の機能回復を目指す．
- **Lecture 5.**【多発性硬化症】過用症候群に注意しながら，治療による機能回復のサポート，再発予防につとめる．

Lecture 1. 脊髄損傷急性期

外傷による脊髄損傷の急性期では，全身管理，廃用症候群・合併症の予防を第一とする．脊椎の安定性が手術による内固定で確保されていない場合，頚髄では，頚部や肩関節の動作，胸腰髄では体幹の動作により，麻痺の増悪が起こらないように注意する．

第4頚髄節以上の頚髄病変による完全麻痺では，呼吸障害が高頻度にみられるので，肺炎・無気肺の予防や人工呼吸器離脱を目指した呼吸リハビリテーションを行う．

また，ポジショニング（良肢位保持と体位変換），関節可動域訓練を行い，回復期に向けて関節可動域の維持を行う．

人工呼吸器管理が必要とされる場合や上肢

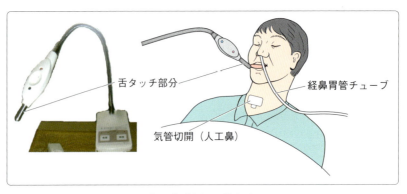

図6-17 舌で呼び出し可能なナースコール

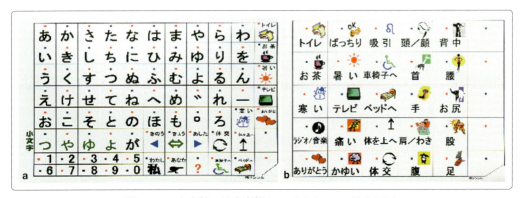

図6-18 文字盤・絵文字盤（a：文字盤，b：絵文字盤）

((株)テンシル作成)

機能が障害されている場合，コミュニケーション手段の獲得は重要である．舌で呼び出し可能なナースコール（図6-17）や文字盤・絵文字盤（図6-18）などを早期に導入し，意思伝達についての心理的負担の軽減を図る．

摂食嚥下機能を評価し，座位が短時間でも可能になれば，食事動作の獲得に向けた訓練を開始する．

リハ科医の視点　座位姿勢の維持が困難となる理由

脊髄障害では，麻痺域の体重支持部（殿部など）での感覚障害があるため，深部感覚などの感覚入力が減少している．運動麻痺だけでなく，感覚入力の減少も座位姿勢を困難にする．

治療手技の Tips

自走式車椅子操作に向けて

自走式車椅子操作が見込める場合は，リクライニング車椅子の期間を長期にとることなく，早期から普通型車椅子の操作訓練を行う．

上肢の関節可動域・筋力の向上

プッシュアップ，移乗，車椅子操作の観点から，急性期から生活期を通して，上肢，特に肩関節・肩甲帯の関節可動域・筋力の維持・向上が重要である．

LECTURE 2. 脊髄損傷回復期

回復期では，移動能力および日常生活活動の獲得を目指す．脊椎の固定性が確保されていれば，可能な限り早期に離床を試みる．

まず，ベッドでのギャッチアップから，徐々に頭部挙上の安定を図る．この際，特に，第6胸髄節よりも高位の損傷の場合は，起立性低血圧に注意する．バイタルサイン（血圧，脈拍，呼吸数，体温），自覚症状，声掛けへの反応，顔面の色調を観察し，ベッドでのギャッチアップやリハビリテーション室のチルトテーブル（斜面台，起立台）（図6-19）などで，30°程度から徐々に頭部挙上を行う．異常がある場合は，頭部を下げ，下肢挙上を行う．

離床が進み始めたら，残存高位レベルから機能予後を予測し（表6-10），将来の到達可能な日常生活活動を考慮しながら訓練を進める．

座位が安定してきたら，車椅子乗車を進める．車椅子は，リクライニングの有無や除圧と安定性を考慮したクッションの選択といった座位の安定性を考慮するとともに，上肢機能を評価し，車椅子操作の方法（ハンドリムの工夫）やベッドからの移乗方法も検討する．高位頚髄損傷の完全麻痺の場合，残存機能の程度により，操作に必要なチン（下顎）コントロールやジョイスティック（レバーによる方向指示が行えるもの）設置位置も考慮した電動車椅子の作製を行う．

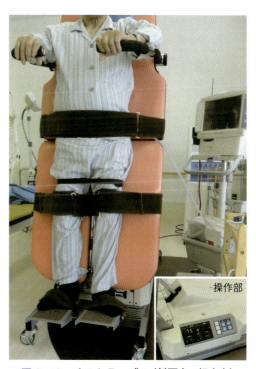

図6-19 チルトテーブル（斜面台，起立台）
操作部

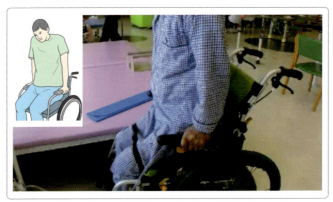

図6-20　車椅子上でのプッシュアップ動作
褥瘡の予防や移乗能力の維持のために重要な動作である.

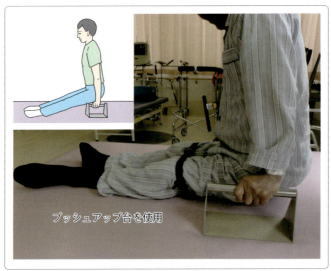

プッシュアップ台を使用

図6-21　プッシュアップ訓練
リハビリテーション室でのプッシュアップ台を使用した訓練.

　上肢の残存機能に合わせて，寝返り動作，プッシュアップ動作（図6-20, 21），ベッドから車椅子への移乗動作（図6-22）の訓練を行う．移乗動作については，必要に応じてトランスファー（スライディング）ボードの使用も検討する.

　歩行については，特に不全麻痺の場合は，杖や下肢装具を用いて訓練を行う．骨盤帯付き両長下肢装具である advanced reciprocating gait orthosis（ARGO）や hip guidance orthosis（HGO），内側股継手付両長下肢装具 Walkabout などが用いられる．機能的電気刺激（functional electrical stimulation：FES）やハーネスで支持した吊り上げ式の体重免荷式歩行訓練装置も導入されている．また，歩行支援ロボットの導入が進み, Hybrid Assistive Limb®（HAL®）や Wearable Power-Assist Locomotor（WPAL）が用いられるようになっている.

　上肢・手指の機能障害に対して，第5頸髄節残存の場合には，肩・肘保持装置, balanced forearm orthosis（BFO）（図6-23），第6頸髄節残存の場合には，手関節の背屈運動を利

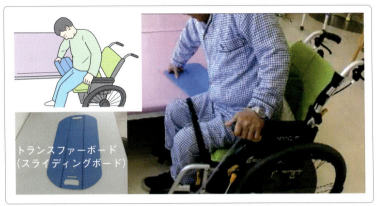

図6-22 トランスファー（移乗）訓練
トランスファー（スライディング）ボードを使用した移乗訓練．

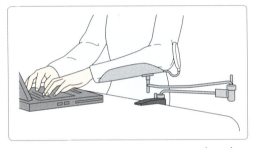

図6-23 balanced forearm orthosis（BFO）

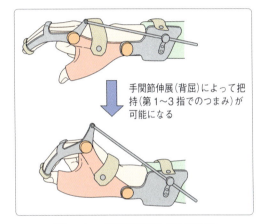

図6-24 手関節駆動式把持装具

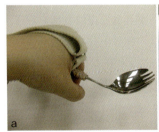
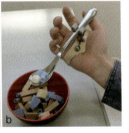

図6-25 自助具
a：万能カフ，b：ユニバーサルカフ

用したつまみ動作（テノデーシス tenodesis）を行う手関節駆動式把持装具（図6-24）の導入を検討する．自助具（図6-25, 26）には，万能カフ，ユニバーサルカフ，ボタンエイドやホルダー（握り部分を太くする）の使用で，手指機能の低下を補う．

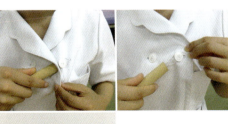
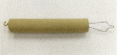

図6-26 ボタンエイドと使用法

治療手技の Tips

プッシュアップ動作の重要性

両上肢を下方に伸展して体重を支え，殿部を持ち上げる動作である．褥瘡を予防するとともに，移動や移乗の基本となる動作であるため重要である．第7頸髄節以下の残存で可能となる．

車椅子のハンドリム

車椅子の自走に際しては，ハンドリムにゴム素材でのコーティングを行うなど，握力の低下を補う工夫をする．

立位姿勢の肢位

両長下肢装具装着下の立位は，股関節を伸展位にして，体幹部を乗せるようにする肢位（C-posture）の安定を図る．

交互型歩行器

歩行訓練を行う場合は，両長下肢装具と交互型歩行器を使用し，可能であれば，クラッチに変更していく．

Lecture 3. 脊髄損傷生活期（維持期）

生活期（維持期）では，回復期に獲得した機能の維持を図る．長期的には，自宅退院を目指すが，障害の程度や家庭環境により自宅復帰困難な場合もある．

また，就労年齢である場合は，可能な職種について検討する必要がある．対麻痺の場合は，車椅子の使用が可能な環境整備を行う．四肢麻痺の場合は，就労困難な場合が多い．趣味活動やスポーツなどにより意欲を引き出し，生活の質（QOL）の向上を図る．

Lecture 4. 脊椎変性疾患

脊髄障害を生じる脊椎変性疾患のうち，頸椎症性脊髄症，頸椎椎間板ヘルニアを例に挙げる．

歩行障害（痙性歩行），巧緻運動障害，感覚障害，膀胱直腸障害などの症状が進行していないかを注意深く経過観察する．これは，脊髄症状の進行を早期に把握し，適切な時期に脊髄の除圧が行われなければ，症状が不可逆的となるためである．

症状が強い時期には，頸椎への負荷が生じる作業時を中心に，頸椎装具により頸椎の安静を図る．症状が安定している時期には，肩関節のストレッチングを頸椎に負担のかからない範囲で行う．

生活指導も重要である．上を向いて行う作業や競技用自転車乗車のように，頸部を伸展

位（後屈位）にさせる動作は，脊柱管の狭窄を増強させるため行わないように指導する．デスクワークでも，姿勢，PC モニターと椅子の高さとの関係で，頸椎が後屈位となる．前屈みにならない姿勢で，椅子の座面を調整するなどの指導を行う．脊髄症に伴う痙性歩行から転倒し，頸椎過伸展による脊髄損傷を起こさないように，特に高齢者の場合は転倒への注意を促す．

手術法は，大きく分けて，後方手術（後方除圧・椎弓形成術）と前方手術（前方除圧・椎体間固定術）がある．術後は，可及的早期に，頸椎装具を装着して基本動作，歩行練習を開始する．術後の症状の悪化や軸性疼痛に注意する．頸部の等尺性筋力強化訓練や下肢・体幹の筋力強化訓練を継続し，退院に向けて，日常生活活動訓練や応用歩行も並行して行う．

PT OT ST へのアドバイス　脳性麻痺と脊髄障害

アテトーゼ型脳性麻痺では，不随意運動の一種であるアテトーゼが頸部にも生じることにより，頸椎の変形・変性が進み，頸髄症を生じる．麻痺や痙縮の増悪がみられた場合は，頸髄症の進行を疑い，精査を勧める．

Lecture 5. 多発性硬化症

脊髄障害のほか，視力障害，高次脳機能障害，脳神経症状，運動失調など，中枢神経のあらゆる部位に発症する可能性があるため，神経症状はさまざまである．麻痺のタイプも，脊髄病変では，対麻痺・四肢麻痺，単麻痺が，脳病変では，一般に片麻痺を生じる．また，複数の脊髄病変と脳病変が時間的・空間的に多発し，経過中に後遺した症状に新たな症状が加わり（例えば，脊髄病変の対麻痺の症例に，数年後，脳病変による片麻痺が加わるなど），複雑な臨床像を示す場合がある．

急性期の治療中からリハビリテーションを開始し，良肢位の保持，関節可動域や筋力の維持を図り，廃用症候群を予防する．急性期に呼吸管理が必要となる場合，排痰や体位ドレナージ，胸郭可動性維持などの介入が必要となる．

急性期から慢性期を通して，体温の上昇を生じるような温熱療法や高負荷訓練を控え，疲労や過用症候群を意識した訓練と生活指導を行う．

PT OT ST へのアドバイス　多発性硬化症の再発

多発性硬化症は，再発と寛解をくり返す疾患である．このため，進行する前に，早く再発に気づいて早期治療を行い，予後の改善につなげる．そのためには，リハビリテーションの際に，訴えや神経症状の評価を毎回丁寧に行うことが求められる．

Pickup

[脳病変と脊髄病変]

診察や評価を十分に行い，スタッフ間で情報共有することが，診断，治療，機能予後を変えることがある．

50歳代男性．2年前に脳梗塞（左片麻痺）発症．今回，歩行困難のため，急性期病院入院．入院時に右片麻痺がみられ，拡散強調像で左基底核に急性期梗塞（ラクナ梗塞）があり，点滴加療を受け，約3週間後に回復期病院へ転院．両側上下肢の麻痺，両側下肢腱反射亢進，バビンスキー反射陽性などの所見はみられるが，中枢性顔面神経麻痺や構音・嚥下障害はみられない．移乗に介助を要し，車椅子操作や食事動作一部介助．リハビリテーション病院在院中，検査（図6-27）により，頚椎後縦靱帯骨化症と診断され，整形外科に転院．脊柱管拡大術を施行し，歩行器歩行まで改善した．

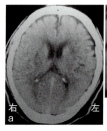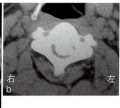

図6-27 脳病変と脊髄病変
a：本症例の頭部CT 脳梗塞（ラクナ梗塞）両側基底核に低吸収域を認める．
b：本症例の頚椎CT 後縦靱帯骨化症 椎体背側から広がる骨と同濃度の病変が脊柱管内を占拠し，頚髄は扁平化している．

Pickup

[脊髄障害とBMI[13]]

brain machine interface（BMI）は，脳信号を解析することで，外部機器を操作する技術である．リハビリテーション領域では，ロボットや周辺機器を操作する運動出力型BMIが用いられることが多い．脳損傷，神経筋疾患のほか，脊髄損傷においても臨床応用が期待されている．

Pickup

[脊髄障害と神経再生医療[14]]

脊髄障害の中で重要な位置を占める脊髄損傷は，現状では，重度の後遺症を残す病態である．近年，脊髄損傷に対するiPS細胞由来の神経幹細胞移植について，基礎研究での有効性が示されている．臨床応用に向けた研究が進められ，この治療効果についての期待が高まっている．今後，実用化される時代になれば，ニューロリハビリテーションを含めた新たな手法・機器のさらなる発展が加わり，この新たな神経再生医療の効果を最大化させるため，リハビリテーション医療の重要性はますます高まるものと考えられる．

【文　献】

1) 後藤文男, ほか:臨床のための神経機能解剖学. 136-151, 中外医学社, 1992.
2) Dreizin D, et al:Will the Real SCIWORA Please Stand Up? Exploring Clinicoradiologic Mismatch in Closed Spinal Cord Injuries. AJR Am J Roentgenol, 205:853-860, 2015.
3) 田崎義昭, ほか:ベッドサイドの神経の診かた. 第18版, 南山堂, 2016.
4) Frankel HL, et al:The value of postural reduction in the initial management of closed injuries of the spine with paraplegia and tetraplegia. I. Paraplegia, 7:179-192, 1969.
5) Kirshblum SC, et al:Reference for the 2011 revision of the International Standards for Neurological Classification of Spinal Cord Injury. J Spinal Cord Med, 34:547-554, 2011.
6) Zancolli E:Structural and dynamic bases of hand surgery. 2nd edition, 229-262, Lippincott Williams and Wilkins, 1979.
7) Bohannon RW, et al:Interrater reliability of a modified Ashworth scale of muscle spasticity. Phys Ther, 67:206-207, 1987.
8) 日本整形外科学会:日本整形外科学会頚髄症治療成績判定基準. 日整会誌, 68:490-497, 1994.
9) Kurtzke JF:Rating neurologic impairment in multiple sclerosis:an expanded disability status scale (EDSS). Neurology, 33:1444-1452, 1983.
10) グラクソ・スミスクライン株式会社:A型ボツリヌス毒素製剤　ボトックス注用50単位・100単位. 医薬品インタビューフォーム. 8, 2018.
11) 日本リハビリテーション医学会 監:神経筋疾患・脊髄損傷の呼吸リハビリテーションガイドライン. 114-117, 金原出版, 2014.
12) Myers J, et al:Cardiovascular disease in spinal cord injury:an overview of prevalence, risk, evaluation, and management. Am J Phys Med Rehabil, 86:142-152, 2007.
13) 田添歳樹, ほか:脊髄損傷者へのBMI技術の応用. J Clin Rehabil, 26:479-481, 2017.
14) 田代祥一, ほか:脊髄損傷に対する再生医療とリハビリテーション医学・医療. リハビリテーション医学・医療のすべて. 医学の歩み, 264:1157-1163, 2018.

第7章 末梢神経障害のリハビリテーション

[1] 末梢神経障害の特性

Essential Point

- LECTURE 1. 末梢神経障害は筋力低下や感覚障害, 自律神経障害に大別される.
- LECTURE 2. 末梢神経は髄鞘と軸索で構成されている.
- LECTURE 3. 筋力低下と感覚障害を四肢の遠位で優位に認める.

LECTURE 1. 末梢神経障害の症状

末梢神経には, 運動神経と感覚神経, 自律神経の3種類がある. 末梢神経障害では, 四肢の遠位部により強く症状が現れやすい.

運動神経の障害により筋力低下が起き, 障害が長期間継続すると筋肉が萎縮する. 下位運動ニューロンの障害で弛緩性麻痺を呈し, 関節運動が不十分な例で筋の短縮や軟部組織の収縮を伴い関節可動域制限を生じることがある. また拮抗する筋の間では不均衡に筋力が低下することがしばしば認められ, そのまま関節が拘縮すると変形が残ることがある. 下肢の筋力低下から転倒や捻挫をしやすくなり, 歩行が不安定になる.

感覚の種類は大きく表在感覚と深部感覚の2種類に分けられる. 表在感覚の障害とは, 触覚や痛覚の低下により外傷に気づきにくくなり, 温度覚の低下により熱傷を負いやすくなることである. 手指の筋力が良好でも感覚障害により巧緻動作障害をきたし, 筆記具や箸が使いづらくなる. また, 深部感覚の障害では, 振動覚や関節位置覚の低下によりめまい感や易転倒をきたすことがある.

自律神経は, 血圧や心拍, 排尿の調節, 腸管の運動に関わる. これらの障害に伴って, 起立性低血圧や失禁, イレウスなどを引き起こす可能性がある.

LECTURE 2. 末梢神経の構造

A 軸索と髄鞘

軸索は神経細胞体から連続した組織である. すべての神経線維に存在し, その中軸部を占め, 神経興奮を伝える役割をもつ. 髄鞘は絶縁体の役割を果たしており, 神経伝導速度を速めている. 髄鞘が消失する脱髄性疾患では, 神経伝導速度は著しく低下する.

B 有髄線維と無髄線維

髄鞘がある神経線維を有髄線維といい, 髄鞘がない神経線維を無髄線維と呼ぶ. 無髄線

維と比べると有髄線維の神経伝導速度が速い特徴がある．その理由として，有髄線維には跳躍伝導が認められるからである．また神経線維の直径が太い神経ほど，神経伝導速度が速くなる．

運動神経と感覚神経，自律神経の線維は，線維の太さなどにより分類することができる．代表的な末梢神経疾患であるギラン・バレー症候群の中でも，運動障害のみを呈する症例や感覚障害のみを呈する症例，自律神経障害を伴う症例など，病型に多様性を認めることがある．

C ガングリオシドと抗ガングリオシド抗体

ガングリオシド（スフィンゴ糖脂質）はシアル酸を含み，脳や末梢神経の細胞膜上に存在して，シグナル伝達などに関与している．これらに対する自己抗体の抗ガングリオシド抗体は急性期のギラン・バレー症候群患者の約60％で検出されるといわれている．

Lecture 3. 末梢神経障害をきたす病態

外傷のほかにも，圧迫などの物理的な刺激により絞扼性の末梢神経障害をきたすことがある．手根管症候群や肘部管症候群など，絞扼点と呼ばれる四肢の特定の部位における末梢神経の圧迫が原因で発症する．

内科疾患に伴う末梢神経障害としては，糖尿病が原因となることが最も多い．ほかにも，顕微鏡的多発血管炎や好酸球性多発血管炎性肉芽腫症などの膠原病では末梢神経を栄養する動脈の炎症により生じる．

末梢神経を主な標的とした自己免疫性疾患は炎症性ポリニューロパチーと呼ばれ，ギラン・バレー症候群（GBS）や慢性炎症性脱髄性ポリニューロパチー（CIDP）などがある．

遺伝子異常に伴う末梢神経障害には，シャルコー・マリー・トゥース病（CMT）や家族性アミロイドポリニューロパチーがある．

外傷や絞扼性の機序による末梢神経障害は単肢に留まることが多いが，遺伝性の末梢神経障害や糖尿病を原因とする末梢神経障害では左右差があまりなく，四肢遠位に手袋靴下型の分布で症状を認める．

本項では，比較的頻度が高い，CMTとGBS，CIDPを中心に解説を進める．

[2] 末梢神経障害の評価法

Essential Point

Lecture 1. 理学所見から評価を始める．

Lecture 2. 神経生理学的検査の所見を確認する．

Lecture 1. 理学所見での評価

　関節可動域を評価する際には，関節運動が不十分な例で，筋や軟部組織が収縮した状態であるのか，拮抗筋の筋力が不均衡を起こしているためなのかを判別することも重要である．

　筋力については徒手筋力検査法（manual muscle testing：MMT）が用いられることが多い．その評価に応じて，筋力強化の練習として自動介助運動，自動運動，抵抗運動などを選択する一助となる．筋力低下を認めた部位の機能や能力のほか，代償動作を見極めることが重要である．

　感覚障害については，症状の範囲とその程度を把握する．知覚の閾値を定量的に測定するために，Semmes-Weinstein monofilament test や 2 点識別感覚検査（図 7-1）などの評価法がある．また，しびれ感や疼痛，異常感覚に関しては，日常生活を送るうえで耐えがたい苦しみとなることがあり，出現部位や時間，増悪する動作など，ほかの評価とあわせて記録が必要である．

　日常生活活動の評価は，日常生活のみならず，就学や就業に関して困難となる動作の確認も行う．末梢神経障害により困難となった動作に関して，機能改善により動作の改善が望めるか，あるいは代償動作や自助具や補装具などが必要となるかを，多職種で検討する．

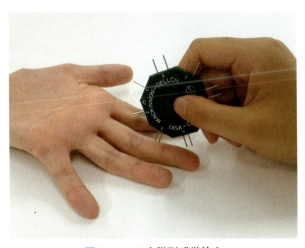

図 7-1　2 点識別感覚検査

Lecture 2. 神経生理学的検査の所見

　神経伝導検査は上肢では，主に正中神経か尺骨神経の運動神経線維と感覚神経線維を調べ，下肢では後脛骨神経などで運動神経線維を，腓腹神経などで感覚神経線維を調べる．それぞれ2ヵ所以上で電気刺激を行い（図7-2），画面上で複合神経活動電位（compound nerve action potential）や複合筋活動電位（compound muscle action potential：CMAP）（図7-3）が現れるのを確認する．その間隔での時差から伝導速度を調べる．末梢神経障害は，脱髄型と軸索型で区別されることが多く，脱髄型では伝導速度の低下を認め，軸索型では活動電位が低くなることが特徴である．

　針筋電図は，症状の目立つ筋に針を刺し検査を行う．筋に針を刺したまま，弱い筋収縮や強い筋収縮を促し，筋からの波形を確認する．この検査では，筋力低下が神経に起因するものか，筋肉に起因するものかを見分ける．また，筋や神経のダメージの範囲や程度を調べることができるため，症状によっては頸部や顔面を調べることがある．

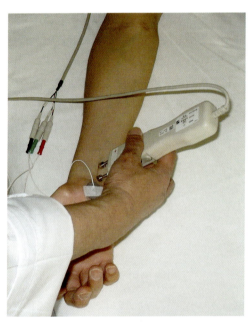

図7-2　正中神経の伝導検査
手首にて運動神経の刺激を行っている．

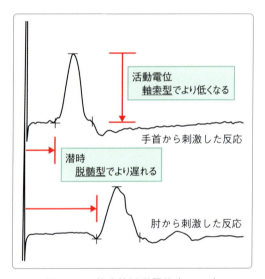

図7-3　複合筋活動電位（CMAP）
正中神経の2ヵ所の刺激で得られた活動電位．上が記録電位に近い手首から刺激を加えて得られた活動電位で，下がより離れた肘において刺激をして得られた活動電位を示す．活動電位の立ち上がりを潜時と呼び，2ヵ所の距離と潜時の遅れから伝導速度を算出する．

末梢神経障害に対する
［3］リハビリテーション診療の考え方

Essential Point

LECTURE 1. シャルコー・マリー・トゥース病（Charcot-Marie-Tooth disease：CMT）は遺伝性の末梢神経障害である．

LECTURE 2. ギラン・バレー症候群（Guillain-Barré syndrome：GBS）は急速に進行する自己免疫性末梢神経障害である．

LECTURE 3. 慢性炎症性脱髄性多発神経炎（chronic inflammatory demyelinating polyneuropathy：CIDP）は再発性あるいは緩徐進行性の経過をたどる自己免疫性末梢神経障害である．

LECTURE 1. シャルコー・マリー・トゥース病（CMT）

CMT は末梢神経が障害される進行性の遺伝性疾患であり，80種類以上の原因遺伝子が同定されている．わが国では約5,000人の患者がいると推定されているが，欧米での頻度は2,500人に1人といわれている．このうち脱髄型のCMT1Aが最も高頻度であり，*PMP22*遺伝子の重複がその原因として指摘されている．両側の正中神経の運動神経伝導速度が38m/秒より遅くなる例を脱髄型，38m/秒より速い例を軸索型，いずれにも当てはまらない例を中間型と分類する．原因遺伝子により脱髄型と軸索型，中間型の表現型には特徴が異なり，遺伝子診断に際しては神経伝導速度の結果が参考になる．

四肢遠位部に優位な筋力低下と感覚障害を認め，生命予後に関わる症状は少ないが，症状は進行性であり，障害に応じたリハビリテーションが必要となる（図7-4）．筋力低下や筋萎縮は，手や足の内在筋や下腿筋より始まり，近位部に広がる．下肢の内反凹足は，足部内在筋の弱化と外在筋の使用により足部の筋が不均衡となって生じる変形である．また，虫様筋の萎縮により槌趾と呼ばれる変形を呈することも多い．ほかにも下垂足などを認め，歩行時の疲労感やつまずき，蹴り出しにくさを生じる．上肢では，鷲手や猿手などにより手指の巧緻性が低下し，ボタンの留め外しや箸の使用が困難となる．ストレッチは筋力低下や筋萎縮から生じる関節可動域の低下や変形を予防するために有効である．療法士が実施する際は，足内在筋や下腿筋，そして手内在筋を中心に，筋力低下や筋萎縮の状態を確認し，伸長痛に配慮しながら，徒手による持続伸長を行う．下肢のストレッチを自主練習として指導する際には，アキレス腱を伸ばすような姿勢で，体重を利用して下腿筋をゆっくりと伸長させる動作を，関節可動域や変形の状態に配慮して行う．

CMT 患者に対して，運動負荷が筋力を改善させるものかどうかは議論が分かれている．筋力トレーニングにより，四肢近位部の筋力増強や日常生活活動の速度の向上が認められたとする報告もあれば，特に利き手において過用による筋力低下を認めたとする報告

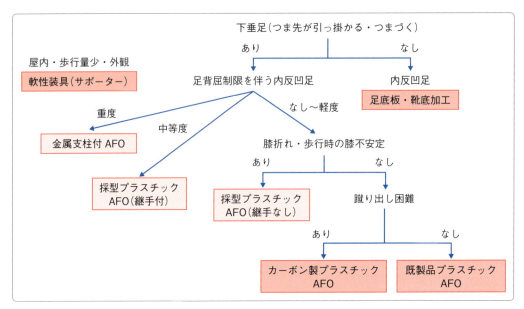

図7-4　CMTにおける下肢装具選定の目安
薄い色の四角で囲んだのが，患者の足の形に合わせてオーダーメイドで作製する装具で，濃い色の四角で囲んでいるのが既製品の装具である．
(CMT診療マニュアル編集委員会：シャルコー・マリー・トゥース病診療マニュアル改訂2版, p.91, 金芳堂, 2005)

がある．下肢の訓練を行う際には，障害の目立つ足関節周囲よりも，股関節や膝関節周囲において筋力トレーニングを行うほうが廃用の予防や日常生活活動の改善につながると考えられている．具体的には，臥位での股関節の外転・内転運動，膝関節の屈曲・伸展運動，椅子を使用した起立と着座の練習などを行う．また，自転車エルゴメーターなどを使用した有酸素運動も有効であると考えられている．運動負荷の注意点として，末梢神経障害では低負荷高頻度が運動療法の基本であり，無理のない範囲で徐々に運動負荷を上げていくようにする．

CMT患者において，糖尿病性末梢神経障害や絞扼性の末梢神経障害を合併することにより，症状が急速に悪化することがある．特に，CMT1Aの原因遺伝子である，*PMP22*の欠失で遺伝性圧脆弱性ニューロパチーという疾患が起こり，末梢神経病理でもCMTとよく似た所見を認める．CMT患者においても，加圧に対して脆弱である可能性が疑われるために注意が必要である．筋力低下のみならず，過食や運動不足は体重が増加し，関節に負担を与え，変形を進行させる要因となるために，生活の管理には注意が必要である．

治療手技のTips

竹馬徴候

歩行は可能であるにもかかわらず，静的立位を保持することが困難である状態を示す．CMTの特徴的な症状として指摘され，原因は感覚障害や両側の下腿三頭筋の筋力低下などが原因として考えられる．

A 装具療法

CMT病患者の多くは内反凹足や槌趾を呈し，それらの変形を悪化させないため，下肢装具を必要とすることが多い．CMT患者に適切な下肢装具を用いることにより，足関節の安定性を高めること，内反捻挫の防止や転倒の予防などに歩容の安定，歩行速度の改善，膝折れ防止（反張膝の防止），胼胝などにより生じる疼痛を軽減させることなどの効果がある．

内反凹足を呈した患者の足底が床面に接する際には，足圧が足部外側など局所に集中し，胼胝や疼痛を生じる．これに対しては，足底板を用いて足底の全面で接地させることにより荷重を分散するよう目指し，また重心移動時の荷重方向が側方にブレず正常歩行に近づけるようにする．下垂足に対しては，つま先を持ち上げる作用がある装具が有効である．軽度であればサポータータイプの足関節軟性装具で対応可能である．下垂足に加え足部や足関節の変形が中等度以上の場合には，短下肢装具（ankle foot orthosis：AFO）が適応となる（p.295 参照）．AFOは，変形や機能障害の程度に見合ったものを選ぶことが大切であり，プラスチック製やカーボン製，金属支柱付き，既製品か採型（オーダー）して作製するかなど，検討が必要である．装具を製作中に，足部の状態と歩行の観察はもちろん，完成後も定期的に確認が必要である．

また，2016年よりHybrid Assistive Limb®（HAL®）（図7-5）を用いた歩行練習に対して，歩行運動処置の診療報酬点数が算定できるようになった．CMTのほか，脊髄性筋萎

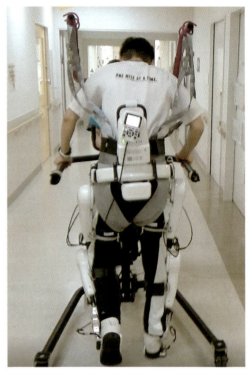

図7-5 HAL®医療用下肢タイプ（サイバーダイン株式会社）を用いた歩行練習

縮症，球脊髄性筋萎縮症，筋萎縮性側索硬化症，遠位型ミオパチー，封入体筋炎，先天性ミオパチーと筋ジストロフィーの計8つの神経疾患・筋疾患患者が適応疾患に指定されている．これらの疾患において，HAL®を装着して実施した短期間の間欠的な練習により，歩行機能の改善を得られることが報告されている．

すべての変形が装具で対応できるわけではなく，手術療法の適応となることがあり，理学療法士やリハビリテーション医師のほか，整形外科医とともに慎重に検討を行う必要がある．

Lecture 2. ギラン・バレー症候群（GBS）

　GBSは，上気道炎や下痢などの先行感染を認め，1〜3週間以内に四肢筋力の低下，腱反射の消失および軽度の感覚障害などを呈する自己免疫疾患である．症状の進行は，発症後4週間以内にピークに達し，数週間〜数ヵ月かけて自然回復することから，一般的に予後が良好である疾患であるとされている．しかし，呼吸機能の低下により人工呼吸器を必要とする重症例や，症状に起因する自律神経障害により心停止で死亡する例も存在する．

　発症初期では，急速な上行性の四肢筋力の低下を呈し，臥床傾向となることが多く，廃用症候群の予防を目的としたリハビリテーションアプローチを行う．発症から数週間で症状は回復しはじめるため，身体機能および能力の改善を目的としたリハビリテーションアプローチを行う．重症例では後遺症を認めることもある．病態に応じた介入が必要となる．

　急性期の関節可動域練習により筋の短縮や関節の拘縮予防を図ることや，手内在筋や前脛骨筋の筋力低下による変形を予防するために，装具やクッションなどで良肢位保持を行うことも必要な場合がある．また，呼吸機能の低下を防ぐために，胸郭のストレッチ，体位排痰法，呼吸練習などの呼吸リハビリテーションも実施する．状態に応じて，ベッドでのギャッジアップ座位，チルトテーブルでの立位も実施できれば行う．

　症状の増悪がピークに達した後は，徐々に運動負荷を増やしていく．関節可動域の拡大や抵抗運動による筋力の改善，また，座位，立位，歩行，そして階段昇降などの基本動作練習を行い，自転車エルゴメーターを用いた持久力トレーニングなどを実施していく．ただし，GBS患者は，発症から50日以内では高い筋疲労性を示すとの報告があり，運動負荷には配慮が必要となる．疲労感や筋痛といった自覚症状や筋力低下などを考慮した運動負荷上の指標を設けながらトレーニングを行っていく必要がある．

Lecture 3. 慢性炎症性脱髄性多発神経炎（CIDP）

　CIDPは，末梢神経に散在性脱髄を呈する自己免疫性の炎症性疾患である．症状は2ヵ月以上続き，緩徐に進行し，再発と寛解をくり返す．対称性の運動感覚障害を呈する．筋力低下は四肢遠位部のみならず近位部にも及び，また，しびれや感覚低下などの感覚障害を認める．症状の進行により杖などの歩行補助具や車椅子が必要となる場合があるが，急性増悪例では呼吸障害や球麻痺による嚥下障害を合併することもあり，状態に応じたリハビリテーションが必要となる．

　急性期では，関節可動域の低下，変形などを防ぐために，廃用症候群を予防することを目的としてリハビリテーションを実施する．症状は緩徐に進行し，寛解と増悪をくり返していくために，徐々に筋力は低下し，日常生活や社会参加に制限をきたす場合もある．例えば，下肢遠位筋の筋力低下や筋萎縮が進行し，つまずきやすさを感じる，転倒するなどの症状が認められるようになる．この際には，前述したCMTと同様で，装具の検討や作製が必要となる．まずは，定期的にリハビリテーション医師と療法士による評価を行って，状態に応じたリハビリテーションを行

い，現状の生活をできるだけ継続できるように取り組まれることが大切である．現在，末梢神経障害を呈する疾患に対して，運動療法の効果に関して強いエビデンスは示されていない．一方，CIDP に対する運動療法は，筋力や疲労感などの身体機能の改善，不安感やうつなどの心理的状態の改善を認める可能性がある．CIDP の患者の多くは，筋力低下により易疲労性を呈するため，運動療法を実施する際には，筋肉痛や筋力低下などの客観的評価に加え，主観的疲労感の確認を行うことが必要である．

> **リハ科医の視点**
>
> **CMT 患者での CIDP の合併**
>
> CIDP を合併し，免疫グロブリン療法を受けることによって筋力低下などの症状が改善したとする CMT 患者の報告は多数見受けられる．CMT 患者でも何らかの環境因子を原因として臨床症状が急速に悪化することがあり，CIDP の合併を鑑別しがたい場合がある．

[4] 末梢神経障害のリハビリテーション治療の手技

Essential Point

- **Lecture 1.** 筋力を強化，あるいは維持するためのトレーニングを行う．
- **Lecture 2.** 関節の可動域制限や拘縮の予防につとめる．
- **Lecture 3.** 装具などを使用し，歩容の改善を図る．
- **Lecture 4.** 身体障害者手帳などを交付する．

Lecture 1. 筋力強化訓練など

運動療法では，筋力低下を認めた筋に対し，MMT などの筋力の評価に基づいて筋力強化のトレーニングを検討する．MMT が 4 以上では，重錘バンドや徒手による抵抗運動を行い，MMT が 3 以上であれば，自重を負荷とした自動運動を行う．また，MMT が 2 以下であれば，自動介助運動を実施する．MMT が 1 であれば随意的な筋収縮がわずかで随意的な運動での練習は不可能であり，後述する関節可動域練習や電気刺激療法などを用いる．

P_T O_T S_T へのアドバイス　フットケア

　糖尿病性ニューロパチーで知られているように，末梢神経障害により感覚障害を呈すると，足部の圧迫に気づかずに胼胝や潰瘍などを形成し，発見や治療が遅れる恐れがある．壊疽まで進行し，足の切断を検討しなければならないこともある．これらを予防するため，足部を注意深く観察して，補装具や靴の適合，歩容を評価することが重要である．同時に，靴底のすり減り具合などを観察し，足底への荷重に偏りがないかを確認する．また，患者自身でも日々足部の観察を行い，小さな傷や発赤などに気づいた際には，早期にかかりつけ医を受診するよう指導することも大切である．

LECTURE 2．ROM 訓練と物理療法など

　拮抗筋の間に生じる不均衡な筋力低下により関節の拘縮や変形を予防，あるいは悪化させないため，他動的な関節可動域練習を行う．

　疼痛や拘縮，浮腫のほかに，感覚障害，そして筋機能不全に対しても，物理療法が効果を示すことがある．物理療法には，温熱療法，寒冷療法，水治療法，光線療法，電気療法，そして牽引療法などがある．感覚障害を呈する患者に対して温熱療法などを実施する際には，熱傷などに配慮が必要であり，疼痛や表皮の変化を慎重に観察しながら実施しなければならない．

LECTURE 3．装具など

　橈骨神経麻痺による下垂手に対するコックアップスプリントなどのように，上肢の末梢神経障害の症例に対して，静的装具を用いることがある．関節を固定保持することによって，関節の変形を予防，あるいは矯正する効果が期待できる．装具使用に伴う関節可動域の制限には随時注意を払い，関節可動域練習などを追加する必要がないか適宜評価を重ねなければならない．また，筋力低下の状態に応じ関節の機能補助や代償を目的として，動的装具を使用する．例えば，前脛骨筋の低下により下垂足を呈した場合に，カーボン製短下肢装具（トーオフ®）（図7-6）を使用すると，蹴り出しが補助あるいは代償されて，歩幅や歩行速度を改善させることができる．

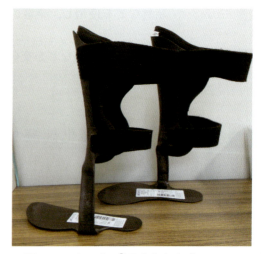

図7-6　トーオフ® 日本人タイプ（allard社）

LECTURE 4. 福祉制度

　福祉制度は自治体により異なることがあり，注意が必要である．また福祉サービスや物品の導入に際しては，個人事業者向けの国民保険や公務員向けの共済組合などの医療保険制度や障害者総合支援制度，介護保険制度のほか，労働者災害補償保険や自動車事故などの損害保険，生活保護の制度などを利用することができる．

　複数の福祉制度を併用して，1つのサービスを受けることはできないため，65歳未満の患者ではいずれかの制度を選択することになる．65歳以上の場合は原則的に，ほかの制度よりも介護保険制度を優先して利用することになる．

　例えば，CMTの患者に処方される靴装具や短下肢装具の場合は，治療用なのか，あるいは更生用の装具として作製するのか，目的に応じて利用される制度が異なる．足関節の手術直後に作製する免荷装具は治療用装具に該当し，治療終了後に日常生活活動を維持する目的の装具は更生用装具とみなされる．どちらに分類すべきか明確にできないことも多いので，費用負担額なども検討して判断されている．

　治療用装具は医療保険が適用され，自己負担分を除いた費用を後から償還される形で給付される．

　一方，更生用装具は障害者総合支援制度が適用され，市町村に申請を行い，適正であると判断されれば，補装具の種別と金額を決定する．補装具の支給が決まった後に，患者と補装具業者で契約を結び，補装具の提供と修理を業者から受けられることになる．自治体によって自己負担の割合は異なる．また，下肢装具のほか，杖や車椅子などの補装具は種類に応じて耐用年数が設定されており，福祉制度を利用して購入した補装具を耐用年数より早く更新した場合，原則的には補助が受けられない．いったん完成して引き渡された補装具が破損故障した場合には，修理として補装具業者が対応する．ただし，補装具の引き渡しから9ヵ月以内に生じた不適合や破損は，一部の場合を除いて補装具業者の負担で改善させることができる．また，障害者総合支援制度で補装具を支給されて作った補装具は原則的に1個までとされているが，職場用や学校用などの補装具として，特に必要と認められれば2個分の支給を受けることができる．

A 難病医療費助成制度

　CMTとCIDPはこの制度を利用できる疾患であり，本来日常生活活動の評価スケールである，Barthel Indexを使用した重症度分類で85点以下になる状態が助成の対象となる．病院または診察所での診療代，薬局などでのお薬代，病院や訪問看護ステーションからの訪問看護や訪問リハビリテーションの費用に関してサービスを受けられる．

　この制度の助成申請には，都道府県の指定する医師が作成した「臨床調査個人票」が必要となる．医療費助成が受けられる医療機関等（病院，診療所，薬局，訪問看護ステーションなど）は，原則として都道府県が指定した医療機関に限られる．

　認定後，特定医療費（指定難病）受給者証が発行されるが，助成は申請受付日にさかのぼって適用される．医療券発行には2ヵ月程度かかる．有効期限（原則1年）があり，更新の手続きが都度必要となる．

B 障害者総合支援制度

　身体障害者として受けられるサービスは，介護保険制度と同様に在宅サービスや訪問サービス，通所サービスのほか，日中活動系サービス，居住系サービスが含まれる．

　この制度の利用を開始する際には，介護保険での要介護度の判定に似た，区分1から区分6までの，障害支援区分の認定を受けなければならない．区分の判別は身体障害者福祉法で指定された医師による診断書と，認定調査員による訪問調査の結果を合わせて行われる．

　障害支援区分は身体障害者手帳の等級とは異なるものである．障害支援区分の認定を受けなくても，身体障害者手帳の等級や介助者の有無などに応じて鉄道やバスの交通費の助成が受けられ，その他，携帯電話や航空会社，NHKなどは身体障害者手帳の呈示により料金割引の制度を設けていることがある．

　身体障害で1ないし2級と認定された場合は，さらに重度心身障害者として手続きを済ませると，医療費の助成を受けられる．

リハ科医の視点
指定難病の医療助成制度

　難病患者データの収集を効率的に行い，治療研究を推進することに加え，長期の療養による医療費の経済的な負担が大きい患者を支援する制度である．市町村住民税額に応じて，1ヵ月ごとの医療費の自己負担の上限額が設定される．2015年に110疾患から300以上の疾患に対象が拡大した．これにともない，ADLの自立度が高い患者は対象から外される疾病が増えた．

Pickup
[患者会活動]

　聞き慣れない病名を告げられた患者にとって，患者会のウェブサイトや出版物が貴重な情報源になることがある．疾患の基本的な情報のほかにも，治療法や医療器具，福祉用具を選択する際に，治療中の体調や心理面での変化，医療器具などを使った実感といった実体験を患者会で知ることができて，患者の状況により適した選択ができる可能性がある．

　比較的患者数が多い疾患では通院先の病院で患者同士が集まり，患者会を結成することもあるが，CMTは進行が緩徐で，有効な治療法がないこともあり，病院で定期受診を続けられることが少なく，患者同士が集まりづらい背景があった．CMT友の会は，遠く離れて住んでいるCMTの若い患者らがインターネットを介して集まり，2008年に設立された．患者とその家族の共感の場として，また研究班との協働，そして交流会の開催など積極的に患者会活動を行っている．

　CMT友の会などの患者会が学会でブースを出展していることがある．患者会のスタッフは自分達の病気に医療従事者が関心をもってくれることを歓迎し，教科書や文献では書かれていない実践的な知識を与えてくれるかもしれない．

【文　献】

1) 平井俊策, ほか：神経疾患のリハビリテーション 第2版. 南山堂, 1997.
2) 糸山泰人, ほか編：最先端医療シリーズ14 神経・筋疾患, 神経・筋疾患の最新医療 初版. p.227-236, 先端医療技術研究所, 2001.
3) CMT診療マニュアル編集委員会：シャルコー・マリー・トゥース病診療マニュアル 改訂2版. 金芳堂, 2015.
4) 「ギラン・バレー症候群, フィッシャー症候群診療ガイドライン」作成委員会：ギラン・バレー症候群, フィッシャー症候群診療ガイドライン 2013. 南江堂, 2013.
5) 「慢性炎症性脱髄性多発根ニューロパチー, 多巣性運動ニューロパチー診療ガイドライン」作成委員会：慢性炎症性脱髄性多発根ニューロパチー, 多巣性運動ニューロパチー診療ガイドライン 2013. 南江堂, 2013.
6) Khan F, et al：Multidisciplinary care for Guillain-Barré syndrome. Cochrane Database Syst Rev, 10：CD008505, 2010.
7) Oaklander AL, et al：Treatments for chronic inflammatory demyelinating polyradiculoneuropathy (CIDP)：an overview of systematic reviews. Cochrane Database Syst Rev, 1：CD010369, 2017.

第8章 脳性麻痺のリハビリテーション

[1] 脳性麻痺の特性

Essential Point

- Lecture 1. 脳性麻痺の障害の状態は多様である．
- Lecture 2. 脳性麻痺の発症には，出生前，周産期，出生後の多くのリスクファクターが関与している．
- Lecture 3. 脳性麻痺の主要な障害は運動障害である．
- Lecture 4. 脳性麻痺の障害は神経系の障害と発達の障害である．

Lecture 1. 脳性麻痺の定義と病型分類

A 脳性麻痺の定義

脳性麻痺（cerebral palsy：CP）は運動障害を中心とした機能障害を有するが，脳障害の部位や程度などにより，運動障害以外のさまざまな機能障害を呈し，それらの重症度も多様である．複数の機能障害や環境などが複雑に関連して，活動・活動制限や参加・参加制約に影響する．

1968年の「厚生省脳性麻痺研究班会議」の定義[1]（表8-1）が，現在わが国で最も用いられている．この定義において，障害発生の時期（受胎から生後4週間以内），器質的な障害の状況（脳の非進行性病変），障害を認める期間（永続的），そして障害の内容（運動および姿勢の異常）が示されている．

その後，神経学的な知見や画像検査などによる脳病変の情報の増加，加えて国際生活機能分類（International Classification of Functioning, Disability and Health：ICF）の採択などを経て，2004年のInternational Workshopにて，脳性麻痺の定義[2,3]（表8-2）が設定された．この定義では，活動制限を引き起こすことが明確に記述され，運動障害以外の機能障害・合併症について，感覚，認知，コミュニケーション，認識，行動，発作性疾患が明記されている．

B 脳性麻痺の病型と障害の分布

筋緊張，不随意運動，運動失調の運動障害

表8-1 厚生省脳性麻痺研究班会議における脳性麻痺の定義（1968）

脳性麻痺とは受胎から新生児期（生後4週間以内）のあいだに生じた脳の非進行性病変にもとづく，永続的なしかし変化しうる運動および姿勢の異常である．その症状は2歳までに発現する．進行性疾患や一過性運動障害または正常化するであろうと思われる運動発達遅延はこれを除外する．

（浅田美江，ほか：五味重春編．脳性麻痺 第2版．医歯薬出版，1989より）

表8-2 International Workshop on Definition and Classification of Cerebral Palsy における定義 (2004)

> *Cerebral palsy (CP) describes a group of disorders of the development of movement and posture, causing activity limitation, that are attributed to non-progressive disturbances that occurred in the developing fetal or infant brain. The motor disorders of cerebral palsy are often accompanied by disturbances of sensation, cognition, communication, perception, and/or behaviour, and/or by a seizure disorder.*
>
> 脳性麻痺の言葉の意味するところは,運動と姿勢の発達の異常の1つの集まりを説明するものであり,活動の制限を引き起こすが,それは発生・発達しつつある胎児または乳児の脳のなかで起こった非進行性の障害に起因すると考えられる.脳性麻痺の運動障害には,感覚,認知,コミュニケーション,認識,それと/または行動,さらに/または発作性疾患が付け加わる.

(Bax M, et al：Dev Med Child Neurol, 47：571-576, 2005／日本リハビリテーション医学会 監：脳性麻痺リハビリテーションガイドライン 第12版,金原出版,2014より)

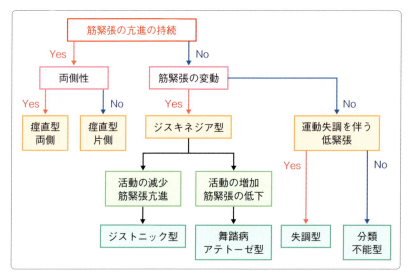

図8-1 脳性麻痺の病型分類(Surveillance of Cerebral Palsy in Europe：SCPE)

(Surveillance of Cerebral Palsy in Europe：Dev Med Child Neurol, 42：816-824, 2000より)

の徴候の有無によって,いくつかの病型に分類される[4](図8-1).持続的な筋緊張の亢進を認める痙直型(spastic type),筋緊張の変動や不随意運動を認めるジスキネジア型(dyskinetic type),運動失調を認める失調型(ataxic type),それ以外の分類不能型におおむね分類される.ジスキネジア型は,わが国ではアテトーゼ型(athetoid type)といわれることが多い.

運動障害の部位・範囲によって,四肢麻痺,両麻痺,片麻痺などに分類される(図8-2).アテトーゼ型や失調型は四肢麻痺であることが多く,痙直型では,痙直型四肢麻痺(spastic quadriplegia：SQ),痙直型両麻痺(spastic diplegia：SD),痙直型片麻痺(spastic hemiplegia：SH)に分けられる.四肢麻痺と両麻痺の判別が難しい場合も多いが,両下肢の運動障害を両上肢である程度代償可能な場

合を両麻痺，代償が難しい場合を四肢麻痺と判別することが一般的である．さらに，骨盤を含む下部体幹の運動障害が中心の場合を両麻痺，肩甲帯を含む上部体幹にも同等の運動障害を認める場合を四肢麻痺と判別する．

PT OT ST へのアドバイス

病型分類

病型によって介入の目標や方針，焦点をあてるべき問題が異なる．病型による考え方の違いを基本に，さらに個別性を考慮した支援を行う．

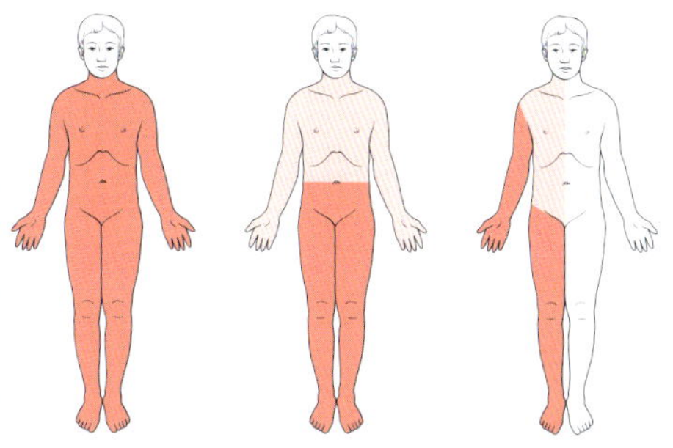

図8-2 脳性麻痺の運動障害の分布

Lecture 2. 脳性麻痺のリスクファクターと診断

A 脳性麻痺のリスクファクター

脳性麻痺の発症には，出生前，周産期，出生後の多くのリスクファクターが関与している（表8-3）．これらのリスクファクターを有する新生児に対しては，早期介入を開始するか，慎重に経過観察することが必要である．

低出生体重については，体重が軽いほど脳性麻痺の発症率は増加し，特に1,000 g未満の超低出生体重児で顕著である．早産や低出生体重児では，脳室周囲白質の動脈境界領域において，血流の自動調節能の未熟性とも関係して，虚血性変化を生じやすいため，脳室

表8-3 脳性麻痺の代表的なリスクファクター

時　期	リスクファクター
出生前	早産，低出生体重，子宮内感染，多胎，胎盤機能不全
周産期	新生児仮死，帝王切開，高血糖，低血糖，脳室周囲白質軟化症，脳室内出血，脳出血
出生後	感染症，痙攣，高ビリルビン血症

周囲白質軟化症（periventricular leukomalacia：PVL）を呈しやすい．この場合には，痙直型両麻痺を呈することが多い．

また，新生児高ビリルビン血症による大脳基底核の核黄疸（ビリルビン脳症）では，アテトーゼ型を呈することが多い．

B 脳性麻痺の診断

リスクファクターが認められ，運動発達の遅れ，姿勢の異常，筋緊張の異常，反射の異常などによって診断される．運動発達の遅れ

PT OT ST へのアドバイス

早期介入

診断がなされる以前から早期介入を行うことが増えてきている．経過を細かく観察することが大切である．

では，生後4ヵ月での定頸，7ヵ月でのお座り，10ヵ月でのつかまり立ちが重要である．姿勢や反射では，バビンスキー (Babinski) 反射，非対称性緊張性頸反射やギャラン (Galant) 反射の残存や足クローヌスなどである．痙直型では痙縮を，アテトーゼ型では筋緊張の変動を有する．

症状が重症な場合や神経学的所見が明らかな場合には早期に診断されることもあるが，診断が2歳以降となる症例も少なくはない．特に筋緊張が低い症例やアテトーゼ型では，診断の時期が遅くなる傾向にある．

新生児で認められる，全身を含む粗大運動である general movements は，出生時から生後8週頃までに認められる writhing movements（主に上肢の振幅の大きな楕円を描くような運動）や，生後6〜9週頃から15〜20週頃までに認められる fidgety movements（頭部，体幹，四肢のあらゆる方向の振幅の小さな円を描く運動）などがある[5]．これらの運動の欠如には脳性麻痺の診断的意義があり，生後3ヵ月後の fidgety movements が欠如した2歳児では，脳性麻痺の診断の判別精度は感度，特異度ともに90%であり[6]，systematic review においてもその感度は97%，特異度は89%である[7]．習熟した検者が評価する必要があるが，神経学的な予後予測に有用である．

また，脳室内出血や PVL，脳出血，脳室拡大などに対しては，経頭蓋エコーや核磁気共鳴画像法（magnetic resonance imaging：MRI）は，診断的な価値が高く，長期予後予測にも活用されている．

リハ科医の視点

脳性麻痺の診断

周産期医療の進歩により早期産児・低出生体重児の救命率は大幅に向上しているが，脳虚血による脳室周囲白質軟化症の割合が増えている．画像診断の発達により早期診断が可能となっているが症状は多彩であり，個々の発達に合わせて適切な時期に適切なリハビリテーション介入を行うことが重要である．

LECTURE 3. 脳性麻痺の病態

A 運動障害

脳性麻痺によって生じる運動障害は，脳の損傷部位におおむね対応した一次的運動障害と，それらやほかの要因が関係して生じる二次的運動障害である．

一次的運動障害は，主に上位運動ニューロン障害，不随意運動（アテトーゼ），運動失調である．上位運動ニューロン障害の徴候は，陽性徴候と陰性徴候がある．陽性徴候は，筋緊張の増加（痙縮），病的反射の出現，深部腱反射の亢進，共同運動パターンや連合反応の出現，緊張性反射の出現・残存，異常姿勢などであり，陰性徴候は，運動麻痺，筋力低下，巧緻性の低下や立ち直り反応，平衡反応の減弱などである．不随意運動を認めるアテトーゼ型では，筋緊張が変動し，頸部や四肢の非対称的な不随意運動を生じる．安静時には不随意運動は少なく，随意運動に伴う不随意的な運動の出現が特徴である．運動失調では低緊張であり，測定異常，振戦，姿勢動揺や眼振などを呈する．

これらの一次的運動障害は，出生直後から2歳頃までには認められる．新生児期の低緊

張から，徐々に痙縮や運動障害が顕著となることも多い．

二次的運動障害は，筋の短縮，関節可動域制限・拘縮，足部変形などであり，一次的運動障害や日常の姿勢や動作方法などによって，徐々に認められる．さらに，股関節脱臼や脊柱側弯変形などは成長に伴って認められやすく，アテトーゼ型の成人では，頚椎症性脊髄症が認められやすい．これらの変形などに対しては整形外科的手術が施行されることも多く，その術前，術後に期間限定でリハビリテーションが処方されることも少なくない．

B 感覚・知覚障害

体性感覚，聴覚，視覚・視知覚の障害を示すことが多いが，いずれも対象児の知的機能や理解力などの問題から，精査が難しいことも多い．

聴覚障害は，特に感音性難聴を認める場合があり，コミュニケーション能力や対人関係，行動面に影響し，運動や姿勢制御に対する直接的な影響は少ない．難聴の程度に応じて人工内耳埋め込み手術や補聴器の利用により，コミュニケーションが改善する可能性があるが，知的機能・認知機能が軽度の対象児のほうが，より有効である．

視覚・視知覚については，斜視，視力障害，視野狭窄，眼球運動異常，視空間無視などを認めることがある．視覚・視知覚の問題により，姿勢やバランス能力，移動能力，上肢による物品操作，学習能力などさまざまな影響を認める可能性がある．特に痙直型両麻痺や痙直型片麻痺で認めることが多い．

C その他の合併症

運動障害や感覚・知覚障害以外に多くの合併症を有することが多く，それらの合併症の状態に応じて，それぞれに対する専門的な治療が必要である．

知的機能は優秀な場合から，きわめて重症な障害の場合まで，対象児によってさまざまであるが，知的障害を合併することは多い．重度の運動障害（肢体不自由）と重度の知的障害が重複した状態を重症心身障害という．

自閉症スペクトラム，注意欠如・多動性障害，学習障害などの発達障害を認めることがある．臨床的には移動能力が高い対象児で，家庭生活や学校生活などで問題を生じやすい．一般的にコミュニケーションや対人関係，社会的適応に問題を有し，情緒の不安定さや問題行動を伴うことも多い．

てんかんを伴うことも多く，てんかんに対する治療が必要である．抗てんかん薬による治療が行われるが，難治性の場合もあり，多剤治療を要する．抗てんかん薬以外に，脳外科的手術やケトン食療法などが用いられることがある．てんかん発作は日常生活に影響するが，難治性の場合などでは，知的障害や発達の全般的な遅れや，発作の重積による発達の退行を認めることもある．また，抗てんかん薬によって，意識レベル・覚醒度や注意機能が変動し，興味や自発的運動などを低下させるため，運動学習や発達の妨げとなることがある．

呼吸障害，嚥下障害，構音障害を生じることもある．これらの障害は互いに関連していることも多く，頚部や体幹周囲の筋緊張や姿勢制御能力と関係している．喉頭軟化症や胃食道逆流症などを伴うこともある．さらに，日常の姿勢管理や脊柱変形の問題などから誤嚥性肺炎を含む気道感染症をくり返し，肺組織の変性が生じる．

その他，骨量・骨密度の低下とそれに関連した骨折，便秘や腸閉塞などの消化器症状などの合併症を呈することもあり，薬物療法や適切な医療的ケアが必要である．

リハ科医の視点

脳性麻痺の合併症

脳性麻痺の合併症は出生時よりある呼吸障害や合併奇形, てんかんなどのほか, 成長に伴う側弯症, 頚椎症性脊髄症など多彩であり早期発見・早期治療が重要となるため, リハビリテーション科医は小児科医, 整形外科医と連携しながら治療を行う必要がある.

PT OT ST へのアドバイス

重複障害

多くの障害や合併症を重複することが多いため, あるひとつの障害に固執しすぎずに, 対象児の全体像を把握するように心がける.

LECTURE 4. 脳性麻痺の障害構造

脳性麻痺の障害は, 前述した運動障害などの神経系障害と, 新生児から乳幼児期, 学童期, さらに成人への発達の障害である.

主に神経系障害について, 心身機能と身体構造・機能障害, 活動・活動制限, 参加・参加制約と環境因子で脳性麻痺の障害の状態は整理できる (図8-3). これらは双方向性に影響し, 特に機能障害の二次的障害は, ほかの機能障害の程度に加えて, 日常の経験・生活習慣によって大きく影響され, 家族を中心とした育児・生活環境の果たす役割はきわめて重要である.

時間的推移による成長・発育による影響, 運動学習や環境適応, さらに運動発達・知的発達・情緒的発達・社会的発達が, 障害構造に影響する. 成長・発育による影響は, 身体構造の変化により機能障害の悪化をもたらすことが多い. 身長や体重の増加は, 移動能力などの活動面にも影響し, 重症児の場合には特に介護負担の増加にも影響する.

特に加齢に伴い社会的要因が変化する. 家族だけの生活から, 幼稚園・保育園・通所施設, さらに小中学校からその後など, 生活領域や環境が大きく変わるため, 本人や家族のニーズも変化し, 年齢やライフステージを考慮した支援を行う必要がある.

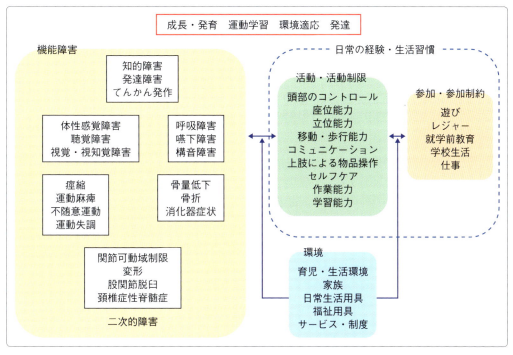

図 8-3 脳性麻痺の主な障害と関連性

[2] 脳性麻痺の評価法

Essential Point

LECTURE 1. 新生児の代表的な評価法には，デュボヴィッツ（Dubowitz）新生児神経学的評価法と NBAS がある．

LECTURE 2. 代表的な発達検査には，遠城寺・乳幼児分析的発達検査法やデンバー発達判定法などがある．

LECTURE 3. 代表的な粗大運動の評価法は，GMFCS と GMFM である．

LECTURE 4. 代表的な日常生活活動の評価法は，Wee-FIM と PEDI である．

LECTURE 1. 新生児期の評価

A Dubowitz 新生児神経学的評価法

ハイリスク児の神経学的所見の評価に用いられ，神経発達障害の予測や早期リハビリテーション介入の必要性の判断に活用できる．

Hammersmith 新生児神経学的検査としてマニュアルが発行されている[8]．姿勢と筋緊張10項目，筋緊張のパターン5項目，反射

5項目，動き3項目，異常所見／パターン3項目，反応と行動7項目で構成される．検者間信頼性も高く，予測的妥当性も検証されている．

B Brazelton新生児行動評価（neonatal behavioral assessment scale：NBAS）

新生児の行動を，状態系，自律神経系，運動系，注意／相互作用系のそれぞれの行動系と行動系全体の組織化を評価する．早期リハビリテーション介入の必要性の判断や，母子関係の最適化のための家族指導，介入効果判定に用いられる[9]．

行動評価に関する35項目（補助項目7項目を含む），神経学的検査18項目から構成され，それぞれ9段階で評価される．7つのクラスター（慣れ反応，方位反応，運動，状態の幅，状態調整，自律神経系の調整，誘発反応）に分類し，クラスターごとに点数化される．

> **PT OT ST へのアドバイス**
> **行動観察**
> NBASの観点は，早期における環境調整や介入時の配慮，家族指導などに応用できる．運動障害や呼吸状態などに目が向きやすいが，行動観察が重要である．

Lecture 2. 発達検査

A 遠城寺・乳幼児分析的発達検査法

0ヵ月～4歳7ヵ月までの発達プロフィールをみる検査である．運動（移動運動，手の運動），社会性（基本的習慣，対人関係），言語（発語，言語理解）の6領域から構成され，各領域の発達年齢が測定できる[10]．

実際の場面を観察する直接法が基本であるが，保護者からの状態の聴取による間接法で部分的に補うことができる．

B デンバー発達判定法　DENVER II

0～6歳までの発達プロフィールをみる検査である．個人-社会，微細運動-適応，言語，粗大運動の4領域，125の判定項目で構成される．領域ごとに，進んでいる項目，正常の項目，要注意および遅れの項目が明確に区別できる[11]．

観察による直接法を基本とするが，多くの項目は保護者からの聴取による間接法で判定できる．

C Milani-Comparettiの運動発達評価表

0～2歳までの運動発達の検査である．自発運動（姿勢調節7項目，自動運動2項目）と誘発反応（原始反射5項目，立ち直り反応4項目，パラシュート反応4項目，傾斜反応5項目）で構成される[12]．

反射・反応の消長と姿勢調節や粗大運動の出現の関係性を視覚的に捉えることができる．

> **PT OT ST へのアドバイス**
> **発達検査**
> それぞれの発達検査の特徴を考慮して，臨床場面で活用する．両親・家族からの情報収集と関連付けて評価することもできる．

D アルバータ乳幼児運動発達検査法 (Alberta infant motor scale：AIMS)

出生児から18ヵ月までの運動発達の検査である．腹臥位，背臥位，座位と立位での自発運動を観察し，判定する[13]．

体重支持，姿勢，抗重力運動などの運動パターンを考慮した質的な評定が可能である．スコアに対応したパーセンタイルランクから，正常，疑い，異常に分類できる．

LECTURE 3. 粗大運動の評価法

A 粗大運動能力分類システム (gross motor function classification system：GMFCS)

6歳以降の年齢で到達する粗大運動レベルを判別するための尺度であり，国際的にも広く普及している．2007年の拡張・改訂版では，6～12歳と，12～18歳の年齢帯で到達するレベルを，制限なしに歩くレベルⅠから自力移動がほぼ全介助であるレベルⅤまでの5段階に重症度を分類する[14]（表8-4）．

2歳まで，2～4歳，4～6歳，6～12歳，

表8-4 粗大運動能力分類システム拡張・改訂版のレベル

	6～12歳	12～18歳
レベルⅠ 制限なしに歩く	家や学校，屋外，近所を歩く．手すりを使用せずに階段を昇降できる．走行や跳躍のような粗大運動も遂行できるが，速度やバランス，協調性は制限されている．	家や学校，屋外，近所を歩く．介助なしにあるいは手すりを使用せずに歩道の縁石や階段を昇降できる．走行や跳躍のような粗大運動も遂行できるが，速度やバランス，協調性は制限されている．
レベルⅡ 歩行補助具なしに歩く	ほとんどの状況で歩き，手すりを使って階段を昇降する．長距離や平坦でない地面，斜面，人混みや狭い空間では歩行に困難さを経験するかもしれない．長距離の場合には，介助されたり，歩行器，手に持つ歩行補助具や車輪のついた移動補助具を使うかもしれない．走行や跳躍のような粗大運動は少ししかできない．	ほとんどの状況で歩くが，環境因子や個人の選択が歩行補助具の選択に影響する．学校や職場では，安全のために手に持つ歩行補助具を使うかもしれないし，手すりを使えば階段は昇降できるかもしれない．屋外や近所で，長距離を移動する際には，車輪のついた移動補助具を使うかもしれない．
レベルⅢ 歩行補助具を使って歩く	屋内のほとんどの状況で，手に持つ歩行補助具を使って歩く．監視か介助により，手すりを使って階段を昇降するかもしれない．長距離の場合には，車輪のついた移動補助具を使い，短距離であれば自分で駆動するかもしれない．	手に持つ歩行補助具を使って歩くことができる．監視か介助により，手すりを使って階段を昇降するかもしれない．学校では，手動車椅子を自分で駆動するかもしれないし，電動車椅子を使うかもしれない．屋外や近所では，車椅子で移送されるか，電動の移動手段を使うかもしれない．
レベルⅣ 自力移動が制限	ほとんどの状況で，身体的介助か電動の移動手段を必要とする移動方法を使う．家で，身体的介助により短距離は歩くかもしれないし，電動の移動手段，体を支える装置のついた歩行器を使うかもしれない．学校や，屋外，近所では，手動車椅子で移送されるか，電動の移動手段を使う．	ほとんどの状況で，車輪のついた移動補助具を使う．移乗には1，2名の介助者を必要とする．身体的介助により短距離は歩くかもしれないし，電動の移動手段，体を支える装置のついた歩行器を使うかもしれない．電動の椅子を操作するかもしれないし，そうでなければ，手動車椅子で移送されるかもしれない．
レベルⅤ 電動車椅子や環境制御装置を使っても自力移動が非常に制限されている	すべての状況において，手動車椅子で移送される．頭部や体幹を重力に抗して姿勢を維持し，下肢と上肢の運動を制御するための能力が制限されている．	すべての状況において，手動車椅子で移送される．頭部や体幹を重力に抗して姿勢を維持し，下肢と上肢の運動を制御するための能力が制限されている．自力での移動が，福祉用具を使用しても，著しく制限されている．

（Gross Motor Function Classification System-Expanded & Revised より改変）

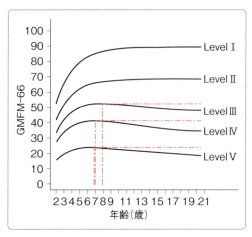

図8-4 粗大運動能力分類システム（GMFCS）のレベル別の粗大運動能力尺度（GMFM-66）の予測
破線はGMFM-66の最高時の年齢
(The gross motor function measure (GMFM) より改変)

12〜18歳の状況から，上記のレベルを判別する．信頼性や予測的妥当性などが検証されている．

B 粗大運動能力尺度（gross motor function measure：GMFM）

粗大運動能力の尺度であり，経時的変化や介入効果の判定に用いられる．臥位と寝返り，座位，四つ這いと膝立ち，立位，歩行・走行とジャンプの5領域の全88項目について，各項目の能力を0〜3点の4段階の順序尺度で判定する[15]．

66項目に項目数を限定したGMFM-66が報告され，さらに専用プログラムを使用してGMFM-66を推定するための2つの方法（GMFM 66 item set：GMFM-66-IS, GMFM 66 basal and ceiling：GMFM-66-B&C）が報告されている[16]．

GMFCSのレベルごとのGMFMの予測平均値の推移が報告されている[17]（図8-4）．レベルIIIからVは7, 8歳を最高に，その後は低下する経過をとる可能性があることは臨床的に重要である．信頼性や妥当性，反応性などが検証されており，介入研究の効果判定として使用されている．

> **PT OT ST へのアドバイス**
>
> **粗大運動**
>
> GMFMは介入効果の判定に活用できる．関連する領域について，定期的な評価を行う．

LECTURE 4. 日常生活活動の評価法

A 子どものための機能的自立度評価法（functional independence measure for children：Wee-FIM）

6ヵ月〜7歳頃までを対象とした日常生活活動（activities of daily living：ADL）の尺度である．成人用のFIMと項目や判定方法が同じであるが，歩行の1項目と認知項目の5項目の計6項目で，子どもであることを配慮して修正されている[18]．

信頼性や妥当性が検証されており，運動発達やGMFCSなどとの関連性も報告されている．

B 子どもの能力低下評価法（pediatric evaluation of disability inventory：PEDI）

6ヵ月〜7.5歳までの子どもの能力と実行状況についての，包括的なADLの尺度である．セルフケア領域，移動領域，社会的機能領域の3領域について測定する．測定尺度は，能力を測定する機能的スキルの尺度，実際の生活の中での実行状況を測定する介護者

による援助尺度，さらに環境因子の影響を測定する調整尺度の3つである[19]．

多言語に翻訳されており，信頼性や妥当性も検証されている．GMFCS，GMFM，WeeFIMと同様に幅広く活用されている．

> **Pt Ot St へのアドバイス**
>
> **日常生活活動**
>
> 能力と実行状況に差がある場合には，一般的に環境や生活習慣に原因があるため，家族への指導が大切である．

[3] 脳性麻痺に対するリハビリテーション診療の考え方

Essential Point

Lecture 1. 運動パフォーマンスを最適化する．

Lecture 2. 日常生活での経験が重要である．

Lecture 3. 薬物療法や手術療法が併用されることが多い．

Lecture 4. ライフステージによってニーズは変化する．

Lecture 1. 運動パフォーマンスの最適化

A 神経障害と発達の障害

脳性麻痺の障害について，脳の障害部位やその程度におおむね対応する神経障害と，新生児からの成長・発育と関連する発達の障害の両面を意識した介入が求められる．

神経障害については，神経系の可塑性を考慮した介入により，ある程度の機能障害の改善は期待されるが，脳障害に応じて介入効果の限界を有する．加えて，不適切な姿勢管理や運動遂行，不活動などにより，二次的な機能障害が加わることや機能障害の重度化の可能性を有する．

一方，発達の障害は，健常児・定型児の正常発達に対する発達の遅れという問題のみではない．個々の対象児の有する機能障害を背景に，日常的な姿勢や運動の定型化，異常な感覚運動経験と不適切な代償運動のくり返しなどにより，いわゆる異常発達を示す．また，望ましくない生活や運動の習慣化により発達の偏りも生じる．運動障害が中心で知的機能や社会的機能に大きな問題を有しない対象児であっても，生活環境により知的・情緒的発達や社会的発達に大幅な遅れをきたす可

能性もある．

　生活の習慣や環境を調整し，その対象児がその状態に応じて最適な運動や動作・行為を遂行することで，二次的な障害の発生を予防し，残存能力を十分に発揮したバランスの良い発達を支援しなければならない．

B 運動制御，運動学習，運動発達

　自発的な運動や重力の作用の変化，外力などに応じて，バランス反応や先行随伴性姿勢調節（anticipatory postural adjustments：APA）などにより，常に連続的に運動は制御されている．また，日常的な環境で与えられる運動・認知的課題に対して，有効に対応すべく運動の学習も意図的あるいは無意識的にくり返されている．そして，そのような学習をくり返しながら，外的な環境や対象児自身の状態の変化に適応し，有効で効率的な行動・行為は強化され存続し，無効で非効率的な行動・行為は消失し，運動は発達する．

　これらの運動制御，運動学習，運動発達は，いずれも状態や機能，あるいは動作遂行能力の変化である．できるだけ望ましい運動制御を遂行し，運動発達が最適となるように運動学習を促進すべく，対象児の心身の状態や課題の設定，環境の調整が必要となる．運動学習を促進するためには，動機づけを高め，能動的な練習・経験を十分に反復することが重要である[20]（表8-5）．

　新生児，乳幼児などや重症児においては，介助・ハンドリングがさまざまな場面で必要であるが，運動学習を促進するためには，ハンドリングは適宜減らす必要がある．基本的に運動の準備を含めて，運動を自発的に能動的に遂行するよう支援する．

表8-5　運動学習の主なポイント

1．能動的な参加の促進
2．動機づけが重要
3．十分な反復練習
4．多様な方法・パターンの遂行
5．学習の転移の限界
6．フィードバックが重要

PT OT ST へのアドバイス

将来の予想

　今の状態や環境が，将来の状態を決定するため，将来を常に予想して対応する．また急な環境の変化が生じた場合には，速やかに対応する．

先行随伴性姿勢調節

　APAは，上肢などの随意運動に先行して，あるいは並行して出現する活動で，随意運動によって生じる重心の変位や動揺を予測して制動する，補償的な姿勢制御である．

C 目標の設定

　リハビリテーションは基本的に目標指向的アプローチである．後述するライフステージによるニーズの変化とも関連して，機能障害レベル，活動レベル，参加レベルの目標を設定する．障害構造として記述したように，これらのレベルは相互に，双方向性に関連することを意識して，並行した目標の設定を行う．

　年齢や状態にもよるが，参加レベルの目標達成に必要となる機能障害レベル，活動レベルの目標と捉える必要がある．

　他方，重症児の場合には，拘縮や変形，呼

表8-6 タイプ別の主な問題点と介入の焦点

	問題点	介入の焦点
痙直型	筋緊張の亢進・定型的運動パターン・関節可動域の制限	筋の伸張，運動の増加，運動の多様性
	緩慢でぎこちない運動・バランス低下・姿勢不安定性	立ち直り反応・バランス反応の促通
	体幹の回旋の減少・姿勢変換の制限	体幹の伸展・回旋を伴う運動の練習
	アライメント異常・変形	姿勢管理，装具や座位保持装置などの福祉用具
	筋力低下・抗重力運動能力の低下	筋力増強運動，抗重力運動
アテトーゼ型	筋緊張の低下・変動，姿勢不安定性，安全性の低下	姿勢の保持，正中位での同時収縮
	協調性の低下・運動の移行の制限，安全性の低下	抵抗に抗した運動，交互運動を避ける
	中間域での運動制御の制限	中間域での保持，狭い運動範囲での制御
	上肢による体重支持の制約，安全性の低下	上肢の荷重，上肢での支持を利用した姿勢変換
	段階的な運動の欠如・姿勢変換の困難さ	姿勢の保持，狭い範囲での運動
	情動の変動性	行動の調整

吸機能などの機能障害レベルの維持，悪化予防が重要となるため，機能障害を維持するための，活動レベルや参加レベルの目標設定の方向性が求められる．

D タイプによる考え方の違い

タイプ別の主な問題点と介入の焦点について表8-6に示す．

一般的に痙直型では，運動性・可動性の減少や定型的運動パターンを呈することが多いため，介入としては可動性，運動の多様性を重視する．痙縮を伴う筋緊張の亢進を示すが，身体の部位によっては低緊張の部分もあり，特に痙直型両麻痺では下部体幹・骨盤周囲の筋緊張が低いことが多い．また拘縮・変形などの二次的な障害に発展することも多く，筋緊張の亢進に筋・軟部組織の伸張性の低下の特性が含まれる．

PT OT ST へのアドバイス

運動性・可動性と安定性・支持性

大まかに運動性・可動性と安定性・支持性の両面に注目する．痙直型では運動性・可動性 ＜ 安定性・支持性，アテトーゼ型では運動性・可動性 ＞ 安定性・支持性の対象児が多い．

その中で，痙直型片麻痺では，麻痺側の可動性の低下を示すが，全体的には多くの場合に自立歩行が可能であり，歩行獲得後に多動傾向を示すことが少なくない．身体活動の増加に伴い，連合反応の出現も増加し，麻痺側の運動性は抑制され，非対称性姿勢が助長される．発達障害を合併する場合もあるが，両側上肢による協調的な使用が困難なために，

構成遊びなどの成功経験が少なく，注意や行動の持続性の問題に発展することが多い．

アテトーゼ型では，痙直型とは反対に，姿勢の保持や固定性・安定性に問題を有するため，運動の範囲を徐々に狭くすることや中間位・正中位での姿勢の保持や段階的な運動の制御を重視する．一般的に知的機能は高いことが多いが，運動だけでなく情動にも変動性を認めるため，行動の調整も重要である．

Lecture 2. 日常生活での経験とチームアプローチ

A 日常生活における環境調整

医療機関でのリハビリテーションの提供に加えて，日常生活での経験や環境の適正化を図る必要がある．医療機関での評価・介入においても，日常生活での経験を考慮すべきである．

日常の食事，更衣などのセルフケア，遊び，保育園・幼稚園・学校などにおける経験の反復が，機能障害や発達の状態に直接関連する．対象児の遂行可能な肯定的側面を最大限活用し，問題を有する否定的側面の悪化やほかの領域・レベルへの悪影響をできるだけ軽減できるよう，人的・物的・社会的環境を調整する．

どの年齢や時期においても，対象児の状態は，安全で健康であること，本人にとって有意義な活動・参加に関われること，安全で安定した生活を営む場所があること，そして，地域社会に役立つネットワークが組織され，多様な生活場面へ参加できること，これらを重視すべきである．

B 人的環境，物的環境，社会的環境

人的環境としては，医療者だけでなく，教育，介護，行政関係者などの多職種が，年齢や時期，状況に応じて変化しながら，長期にわたってチームアプローチを展開する必要がある．その中でも養育者・家族の関与が不可欠であり，最も重要である．対象児の状態が

> **PT OT ST へのアドバイス**
>
> **日常生活での経験**
>
> 医療機関でリハビリテーションが関われる時間は限られているため，環境を調整し，家族などにも協力してもらい，日常生活のさまざまな場面での，望ましい経験を重視する．

個別的で多様であると同様に，家族の状況もきわめて多様である．家族の心身の状態，社会的背景，経済的状況，住居環境，育児・教育に対する態度などを多面的に捉えながら，家族中心のアプローチを促進する．具体的には医療的ケア，姿勢や運動の管理，行政的な手続きなどに関する家族の主体的な参加を支援する．

物的環境では，住居環境，幼稚園・学校などの環境など，対象児の生活環境を調整する．その中で，装具，自助具，育児に役立つ市販品，歩行補助具，バギーや車椅子，座位保持装置などの福祉用具や物品の活用がきわめて重要である．これらは時期や状況に応じて，適合性が変化するため，細やかな確認や指導が必要となる．特に成長・発育に伴う適合不良に対しては，速やかな対応が必要である．また，このような管理について，家族の主体的な取り組みを支援・擁護する．

社会的環境は，新生児における家族中心の

生活から，近隣の地域社会，保育園・幼稚園・通所施設，学校，卒業後の環境など，年齢に応じて変化する．それに伴い，対象児に求める役割やニーズが変化する．障害を有していても，健常児と同様の社会との関係性を保障するノーマライゼーションを促進する．

LECTURE 3. 薬物治療と手術療法の併用

A 他診療科との連携

運動障害や合併症に対して，薬物治療や手術などの治療がリハビリテーションと併用されることは多く，新生児科，小児科，神経内科，脳神経外科，整形外科などとの連携が必要である．他診療科との併診の頻度や期間は，状況によってさまざまである．年齢や状況の変化に伴って，主治医・かかりつけ医が不明確となる場合や，対象児と医療機関との関係が中断・途絶する場合もあり，注意が必要である．環境に対する対処と同様に，家族の主体的な関与を支援する必要がある．

B 痙縮に対する治療

痙縮に対して経口抗痙縮薬，ギプス・装具療法，ボツリヌス療法，バクロフェン髄腔内投与療法，選択的後根切断術など多くの治療法が普及してきている．これらの治療の前後や治療中における，特に痙縮や関節可動域などの状態の評価が行われる．それぞれの治療法にはメリットとデメリットがあり，それぞれの診療科と情報を共有し，対象児と家族に十分に説明を行い，最適な治療を選択する．

C 経口抗痙縮薬と抗てんかん薬

経口抗痙縮薬と抗てんかん薬については，痙縮筋およびてんかん発作に対する効果に加えて，覚醒度や注意，自発性，活動量，興味・関心などの認知面・身体面に対する全身的な影響の可能性もある．食欲の減退や食事摂取量の減少，食事介助量の増加などによる栄養状態，さらに呼吸状態，睡眠状態などにも影響する．

状況に応じた処方薬の種類の変更や，成長・発育にも関連した処方量の調整が行われるため，処方薬の種類と処方量を関連づけた経過観察が必須である．それぞれの効果と副作用の両面を考慮し，対象児本人と家族の評価を尊重して支援する必要がある．

D 整形外科的治療

さまざまな部位の関節可動域制限，拘縮，変形に対して整形外科的治療が施される（表8-7）．主に筋腱の軟部組織に対する手術，骨および関節に対する手術である．いずれも前述した痙縮に対する非観血的治療や装具療法を中心とした保存療法の適応があり，時期や状況に応じた選択の判断が求められる．どの手術においても，手術中や術後の有害事象や弊害の可能性があり，手術による効果との両面からの検討が必要である．適応となる拘縮・変形などの状態は，多くの場合は二次的に発生した障害であり，早期からの予防的対処が重要であるが，完全に予防することには限界がある．

表8-7 主な整形外科的治療の適応と種類

適応	種類
股関節脱臼	観血的整復術，筋延長術，筋解離術，骨切り術
拘縮・関節可動域制限・変形	筋腱延長術，筋解離術，筋腱移行術，関節固定術，骨切り術
脊柱変形	選択的筋解離術，固定術（インストゥルメンテーション）

問題となる症状・機能障害による疼痛や対象児の苦痛の程度，活動や参加レベルへの影響の程度，装具などを含む保存療法や姿勢管理などの現実的な実行可能性，家族や介護者の負担なども検討して選択する．術後に必要となる入院期間や専門的なケアなども考慮する．一般的に手術を施行する時期は，学校生活を重視して，就学前を選択することが多い．術後，対象筋の筋力が一時的に低下することを考慮する．また，拘縮・変形に対する手術後に，活動や参加レベルを最大限に拡大する必要があり，術前と同様の生活状態のままでは，徐々に拘縮・変形は術前の状態に戻ることが多い．

また，リハビリテーションを提供する施設と手術を実施する施設が異なる場合も多いため，手術前後における相互の情報提供が必要であり，他施設間の連携が求められる．

> **PT OT ST へのアドバイス**
>
> **家族の気持ち**
>
> 患者家族は，さまざまな治療に対して，期待と不安の両面を有している．リハビリテーションの場面で，そのような気持ちにも耳を傾ける．

> **リハ科医の 視点**
>
> **ボツリヌス療法**
>
> ボツリヌス毒素製剤を筋腹内に投与することで痙縮を軽減させる治療である．ボツリヌス毒素は神経筋接合部のアセチルコリンの放出を阻害することで，筋を弛緩させる．作用発現は投与後2～3日であり，効果の持続は2～6ヵ月であるが，最低3ヵ月間の投与間隔が必要である．内反尖足による歩行障害に対し，装具療法や適切なリハビリテーションを併用することできわめて有用な治療である．

LECTURE 4. ライフステージによるニーズの変化

ライフステージによって対象児に求められる機能，成長・発育の影響，家族・保護者の状態の変化などが複雑に関連する（図8-5）．このような変化を予想して，事前の準備や対処が必要である．特に家庭だけでなく，就学前教育，就学，ほかのサービスの利用など社会的に生活の場は拡大することが望ましく，それらを念頭に，先行した準備が必要である．

その中で，小学校入学による身体機能への要求，物理的な環境，社会的な役割などの変化が大きい．すべてを予想して対処することは不可能であり，たとえば小学校入学直後の

数ヵ月の経過観察や生活指導，関わる職種の連携など，状況の変化後におけるさまざまな状態の調整などが必要となる．

小学校入学においては，対象児の状態によっては身体活動量も増加し，最初は疲労の問題もあるが，運動耐容能の向上にも良い影響をもたらすことがある．一方で，小学校入学以降，車椅子の利用の増加などにより，歩行機会の減少や四つ這い移動などの多様な運動・移動が減少するなど，二次的な機能障害を助長する場合も少なくはない．生活の安全の確保と対象児の身体能力の発揮との両面を

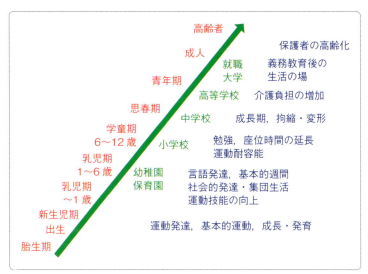

図8-5 ライフステージによるニーズの変化

考慮する．

　就学について，普通学校，特別支援学級，特別支援学校の選択，通学手段や寄宿舎の利用などの検討など，家族・保護者および教育機関と協働で決定する．義務教育において決定権は保護者にあり，十分に意志を尊重する．対象児の状態では知的・情動的機能の程度の影響が大きい．移動能力などの身体的機能については，福祉用具の活用や物理的な環境整備によって，ある程度対応できることも多い．学校の種別によって必要となる社会的機能が大きく異なるため，将来的な生活を考慮した検討が必要であろう．

　また，思春期に該当する成長・発育による影響は大きく，拘縮・変形などが急激に進行する一因である．さらに，年齢が上がることに並行して，保護者・家族の変化も生じる．特に保護者の高齢化により，家庭での生活の継続が困難となることもあり，そのような状態をある程度見越した生活環境や利用サービスの調整などが必要となる．

　医療機関の関わりについては，その内容や頻度なども，さまざまな要因により変化する可能性がある．家族・保護者の意向が重要な要因であるが，対象児の状態や社会的環境などの変化でも利用が中断・終了される可能性もある．医療機関のみで支援するのではなく，常に家庭や学校などの医療機関以外の場所でも適切な支援が継続できるよう配慮する．

PT OT ST へのアドバイス

二次的な問題の予防

　さまざまな二次的な問題や新たに発生する問題をすべて予測することは不可能であるが，少しでも予防できるように，常に将来を予測しながら，対応を検討する．

脳性麻痺に対する[4] リハビリテーション治療の手技

Essential Point

- **Lecture 1.** 関節可動域制限や拘縮を予防し，関節可動域を改善する．
- **Lecture 2.** 筋力を増強し，動作遂行能力を高める．
- **Lecture 3.** 運動耐容能を増加させ，長時間の運動を可能にする．
- **Lecture 4.** 姿勢の特徴を考えて姿勢を選択し，適切なポジショニングを実施する．
- **Lecture 5.** 難易度を調整したバランス練習を取り入れる．
- **Lecture 6.** 多様な方法，環境での歩行練習を実践する．
- **Lecture 7.** 適切に福祉用具を作成し，日常生活に活用する．
- **Lecture 8.** 日常生活でのセルフケアや遊びなどに関する育児を支援する．
- **Lecture 9.** 呼吸障害と嚥下障害に対処する．
- **Lecture 10.** 合併症や手術後の支援など，特殊な状況に対処する．

Lecture 1. 関節可動域運動・ストレッチング

関節可動域制限・拘縮は，痙縮や反射などの神経学的症状と骨の成長が関連した二次的な障害である．筋が日常生活において，自動的・他動的に適切に伸張されることで筋の長さが保たれる．股関節の脱臼や変形などの関節症状を伴う場合には，関節の構築学的要因が関節可動域に影響する．

関節可動域を維持，改善させるためには，まずはできるだけ日常の能動的な動作の中で，各関節の運動や筋の伸張がくり返されることが重要である．しかし，運動麻痺，筋力低下，痙縮などの機能障害により運動が十分に行えない場合や筋緊張の亢進と病的な運動パターンにより定型的な姿勢・運動がくり返される場合，動作遂行能力の低下や身体活動の制限により十分に動作を日常生活で遂行できない場合などは，姿勢の特別な管理や他動的な関節可動域運動，ストレッチングなどが

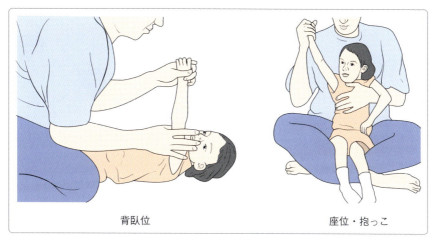

図8-6　肩関節屈曲に対する関節可動域運動
背臥位や座位で肩関節に対して他動的な関節可動域運動を行う．

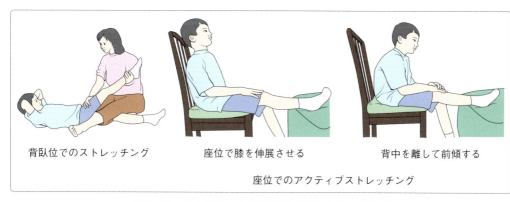

図8-7　ハムストリングスに対するストレッチング
背臥位や座位でハムストリングに対するストレッチングを行う．アクティブストレッチングでは，膝を伸展した下肢を前方へ伸ばした姿勢で，アクティブに体幹を前傾させて股関節を屈曲する．

必要である．

　各運動はさまざまな姿勢で実施できるが，反射や筋緊張の影響，年齢，体格，知的・情動的機能，安楽性や簡便性，実施可能な頻度と時間などを考慮して，姿勢や方法を選択する（図8-6〜8）．医療機関で実施するだけでなく，日常的に家庭や学校などでも実施できるよう調整する．

　装具や座位保持装置などによる姿勢管理も行う必要がある．それらを使用することで関節の適切な角度や筋の適切な長さを得られるかが重要であり，体格・体型の変化に応じた調整が必要である．

治療手技の Tips

多様な選択肢

関節可動域運動やストレッチングについて，多様な姿勢や方法の選択肢を考え，状況に応じて最適な方法を選択する．

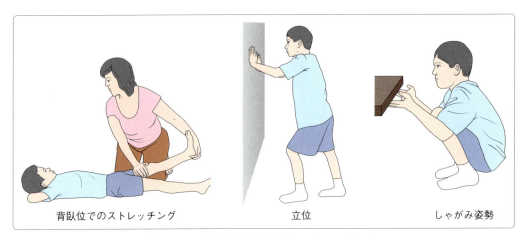

図 8-8　下腿三頭筋に対するストレッチング
下腿三頭筋に対して，背臥位での他動的なストレッチングや，立位・しゃがみ姿勢でのアクティブストレッチングを行う．

Lecture 2　筋力増強運動

　姿勢の制御や動作の安全な遂行には，十分な筋力が必要である．筋緊張や分離運動などに加えて，筋力低下が動作に影響することが多い．また，適度な筋力増強運動により筋力を増加させることができるため，有効な介入のひとつである．

　これまで，痙縮を有する筋に対する筋力増強運動は，筋緊張を悪化させるなどの弊害があり，努力的な運動は禁忌とさえ扱われてきた時代があった．近年の知見では，適切な方法であれば，そのような悪影響はなく，筋力増強運動が実施可能であり，その効果も検証されている[21]．

　日常的な姿勢の保持・変換や移動などの身体活動を増やすことで，筋力を十分に発揮できる生活を支援し，そのうえで，特定の運動の遂行を加える．年齢や知的機能，興味などを考慮して運動を選択するが，年少の場合には遊びと組み合わせた実施が現実的であり，年長になれば，成人と同様の方法が選択できる（表 8-8）．

　筋や関節への過度な負担や疼痛の発生には十分に配慮する．特に痙直型においては，運動中の共同運動パターンや連合反応の著しい出現，運動後の筋緊張の亢進や歩容などの運動パターンの悪化などの所見を認める場合には，運動の方法や強度などを調整する．疼痛については，適切に筋力が刺激された場合には，誰でも対象筋に遅発性筋痛が発生するため，疼痛の部位，性質や程度などを確認する．

治療手技のTips

筋力低下

　痙縮より筋力低下のほうが，動作に影響することが検証されており，正しい姿勢や方法で筋力増強運動を施行した場合には，痙縮への悪影響を生じずに，筋力が増加することが報告されている．

表8-8 下肢の筋力増強運動に用いることができる活動・運動の例

年齢	活動・運動の例
年少児	スクワット,階段・斜面の昇降,跳躍,つま先歩き,ボールのキック
年長児以降	フリーウェイト,弾性バンド,ゲーム,ダンス,トレーニングマシン

表8-9 有酸素運動に用いることができる活動・運動の例

年齢	活動・運動の例
年少児	歩行,走行,階段・斜面の昇降,三輪車
年長児以降	歩行,走行,自転車,エルゴメーター,遠足,登山,水中運動,サッカー,ダンス

LECTURE 3. 有酸素運動

　十分な筋力と合わせて,動作の安全で有効な遂行には十分な運動耐容能が必要である.筋持久力や注意の持続性との関係もあるが,基本的には呼吸循環機能と関連する.特に心疾患などの循環器疾患を合併する場合には注意が必要である.姿勢や運動,活動を十分な時間継続することが必要であり,成人であれば,20～30分以上の運動が必要とされ,それに準じた適用を考慮するが,基本的には脈拍数や呼吸数などに配慮しながら,運動時間を調整する.

　基本的には楽しみながら継続することが重要であり,年齢や興味,嗜好などを考慮して,活動・運動を選択する(表8-9).兄弟姉妹や友人,保護者などと複数のメンバーで遂行することが現実的である.スポーツ,ゲームを取り入れることで,知的・情動的機能への適度な刺激としても重要である.また,立位や歩行と同時にボールを操作することなどは二重課題(dual task)であり,姿勢制御やバランス練習としても有効である.

> **治療手技のTips**
>
> **多様な運動・活動**
>
> 楽しみながら成功経験を反復し,運動を持続することは,さまざまな面で利点がある.対象児に適合する多様な運動・活動を考えてみる.

LECTURE 4. 姿勢の選択とポジショニング

　日常の姿勢の適切な管理・選択,ポジショニングを行う.ポジショニングは,姿勢アライメントの調整,筋緊張の調整,関節可動域制限・拘縮の予防,日常生活での有効な機能の提供,呼吸機能などの改善,他者とのコミュニケーションや周囲の環境の知覚による心理社会的機能の改善などを目的に行われる.

　姿勢によってメリットとデメリットがあり,臥位姿勢の主な特徴を表8-10に示した.腹臥位は新生児の突然死症候群の問題はある

表8-10 臥位姿勢の主な特徴

背臥位	緊張性迷路反射の影響・全身の伸展パターン 周囲を認識しにくい・覚醒度の低下
側臥位	緊張性反射の影響が少ない 下部の体幹の伸張と上部の体幹短縮 姿勢の安定性が不十分・クッションなどが必要
腹臥位	緊張性迷路反射の影響・全身の屈曲パターン 突然死症候群のリスク 換気状態の改善 頭頸部・上部体幹の抗重力的活動

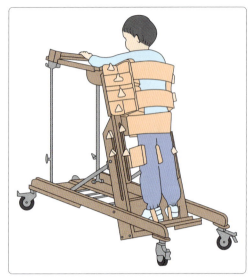

図8-9 プローンボードでの立位
重症な対象児においても，プローンボードなどを使用した立位姿勢を導入する．

が，呼吸状態を改善させる効果や，頭頸部などの抗重力的活動や空間での制御などに良い効果が期待でき，タオルなどを使用しての両肘立て位（前腕支持）では上肢での体重支持も経験できる．

セルフケアのさまざまな物品の操作や食事，嚥下機能，頭頸部・体幹の空間での制御，周囲の知覚のしやすさなどの多くの理由で，座位姿勢の導入が必要である．さらに重心の高い立位姿勢は，重症な対象児においても，体幹装具付き長下肢装具やプローンボード（図8-9）などを使用して実施することが多い．一方で，日常生活の中で多様な姿勢を経験できるよう，時間や場所を考慮した配慮が重要である．自宅や保育園，学校などの生活のリズムで経験する活動と結びつけた，多様な姿勢の管理を配慮する必要がある．特に施設入所の場合や学校の卒業後などでは，意図的，計画的に姿勢を管理しないと，経験する姿勢のレパートリーが減少することが多い．

> **治療手技のTips**
>
> **日常の姿勢**
>
> 1つの姿勢やポジショニングで，すべての状況に対応することは不可能である．日常の場面や機能に応じて，ふさわしい姿勢やポジショニングを検討する．

LECTURE 5. バランス練習

A バランス練習の種類と難易度に影響する要素

セルフケアの遂行やさまざまな環境での歩行などに必要となる座位や立位などのバランスを練習する．これらの練習を行う際に，介助が必要な場合には難易度が難しすぎる課題であり，他者による介助は要せずに，かつ，ある程度の努力を伴って転倒せずにバランスを制御することが必要な難易度の調整が重要である．家族やセラピストなどにおいては，転倒に対処する必要がある．

バランス練習の種類と難易度を調整するために用いられる要素を表8-11に示す．静的姿勢保持は，特定の姿勢を一定時間保持することである．外乱負荷応答は，バランスボールなどを用いて立ち直り反応や平衡反応を促通するために行われる．支持基底面内での姿勢制御において，重心の調節は，立位での上肢や頭頸部の運動など，大きな重心の移動は目的としないが，先行随伴性姿勢調節（anticipatory postural adjustments：APA）などを伴って細かな重心の調節を行う場合であり，重心の移動は，遠方へのリーチングなど，随意的な前後左右方向や上下方向の重心

表 8-11 バランス練習の種類と難易度を調整する要素

種類	例	難易度の要素の例
静的姿勢保持	座位保持,立位保持	支持基底面の広さ
外乱負荷応答	外力,バランスボール,バランスボード	重心の高さ
支持基底面内での重心の調節	上肢の挙上,頭頚部の運動	開眼・閉眼
支持基底面内での重心の移動　前後左右方向	リーチング,体重移動	上肢による物の操作
上下方向	スクワット,下方へのリーチング	closed skill・open skill
支持基底面の移動	ステップ,立ち上がり,歩行	二重課題

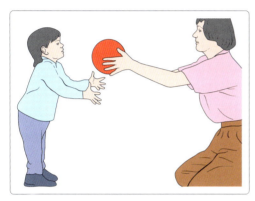

図 8-10 ボールを使用した立位バランス練習

の移動を求める課題である．支持基底面の移動は，いわゆる移動課題である．

これらのバランス練習の種類に対して，支持基底面の広さ，重心の高さ，視覚情報の有無，上肢による物品の操作などを考慮することで難易度が調整できる．使用する物品は，おもちゃやぬいぐるみ，お手玉，積み木，ボールなど，対象児の状況に合わせて選択する．closed skill は運動や環境の変動が少なく，容易に予測できる課題であり，open skill は，それらの変動が大きく，予測困難で，短時間での運動の調整が必要な場合である．例えばボール遊びやキャッチボールをする際（図 8-10）に，一定の距離・方向・速さでくり返す場合には closed skill であり，毎回，距離・方向・速さの要素をランダムに変えながらくり返す場合は open skill である．

また，運動課題を遂行しながら会話するなどの二重課題の遂行も有効である．

B タイプ別の留意点

痙直型では基本的に重心の移動を促すことが必要であるが，それ以前の姿勢の準備が必要となることが多い．痙直型片麻痺では，特に立位で，姿勢の非対称性や支持基底面の狭さが問題となることが多く，重心の位置や支持基底面の調整が重要である．痙直型両麻痺では，座位で骨盤が後傾し，それに伴って両膝関節が伸展して足底が接地できないことが多く，骨盤の鉛直位の制御と足底接地の準備が必要である．立位では，股・膝関節の不十分な伸展と尖足を示すことが多く，重心が前方へ変位し，支持基底面が狭くなるため，これらの調整を行いながら，バランス練習を行う．

アテトーゼ型では，バランスの不安定性が主要な特徴でもあり，随意運動の制御する範囲を徐々に狭くしながら，静的な姿勢制御を重視することが多い．また，失調型でもバランスの不安定性が特徴であるため，バランス練習が重要となる．支持基底面を広げて比較的安定した姿勢での静的姿勢保持から，段階的に課題や要素を変更して，難易度を徐々に難しくすることが基本である．

C 課題の難易度の調整と バランス能力の必要性

　課題の難易度の調整が最も重要である．難易度が高すぎても，低すぎても，遂行による達成感や課題に対する意欲に影響する．高すぎる場合には，転倒の危険も伴う．安心感，恐怖感，自己効力感などを常に考慮しながら，さらに，能力の変化に伴って，適度な難易度となるように，課題や環境の調整が必要である．

　基本的にセルフケアや日常的な課題遂行を考慮すると，座位や立位などが，比較的長い時間にわたって，両上肢を支持に使用せずに保持が可能であること，その姿勢で有効に頭頸部の運動や上肢の運動を制御して，周囲の知覚や物品の操作が可能なこと，立ち上がりや移乗動作などの姿勢を安全に変換できることが重要であり，これらを保障するバランス能力の獲得が求められる．外乱負荷応答は，電車やバスなどの公共交通機関の利用やスポーツ活動などの，高いレベルの活動の際にはきわめて重要である．それ以外の活動では，外乱負荷応答よりも能動的な運動に伴うバランス能力がより求められる．

> **治療手技のTips**
> **適度な挑戦**
>
> 転倒を危惧して，安全性を考慮することは重要であるが，過度な介助や対応は，適切な姿勢制御の出力を抑制する．適度に挑戦するような場面の設定が重要である．

LECTURE 6. 歩行練習

A 歩行練習の内容と方法

　歩行練習を積極的に実践するためには，ある程度の立位バランスと立位の持久性，短時間の片脚立位保持（上肢支持を利用しても），介助歩行がある程度可能となっている必要がある．

　歩行練習は，伝い歩き（手すり，テーブル，家具，壁など），歩行器，ロフストランド杖などの歩行補助具を使用した歩行，手を繋いでの歩行，上肢で支持しない歩行など，年齢やバランス能力，生活や活動の場などに応じて，さまざまな方法と環境で歩行練習を実施する．歩行器には，前方支持型や後方支持型などの種類があり，姿勢や安定性，操作性などを考慮して選択する（図8-11）．年齢によっては，ベビーカーやバギーなども歩行補助具として活用できる．

　練習場所も，リハビリテーション室，施設内の廊下，自宅，学校，屋外の道路・歩道，公園，斜面，店舗など，さまざまな場所が想定でき，対象児の状況や必要性などを考慮して，選択する．路面の影響，周囲の環境（物理的環境や他者の存在など），対象児の意欲などが環境によって変化する．基本的には多様な場所で練習を展開することが望ましい．

　練習場面での歩行練習だけでなく，日常生活場面での実践的練習が重要である．日常は四つ這い移動のみの対象児に，練習場面のみで歩行練習を行っても，その効果には限界がある．少なくても日常生活で立位を経験しやすい環境設定（家具などの環境調整や家族の関わり）を行い，生活リズムの中で，歩行を経験する工夫が必須である．例えば食事や入浴などのセルフケアと組み合わせた歩行，外出や登校，通院などの際の歩行などは有効で

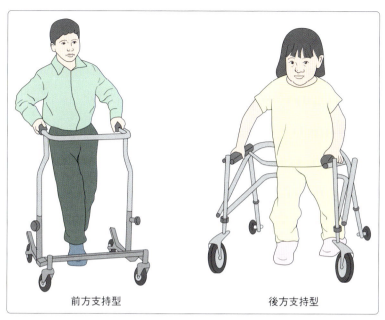

前方支持型　　　　　後方支持型

図8-11　歩行器
対象児の姿勢，安定性，操作性などを考慮して，適切な歩行器を選択する．

ある．上肢で支持しない歩行が少し可能となった時点では，物の片付けや運搬などを促すと，意欲も高まることがある．

他者の介助が必要な場合には，できれば対象児の身体を直接介助するのではなく，歩行補助具の操作の調整や，物品（日常用品，おもちゃ，棒，ロープなど）を介した介助などを工夫すると良い．歩行に関連した姿勢調整をできるだけ対象児自らが行えるように配慮する．

B　関連動作の練習

歩行練習において，前方への移動だけでなく，後方への移動，横歩きなど，他方向の移動を練習する．日常生活でも必要であり，求められる運動制御も異なるため，場面を工夫しながら実施する．

歩行の前後で関連する，立ち上がりや着座，しゃがみこみ，立位での方向転換なども合わせて練習が必要である．ある範囲は四つ這い移動を行い，その後物につかまって立ち上がり，伝い歩きを始めることや，歩行して目的場所に到着してその場所に座り，座位姿勢を調整するなど，連続した流れでの練習が効果的である．また，階段昇降や斜面の昇降なども行う必要がある．平地歩行とは異なる体幹や下肢の運動などが必要であり，運動強度も異なる．他方，対象児の興味や関心が平地歩行よりも高く，意欲的に実施できる場合もある．

C　歩行パターン

定型的な歩行パターンを反復することで，二次的な機能障害を生じる可能性もあり，歩行パターンの修正も配慮して歩行練習を実施する．対象児の示す歩行パターンは，正常とは異なるが，例えば安定性や速度などの本人にとってのメリットがあることに配慮が必要である．基本的には，正常歩行パターンに近いほうが，エネルギー効率としても有利であ

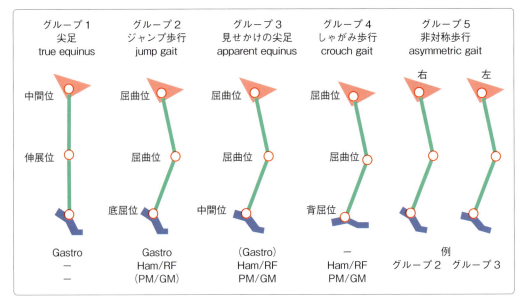

図8-12 痙直型両麻痺における歩行パターン分類
Gastro：下腿三頭筋，Ham：ハムストリングス，RF：大腿直筋，PM：大腰筋，GM：大殿筋
(Rodda JM, et al：J Bone Joint Surg Br, 86：251-258, 2004より一部改変)

るが，機能障害を有する場合には，一概に正常歩行パターンの獲得を目標としないほうが良く，現実的に達成も困難である．

一般的に，定型的な歩行パターンを示しやすいが，特に痙直型両麻痺においては類型化された歩行パターンが介入の参考に用いられている．

歩行パターンは5つのグループに分けることができる(図8-12)[22]．グループ1は，尖足のみを示し，下腿三頭筋の痙縮・短縮が介入対象となる．グループ2は，尖足に加えて，立脚相において股関節と膝関節の過度な屈曲を示す場合であり，下腿三頭筋とハムストリングスの痙縮・短縮，大腿直筋と大殿筋の筋力低下が介入対象となる．大腰筋の痙縮・短縮も問題となる症例も含まれる．グループ3は，足関節は正常範囲で，立脚相において股関節と膝関節の過度な屈曲を示す場合で，ハムストリングスと大腰筋の痙縮・短縮，大腿直筋と大殿筋の筋力低下が介入対象となる．下腿三頭筋の短縮は大きな問題とならない症例が含まれる．グループ4は，立脚相での過度な足関節背屈，股関節と膝関節の屈曲を示す場合で，ハムストリングスと大腰筋の痙縮・短縮，大腿直筋と大殿筋の筋力低下が介入対象となる．症例によっては下腿三頭筋に対する筋力増強運動が効果的な症例が含まれる．グループ5は，左右で異なる歩行パターンを示す場合である．

治療手技のTips

さまざまな環境での歩行

リハビリテーションの時間内での歩行練習だけでは練習量は不足している．自宅内や外出，保育園・幼稚園，学校など，さまざまな環境で歩行練習を反復できるように検討する．

Lecture 7. 福祉用具

A 福祉用具の考え方

福祉用具は，一般的に装具と日常生活用具におおむね分けられ，練習用，身体機能の代行・補完，日常生活の支援，介護量の軽減，能力の開発などを目的に使用される．ICFの環境因子に含まれ，適切な使用により障害を軽減し，活動・参加を促進し，機能障害の軽減にも有効な可能性がある．

リハビリテーションにおける姿勢や運動に対する介入場面について，福祉用具を用いることで日常生活においても同様の場面を経験することができれば，望ましい発達を支援するために効果的である．また，福祉用具を活用することで，参加レベルが拡大できれば，社会的，教育的な機会も増やすことができる．

福祉用具のパーツの構成も重要であるが，対象児との適合性が重要である．成長・発育による適合不良は，福祉用具の効果を減少させ，程度によっては悪影響も懸念されるため，適切なタイミングでの調整などの対応が求められる．一般的に，福祉用具は，医療保険あるいは身体障害者手帳を利用して作成するため，家族による行政機関への書類の提出などに関して，関連機関や業者などとの連携が必要である．

B 上下肢装具

装具は，変形の矯正，関節の特定の角度での固定，特定の運動範囲内での制動，支持性の向上などを目的に使用される．

上肢装具では，手関節掌屈，母指内転，手指屈曲などを矯正するための手関節装具などが用いられる．最近では，機能的電気刺激とダイナミック上肢装具の併用の有効性が報告されてきている．

下肢装具では，足関節・足部の変形の矯正，立位や歩行時の下肢の支持性の向上，歩行時のtoe clearanceの改善などを目的に短下肢装具 (ankle foot orthosis：AFO) が幅広く活用されている．膝関節の支持性が低下している場合には長下肢装具 (knee ankle foot orthosis：KAFO) や，股関節や体幹の支持性も低下している場合には体幹装具付長下肢装具 (hip knee ankle foot orthosis：HKAFO) なども使用される．

AFOでは，プラスチック製や両側支柱型，足継手の有無やその種類なども豊富であり，制動の範囲や固定性・可動性，足部の変形の程度などに応じて作製する．

C 座位保持装置，車椅子

体幹機能の問題などにより頭頚部のコントロールや座位バランス能力が低い対象児に対しては，適切な座位姿勢を保ち，座位での能力を保障する座位保持装置を使用する．自宅や学校などで，食事，遊び，学習などの機能的な場面で活用することが多い．移動することを目的に，自力駆動が可能な車椅子，あるいは電動車椅子，駆動は介助である手押し型車椅子・バギーも生活状況に合わせて使用する．

シーティングの基本は，頭頚部・体幹・骨盤の鉛直で直列に近い配列と，座面上の坐骨での体重支持である．これを基本に，対象児の姿勢制御能力や呼吸・嚥下機能などと使用状況により，ティルト・リクライニング機構を使用することが多い (図8-13)．骨盤の後傾や円背姿勢を認めることが多く，バックサポートや座面のクッション，テーブルなどを用いて，できるだけ標準的なアライメントとなるように調整する．

車椅子やバギーは外出時に用いるため，自

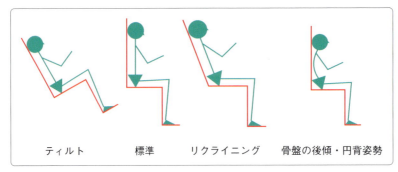

図8-13 シーティングの標準とティルト,リクライニング機構
全体的な傾斜であるティルト機構とバックサポートのみの傾斜であるリクライニング機構を適切に組み合わせて使用する.骨盤の後傾や円背姿勢の矯正が重要である.

動車への車載方法なども検討する必要がある.チャイルドシートや座位保持装置を車内で使用する場合と,車椅子を車内に固定して,車椅子のまま乗車する場合がある.対象児の体格や家族の介助方法などを考慮して検討する.成長・発育に伴って,バギーなどもサイズが大きく,重量も重くなるため,介助負担も一般に増加する.

> **治療手技のTips**
>
> **福祉用具のフォローアップ**
>
> 福祉用具の処方・作製より,その後のフォローアップがより重要である.成長・発育や環境の変化などにより何回も作り直すことが多いため,フォローアップの所見が次回作製の参考になる.

LECTURE 8. 日常生活場面での育児に対する支援

A 育児に対する支援

特に新生児から乳幼児の低年齢においては,両親・家族の関わりが生活の基本である.その後の年齢においても,知的機能や身体機能の状態によっては,両親などの介助が必須である.生活場面で実際にケアを行う両親・家族に,対象児に対する対応などについて支援することは必須である.

また,単にケアということではなく,より適切な姿勢や運動,認知的・情動的活動が日常生活で経験できれば,能力や発達の種々の側面を最適化することにとってきわめて重要である.身体機能面の中で,特に拘縮・変形については,望ましい姿勢や肢位を1日の中でどの程度の時間で管理できるかが重要である.通院時の関節可動域運動の実施のみでは,その有効性には限界があり,日常生活の中での他動運動やポジショニング,適切な装具や座位保持装置などの福祉用具の使用が求められる.

両親・家族の構成メンバーの能力の違いもあり,ハンドリングの上手な方や苦手な方などの個別性に合わせて,家庭内での役割の分担も現実的に必要である.

B 基本動作とセルフケア

抱っこの仕方やお座りの介助方法,起き上

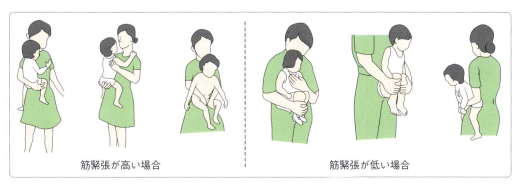

図8-14 抱っこ
対象児の状態を考慮して，複数の適切な抱き方を指導する．

がりや肘這い・四つ這い移動などの介助方法など，身体機能の状態に合わせて指導する．リハビリテーションの場面での望ましい姿勢や運動，抑制したい運動などを考慮したハンドリングを，両親・家族に覚えてもらうように，通院時に指導する．例えば，下肢を中心に伸展の筋緊張が高い対象児に対しては股関節を外転させ，両下肢を屈曲させることや，筋緊張が低い対象児に対しては，深く下肢を屈曲させて，大腿部と腹部を密着させて体幹を安定させるなど，日常的な抱っこの方法を指導する（図8-14）．

セルフケアでは，飲水や食事，口腔ケア，更衣やオムツの交換，入浴動作などでのハンドリングや介助方法を指導する．特に食事では，抱っこや座位保持装置の使用など，どのような座位姿勢を選択するのか，食器の工夫や操作方法，嚥下の促し方など，さまざまな指導が必要となる．更衣動作では，背臥位などの臥位，座位，立位など，能力に応じて，多様な姿勢で介助や実施が可能である．獲得した能力に応じて，その能力をセルフケア遂行時に発揮できるような指導が重要である．

C 遊び

日常場面での遊びは，座位，立位，移動能力や上肢の操作性・巧緻性などの身体機能，遊びの対象の知覚や操作，興味，その完成度などの関係する知的機能，親や兄弟姉妹，友人などとの遊びによる社会的機能など，幅広く発達に影響するため，有効に活用することが重要である．

家庭内だけでなく，育児支援の場や就学前教育機関，学校など，年齢などに応じて遊びに関わる職種も多い．対象児本人の楽しさ，興味・関心，意欲を尊重するように多職種で関わることが重要である．楽しく，ある程度の長時間遊びを持続することで，身体活動量も増加し，生理的機能や運動耐容能においても好影響をもたらす重要な活動である．最近では，電子機器の開発がさかんであり，視聴覚的，体性感覚的な多面的な刺激を提供できるおもちゃ・装置も多く販売されており，さまざまな場面での活用が可能である．

> **治療手技のTips**
> **家族への指導**
>
> 両親・家族の考えや主体性に十分に配慮しながら，生活における指導を行う．家庭の状況はきわめて多様なため，指導の方法や内容も家庭によってさまざまである．

LECTURE 9. 呼吸・嚥下機能

A 呼吸機能

　呼吸機能の状態に応じて，換気状態の改善，酸素化の改善，気道分泌物の排泄の促進などを目的に，呼吸・呼気介助，呼吸の特殊手技の適応，体位排痰法，ポジショニングなどを実施する．パルスオキシメーターは安価に簡便に利用できるため，酸素飽和度と脈拍のモニタリングは日常的に，場所を選ばずに利用できる．

　新生児においては，新生児集中治療室にて人工呼吸器を使用していることも多く，換気モードに応じて介入する．低出生体重児においては新生児呼吸窮迫症候群により酸素化が障害されていることも多い．

　基本的に最小限のハンドリングを心がけ，過度なストレスとならないよう，覚醒状態に合わせて対応する．頭頚部のコントロールや側臥位・腹臥位での姿勢制御，状況に応じて抱っこやベビーチェアなどを用いた座位姿勢の導入など，姿勢の管理と合わせて，呼吸機能に対応することが必要である．

　一方，年長の重症な対象児においては，胸郭変形や脊柱変形などと呼吸状態が関係し，さらに嚥下機能障害や誤嚥，胃食道逆流症なども重要な関連要因である．また，座位能力や四肢・体幹の筋緊張，拘縮・変形などの影響から，臥位中心の生活により，呼吸状態の悪化を生じ，呼吸器感染症・肺炎をくり返し，徐々に全身状態が低下する場合もある．この場合においても，呼吸機能のみに限定して介入するのではなく，日常の姿勢管理やポジショニング，そのための福祉用具の活用や環境調整などの幅広い介入が必要である．

B 嚥下機能

　呼吸機能，口腔内の状態，嚥下機能，頭頚部から体幹の運動機能は関連する．新生児における抱っこの指導と合わせて，哺乳指導から家庭や学校などでの食事介助まで，年齢や環境に応じて支援する．重度な嚥下障害の場合には，経鼻胃管や胃瘻などでの栄養摂取（注入）時の姿勢の管理なども必要である．

　嚥下機能の評価には，臨床的な観察による評価に加えて，嚥下造影検査（video fluorography：VF），嚥下内視鏡検査（video endoscopy：VE）などが用いられる．また，胃食道逆流症には，上部消化管造影や24時間PHモニターも利用される．

　嚥下障害に対して，口腔ケア，脱感作などの間接的訓練法，食事環境や食事内容の指導を含み，食事場面での嚥下機能を練習する直接的訓練法がある．嚥下には誤嚥の危険が伴うため，パルスオキシメーターによるモニタリングが必要である．

　経口摂取がある程度以上に可能な対象児においては，食事場面は楽しい，快刺激を伴う重要な場面である．誤嚥の危険には十分に配慮しながら，家族や兄弟姉妹，友人，学校の教諭などとの貴重な時間を経験できるよう，配慮が必要である．口腔周囲から頭頚部の配列は嚥下機能に直接影響し，さらに座位保持装置などを利用して，骨盤から体幹の配列や視知覚で認識しやすい空間の設定などを考慮することが必要である．

　他方，経口摂取などによる栄養摂取は，栄養状態や成長・発育にも関係が深いため，定期的な血液検査，栄養素の調整や摂取カロリーの確認など，栄養面からの支援も必要である．

治療手技の Tips　モニタリング

呼吸機能や嚥下機能に問題を有する対象児は，多くの場合，知的障害や認知面の問題を有しているため，指示の理解などは一般に困難である．種々のモニタリングや，表情や体動などの非言語的なコミュニケーションで状況を判断する必要がある．

Lecture 10. 特殊な状況に対する対応

A 成人期アテトーゼ型における頚椎症性脊髄症に対する手術

アテトーゼ型の特徴は，筋緊張の変動の過剰な運動である．知的な機能が高い場合が多く，社会的な参加も比較的活発である．発声，上肢の使用，歩行などの際に，頭頚部から体幹の非対称的な運動を過剰に伴うことが多い．そのような状況の経年的な変化により，成人期に頚椎症性脊髄症の症状が出現し，脊柱管拡大術・椎弓形成術などの手術の前後でリハビリテーションが処方されることが多い．術後しばらくの期間は頚椎装具を着用することが一般的である．

本来，頭頚部の運動により立位バランスや歩行時の重心移動，下肢のステップなどを制御していた経過があるため，頚椎に対する手術による固定や頚椎装具による固定により，立位での姿勢制御の混乱などを生じる場合が多い．また，一般的に，術後しばらくの期間，歩行器を使用することも多いが，このような両上肢の使用も，本来得意ではない．このような状況から，術後，安定した立位の獲得やある程度実用的な歩行器による歩行の獲得に，一般的な経過よりも期間を要する．

術直後に過剰な努力を強いることは，術部である頚椎にとって過剰な筋力が作用することにもなり，避ける必要がある．徐々に座位時間や立位時間を増やし，状況への適応を図ることが重要である．その際，過度に対称性の姿勢を求めても過剰な要求となり，術部に悪影響を及ぼさない程度の，多少の非対称性を許す必要がある．多くの場合，アテトーゼ型の症例は，学習能力，適応能力も有しているため，徐々に適応していくのが一般的である．

B 発達障害を合併した症例

自閉症スペクトラム，注意欠如・多動性障害，学習障害，発達性協調運動障害などの発達障害を合併することは少なくはない．知的機能の検査とも合わせて，早期に適切な評価を行い，小児心療内科や専門の療育期間などとの連携が必要である．

バランスの低下，更衣動作などの仕上げの難しさ，キャッチボールなどの運動している物体の知覚と身体の配置や運動のタイミングの問題など，移動能力やセルフケアにおける困難さにも影響する．注意が持続できる環境や課題の工夫や，処理する課題の難易度や数の調整など，運動療法の場面での配慮が必要である．

就学後の学校の教諭や友人との関係で，コミュニケーションや情動のコントロールなどに問題を示す時期があることも多い．進級やクラス替えなどを契機に，それらの問題も変化するため，両親・家族に対する指導が必要となる．

C 重症心身障害児

知的機能と移動能力の両面が重度に障害された状態であり，一般的に四肢麻痺を呈し，視覚障害，聴覚障害，呼吸障害，嚥下障害，てんかんなどの多くの合併症を伴うことが一般的である．骨折も生じることもあり，肺炎の併発など全身状態も状況によって低下することもある．そして，気管切開，人工呼吸器での管理，胃瘻造設，喉頭気管分離術などを施行されることもある．このような経過の中で，全身状態の安定や状態悪化の予防などを目的に関与する．

筋緊張の問題も有するが，身体活動や姿勢のバリエーションの少なさなどにより，拘縮・変形を生じやすい．特に風に吹かれた変形（wind-swept 変形）が特徴的であり，上側股関節の脱臼や脊柱側弯，骨盤の回旋，胸郭の扁平化などを伴う（図8-15）．側臥位，背臥位でのポジショニングや腹臥位時間の確保などの臥位での対応のみでは限界があり，できれば座位保持装置を使用した座位でのポジショニングを検討する．

全般的にほぼ全介助で経過するため，両親・家族の介助に関する指導も必須である．就学前教育から放課後等デイサービスの利用，特別支援学校の小学部，中学部，高等部と進学し，家庭以外の生活の場の選択肢も以前よりは増えている．高等部を卒業後の通所サービスについては，まだ選択肢が不十分である．そのため，就学期の終了により活動範囲が狭くなる場合もあり，活動・参加の促進のため，人的・物的環境の整備が必要となる．

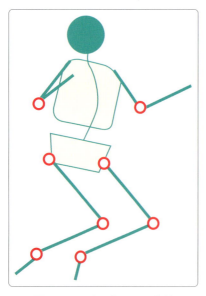

図 8-15 風に吹かれた変形
下肢全体を屈曲し，上側股関節が内転・内旋，下側股関節が外転・外旋し，さらに骨盤の回旋や脊柱側弯を伴うことが多い．

治療手技の Tips

過去の情報の収集

重症心身障害児の場合，なぜこの状態になったのか，過去の情報を収集しながら多面的に考えることが，その後の予防にも有用である．

リハ科医の視点

身体障害者手帳

脳性麻痺に対する身体障害者手帳は，肢体不自由（乳幼児期以前の非進行性の脳病変による運動障害）で申請することが多いが，呼吸障害を合併して人工呼吸器や在宅酸素療法が必要な症例では内部障害での申請も可能である．申請には身体障害者福祉法第15条の指定を受けた医師の診断書が必要となる．

Pickup

［ニューロリハビリテーションの応用］

　脳機能の解析により，脳卒中などの脳損傷後の脳の可塑性に基づいた運動機能の回復が明らかになってきている．可塑的な変化は使用依存的であり，課題指向型アプローチ，運動イメージの利用，運動学習に基づいた反復練習などの効果が報告されてきている．脳性麻痺に対しても，このようなニューロリハビリテーションが応用されはじめている．上肢機能に対しては，constraint induced movement therapy（CI療法），機能的電気刺激，ミラーセラピーなどの効果が報告されている．歩行能力に対しては，部分負荷トレッドミル歩行練習，機能的電気刺激などの有効性が報告されている．また，ロボットやvirtual reality（VR）などの技術を適用した介入効果も検証されてきている．脳刺激や薬剤などによるニューロモデュレーションの導入も含めて，脳性麻痺に対するニューロリハビリテーションは，今後さらに発展する領域である．

【文　献】

1) 浅田美江，ほか：五味重春編 脳性麻痺 第2版．医歯薬出版，1989．
2) Bax M, et al：Proposed definition and classification of cerebral palsy, April 2005. Dev Med Child Neurol, 47：571-576, 2005.
3) 日本リハビリテーション医学会監修：脳性麻痺リハビリテーションガイドライン 第2版．金原出版，2014．
4) Surveillance of Cerebral Palsy in Europe：Surveillance of cerebral palsy in Europe：a collaboration of cerebral palsy surveys and registers, Surveillance of Cerebral Palsy in Europe（SCPE）. Dev Med Child Neurol, 42：816-824, 2000.
5) 坪倉ひふみ：General movementsの臨床的意義．脳と発達，34：122-128, 2002．
6) Oberg GK, et al：Predictive value of general movement assessment for cerebral palsy in routine clinical practice. Phys Ther, 95：1489-1495, 2015.
7) Kwong AKL, et al：Predictive validity of spontaneous early infant movement for later cerebral palsy：a systematic review. Dev Med Child Neurol, 60：480-489, 2018.
8) 奈良　勲，ほか監訳：早産児と満期産児のためのデュボヴィッツ新生児神経学的評価法 原著第2版．医歯薬出版，2015．
9) 穐山富太郎，ほか：低出生体重児における脳性麻痺児のブラゼルトン新生児行動評価の分析．リハ医，38：211-218, 2011．
10) 遠城寺宗徳：遠城寺式 乳幼児分析的発達検査法 九州大学小児科改訂新装版．慶應義塾大学出版会，2009．
11) Frankenburg WK原著，日本小児保健協会編：Denver Ⅱ ―デンバー発達判定法―．日本小児医事出版社，2009．
12) 岩谷　力，ほか編：障害と活動の測定・評価ハンドブック 改訂第2版．南江堂，2015．
13) Piper MC著，上杉雅之，ほか監訳：乳幼児の運動発達検査 AIMSアルバータ乳幼児運動発達検査法．医歯薬出版，2010．
14) Gross Motor Function classification System-Expanded & Revised https://canchild.ca/en/resources/42-gross-motor-function-classification-system-expanded-revised-gmfcs-e-r
15) 近藤和泉，ほか監訳：GMFM 粗大運動能力尺度 ― 脳性麻痺児のための評価的尺度．医学書院，2000．

16) The Gross Motor Function Measure (GMFM) https://www.canchild.ca/en/resources/44-gross-motor-function-measure-gmfm
17) Hanna SE, et al：Stability and decline in gross motor function among children and youth with cerebral palsy aged 2 to 21 years. Dev Med Child Neurol, 54：295-302, 2009.
18) 里宇明元：小児における能力低下の評価：WeeFIM と PEDI. リハ医, 41：531-539, 2001.
19) 里宇明元, ほか監訳：PEDI リハビリテーションのための子どもの能力低下評価法. 医歯薬出版, 2003.
20) Martin S 著, 山川友康, ほか監訳：親と専門家のための脳性まひ児の運動スキルガイドブック. 医歯薬出版, 2015.
21) 内山 靖 編：実践的な Q&A によるエビデンスに基づく理学療法 第 2 版 評価と治療指標を総まとめ. 医歯薬出版, 2015.
22) Rodda JM, et al：Sagittal gait patterns in spastic diplegia. J Bone Joint Surg Br, 86：251-258, 2004.

第9章 高次脳機能障害のリハビリテーション

[1] 高次脳機能障害の特性

Essential Point

- **Lecture 1.** 高次脳機能障害とは，脳の器質的・機能的障害から生じる神経心理学的障害．
- **Lecture 2.** 覚醒，注意，記憶，遂行，の順で高次になる．気づきを得ることが最大の難関．
- **Lecture 3.** 脳卒中では主に失語，失行，(左)半側空間無視がリハビリテーション医療のターゲット．
- **Lecture 4.** 外傷性脳損傷では主に全般性注意，記憶（前向健忘），遂行機能，社会的行動についての障害がリハビリテーション医療のターゲット．

Lecture 1. 高次脳機能障害（神経心理学的障害）とは？

　高次脳機能障害とは，脳外傷や脳卒中などの脳神経の損傷を基盤とする心理・行動上の障害で，欧米では神経心理学的障害（neuropsychological impairment），神経行動障害（neurobehavioural disability）に該当するものである．高次脳機能障害が指す症状の範囲は表9-1のように広い．まずは皮質・皮質下の脳局所損傷に由来する失語，失行，失認がある．これらに右半球損傷による方向性の注意障害，すなわち左半側空間無視を加えたものが，Ⅰ 従来からある学問上の高次脳機能障害である．この失語，失行，失認，左半側空間無視は，脳卒中の後遺症としてよく取り扱われてきた．一方，主に脳外傷や脳炎，低酸素脳症などでみられる前頭葉損傷例，海馬損傷例，あるいは大脳白質のびまん性損傷例ではⅠとは異なった症状を主とする．Ⅱ 全般性の注意障害，記憶障害，遂行機能障害に代表される高次脳機能障害の一群である．これは，脳損傷後に生じる神経心理学的障害として対応すべきことを社会的に要請される中で，2004年に行政的に（当事者を拾い上げるために）高次脳機能障害と定義された．前頭葉損傷や大脳辺縁系の損傷を要因とする社会的行動障害（依存・退行，欲求コントロールの低下，対人的技能の稚拙，固執性，意欲・発動性の低下など）もこの高次脳機能障害に含められている．Ⅰ（従来からの学問上の定義）とⅡ（行政的視点から追加された定義）とはしばしば合併し，互いに影響し合っている．

表9-1 高次脳機能障害とは

Ⅰ 従来からの学問上の定義	失語 失行，失認 方向性注意障害（左半側空間無視）
Ⅱ 行政的視点から追加された定義	全般性注意障害 記憶障害 遂行機能障害 社会的行動障害

リハ科医の視点　高次脳機能障害と認知症の違い

脳損傷による高次脳機能障害が一般的な認知症と違うのは，第一に，知能は比較的保たれていることである．一方で物事を開始する力や遂行する力，今を記憶していく力，突発的な事柄に対処するための柔軟性，人とうまくやっていく社会性が低下していることが多い．また認知症と違う第二の点は，（CO中毒などごく一部の疾患を除いて）機能低下が進行することは原則ないことである．そしてリハビリテーションは機能障害の改善はもとより，いかに不適応を少なくして能力障害の縮小を目指すか，代償手段の導入や環境調節によって，活動や参加の広がりを自分で行っていけるように導くかにある．

LECTURE 2. 高次脳機能障害は，個々の障害が別々にあるわけではない．最大の難関は"気づき"を得ること

全般性の注意障害，記憶障害，遂行機能障害や気づきの障害など，それぞれが別々にあるわけではない．図9-1はラスク研究所の外来通院治療プログラムにて当事者や家族（支援者）が神経心理学的障害を共通理解する際に用いていた図である[1,2]．厳密な医学的エビデンスによっているというよりは，治療経験に基づくものであり，実用的である．より下方に位置する機能が十分に働かないと，それより上方に位置する機能を十分に発揮できないと考える．すなわち，注意障害があれば記憶機能や遂行機能は十分に発揮できず，記憶検査や遂行機能検査の値は低くなる．ベースに位置する覚醒の程度が低ければ，いくら記憶や遂行機能に対する特異的な介入を行ってもあまり効果がないことを医療者は経験する．この場合には，記憶や遂行機能向上のために行った（つもりの）刺激や介入は，結果として覚醒度を上げ，注意力のトレーニングにはなりうるかもしれない．

また最大の難関は，"気づき"を得ることであるといって良い．脳損傷前には日常生活一

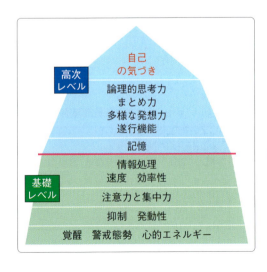

図9-1　神経心理ピラミッド
さまざまな機能はお互いにつながっている．より下方に位置する神経心理学的機能が十分に働かないと，それより上方に位置する機能を十分に発揮できない．
（筆者が1998年12月プログラムに参加した時にセッションで使用していた図を，許可を得て日本語訳した．文献1 p.9より）

般の中で意識せずできていた．したがって，今できないこととその原因を意識化することが難しい．気づきがあれば，自分で代償手段を用いてできないことを補い（例：メモリーノートに記入して適宜参照する），適応的に自分の行動を制御し（例：一度に2つ以上の事柄を行うのは困難なため，一つひとつ順番に行う），自分でうまく対処していく（例：怒りの感情が出てきたら，その場から離れる）ことができる．

気づきを得るためには，その場でのフィードバックと本人による記録，事後的なふりかえりの場，次の機会を前に練習する場が必要である．

PT OT ST へのアドバイス　試行錯誤はある程度しかたないが，無理は禁物

記憶障害が重度で病識がまったくない場合には適応的な行動の再学習や積み上げ，あるいは代償手段の導入が難しい．しかし導入ができるかできないかは，実施してみないとわからない．したがって，定型だった高次脳機能障害のリハビリテーション治療が結果的には難しかったと後で判明する，ということもある程度やむを得ない．しかし，叱咤や失敗に伴う嫌な気分だけは記憶されていくので，無理は禁物である．

LECTURE 3. 脳血管障害（脳卒中）の高次脳機能障害の特徴

脳卒中による高次脳機能障害は，通常は大脳半球片側の皮質や皮質下の局所損傷に由来する症状で表9-1のⅠ失語や失行，ときに失認がみられる．リハビリテーション治療のターゲットとして頻度が高いのは，失語によるコミュニケーション障害，左半側空間無視であるが，失認，失行による活動と参加の制限についても，十分な対応が必要である．若年者に多い脳動静脈奇形の場合にはさらに損傷局所由来の症状の現れが顕著となる．症例によっては，急性期の浮腫や循環不全の影響により二次性の海馬損傷が生じ記憶障害を合併する．

一方，高齢者に多い，長年の脳虚血性変化や皮質下の多発脳梗塞に由来する脳血管障害の場合には，しばしば認知症に準じた神経心理学的評価と対応が必要になる．表9-1のⅡ全般性注意障害，スピードの低下や発動性の低下にも目を向けなければならない．

LECTURE 4. 外傷性脳損傷や脳炎，低酸素脳症の高次脳機能障害の特徴

外傷性脳損傷による高次脳機能障害は，前頭葉損傷あるいは皮質下（軸索）のびまん性の損傷と，急性期の脳浮腫や循環不全に由来する海馬の損傷を伴っていることが多い．表9-1のⅡの症状が現れる．リハビリテーションのターゲットは，注意障害，記憶障害，遂行機能障害あるいは社会的行動障害による活動と参加の制限である．

脳炎，低酸素脳症でも記憶障害と同時に，全般的な注意障害やスピードの低下，発動性

の低下が主なターゲットになる．しばしば，辺縁系の機能不全などに由来する情動の障害（亢進も低下もありうる）を合併する．特定の脳組織を特異的に損傷する疾患では，その現れが顕著となる例として，ヘルペス脳炎での海馬損傷に由来する記銘力障害，CO中毒での淡蒼球損傷に由来する発動性低下がある．

リハ科医の視点　どこまでが既往症の影響なのかという問いに対して

注意障害や記憶障害，遂行機能障害はそれらが存在するといった視点を持たないと，診断・治療に至らない．受傷・発病前に存在していたほかの障害（発達障害，精神障害）との合併例や，認知症やアルコール依存症との合併例に遭遇する．その場合でも，まずは高次脳機能障害として扱ってみて，説明がつかない，うまくいかない事柄を併存疾患の特徴から考えていく．診断や治療，対応が試行錯誤的になり，結果的に併存疾患の要因が強いと診断することもやむを得ないと考える．

LECTURE 5. 社会的行動障害をどうとらえ対応するか

社会的行動障害とは2004年に行政的に高次脳機能障害のひとつと定義されたもので，依存性・退行，欲求コントロールの低下，対人技能拙劣，固執性，意欲・発動性の低下を指す．脳損傷者は精神症状（抑うつ，幻覚妄想，強迫など）や社会的行動障害をしばしば伴っている．これらは，Ⅰ 脳器質損傷による脳機能の低下や不安定さそのものから生じている場合と，Ⅱ 不適応，活動や参加の制限から二次的に生じている場合とがある．① 適切なリハビリテーション医療と環境設定（その前提として的確な評価が必要），② 本人が失敗した場面でのアドバイスと（本人による）記録，③ 不適応を予防すること，④ 本人に自尊心をもたせること，⑤ 適切な向精神病薬を内服すること，⑥ 家族（支援者）に対するサポートが必要であること，また，⑦ 習得したことや適応しているところをメンテナンスして維持していくこと，が必要である．

リハ科医の視点　うつや詐病をどう識別するか

うつを合併すると当然ながら，検査上は経過中に機能低下が進行する．うつが改善すると神経心理学的検査の値も改善をみせる．（保険金目的や疾病利得のため，あるいは周囲の関心を引きたいがための）詐病の場合には，検査上の下位項目の正答率が不自然にばらついたり，難易度の低いテストのほうができないなどの通常はみられないパターンが観察される．注意障害の検査では，脳損傷の場合には易疲労性により反応時間などの成績が徐々に低下していくのに対して，詐病の場合には当初の低下が突然軽減したり，成績のばらつきが大きい．

[2] 高次脳機能障害の評価法

Essential Point

- **LECTURE 1.** 高次脳機能障害の評価は，リハビリテーション治療の始まりにあるものであり，リハビリテーション診断そのもの．
- **LECTURE 2.** 障害特性を短時間で最も把握しうる評価バッテリーを選択して行う．疾患の病巣や経過の把握，行動観察が必要．
- **LECTURE 3.** 特に前頭葉障害については検査の数値とともに，検査場面での取り組みの様子が重要な情報．
- **LECTURE 4.** 単に「おつきあい」をしているのではなく，リハビリテーション「治療」を行っていることを評価で示す．

LECTURE 1. 評価の意義

評価はリハビリテーション治療の始まりにあるもの，といって良い．リハビリテーション診断そのものである．具体的には神経心理学的評価にて，障害を客観的に査定することにより，苦手な部分と比較的保たれている部分とを判別する．現在の本人の状況を知り，リハビリテーション治療の方針を立て，あるいは今後の予後を推定することができる．苦手な部分はできるだけ細分化して検討すると介入への糸口となる（一例では，課題が遂行できないのは，意欲がないのか，ゴールやプランニングが立てられないのか，注意力が低下しているのかなど）．どのレベルの訓練から入ると無理がないのか，比較的保たれているどの部分（一例では，注意や記憶について聴覚性と視覚性で差がある）を利用した代償手段の習得を目標とするのか，を決めるために重要である．またこのような評価結果を医療者と支援者，家族が共有することで，治療に対する家族の理解や協力を得ることができる．

PT OT ST へのアドバイス

評価や検査の数値は情報のほんの一部

多職種間の共通語を用いて数値化は必要である．しかし，各種検査での機能障害の値やFIM (functional independence measure)・FAM (functional assessment measure) の数値だけが情報ではない．神経心理学的検査による機能障害を示す値やFIM・FAM（あるいはICF）での能力障害，活動と参加についての尺度における数値は，情報のほんの一部である．本人の取り組み方，嗜好，家族の障害に対する受け入れ，希望を記録して医療者側の共通の情報とする（Lecture 2 を参照）．

Lecture 2. 評価の技法，神経心理学的検査

スクリーニング検査，全般性注意検査，半側空間無視，記憶検査，遂行機能検査，知能検査，前頭葉検査，自己認識検査，意欲検査，うつ・不安の状態・程度について，それぞれ評価法，主な神経心理学的検査の1例を表9-2に示す[3]．

これらの検査をまんべんなく一律に行おうとするのは現実的でない．本人の様子，疾患の病巣や観察される障害の特徴を踏まえ，短時間で最も状態を把握しうる検査から行う．注意検査（TMTや数唱）やスクリーニング検査（MMSE）を行い，記憶障害が治療のターゲットとなると推定される場合，（身体障害がないか軽度で，失語症が目立たなければ）検査に導入しやすいRBMT（リバーミード行動記憶検査）を次に行う．失語がある場合には，言葉を介さず実施が容易なテストであるRCPM（レーヴン色彩マトリックス検査），ベントン視覚記銘検査を行うと多くの情報が得られる．

検査結果の数値は情報のひとつにしかすぎない．取り組みの様子，表情，リラックスしているのか緊張が強いのか，素直で協力的なのか拒否的なのか，途中から集中が途絶えるのか，途中で指示をくり返さないと施行できないのか，機能低下の自覚があるのかなど，すべて重要な情報である．なぜなら，これからのリハビリテーション治療の場面で，同様の傾向が予測されるからである．

リハ科医の視点　まず行うべき検査は何か？

高次脳機能障害では，①全般性注意障害，②記憶障害，③遂行機能障害，④社会的行動障害（アパシー，うつも含める）のどれか，あるいはいくつかが存在する．その種類と程度をまずはおおまかに把握することが重要である．

知能検査WAISは，知能の下位項目ごとに得意な分野，不得意な分野を明らかにすることはできるが90分間程度の時間と本人の集中を必要とする．記憶障害や前頭葉障害を評価することができない．高次脳機能障害の査定ではWAISは優先すべき検査にならない．

短時間で評価や見立てをしなければならない場合には，日常生活記憶検査RBMT，TMT，あるいはCAT：標準注意検査法（日本高次脳機能障害学会作成）の一部項目をうまく組み合わせて，記憶障害と注意障害の程度を把握することが優先される．また，検査自体に学習効果があり，WAISでは半年以上間隔を空けないと正確な測定にならない．RBMTでは4つの版があるので版を変えて行うことによって，学習効果の影響を最小限にして判定することができる．

表9-2 代表的な神経心理学的検査と特徴

測定する項目		検査名	検査時間(分)	特徴
スクリーニング検査		MMSE (mini mental state examination)	5	多領域の症状の検出が可能
知的検査		WISC-Ⅳ (Wechsler intelligence scale for children-fourth edition):ウィスク・フォー知能検査	90	年齢5～17歳未満,下位項目間の比較が可能
		WAIS-Ⅳ (Wechsler adult intelligence scale-fourth edition):ウェイス・フォー成人知能検査	90	年齢16～89歳,下位項目間の比較が可能
		RCPM (Raven's coloured progressive matrices)*:レーヴン色彩マトリックス検査	10	視知覚を中心とした推理能力
		JART (japanese adult reading test):知的機能簡易評価	10	発病・受傷前の知能を推定
記憶検査		ベントン視覚記銘検査*	15	図形の記銘
		WMS-R (Wechsler memory scale-reviced):ウェクスラー記憶検査	60	言語・視覚・一般性記憶,注意/集中,遅延再生
		RBMT (Rivermead behavioural memory test):リバーミード行動記憶検査	30	日常生活上の支障を推定,展望記憶
注意検査				
	視覚	TMT (trail making test)*	10	視覚探索・注意の切り替え
		かなひろいテスト	5	同時性注意(同時処理)
	聴覚	PASAT (paced auditory serial addition task):情報処理能力検査	10	同時処理, ワーキングメモリー
	半側無視	BIT (behavioural inattention test):行動性無視検査	40	空間的注意障害の把握
言語機能検査		WAB (western aphasia battery):失語症検査	60	失語指数が算出でき,回復あるいは増悪を評価可能
		SLTA (standard language test of aphasia):標準失語症検査	90	聴く, 話す, 読む, 書く,計算を6段階で評価
前頭葉機能検査				
	遂行機能	BADS (behavioural assessment of the dysexecutive syndrome):遂行機能障害症候群の行動評価	30	遂行機能,ワーキングメモリー,セットの維持, 困難
		KWCST (Keio Wisconsin card sorting test):慶應版ウィスコンシンカード分類検査	30	遂行機能,ワーキングメモリー,セットの維持, 転換, 保続
	流暢性	語の流暢性 (word fluency)	10	拡散的思考, アウトプット
	複数機能	FAB (frontal assessment battery):前頭葉機能検査	15	系列運動, 葛藤指示,反応抑制など6の下位検査

*うす茶色の項目は失語症の人にも行いやすい検査
(山口加代子:アセスメントの基本, 臨床神経心理学, p.53-68, 医歯薬出版, 2018より抜粋して作成)

LECTURE 3. 前頭葉障害評価は検査の数値だけでなく記述で

特に前頭葉障害は，表9-2の前頭葉機能検査でも十分把握できない症状がみられ，活動や参加を妨げている．

前頭葉障害者によくみられる特徴は，①障害についての自覚（気づき）が乏しく，自己の認知機能の状態や行動についてのチェック機構が障害されている，②順序立てて理論的に考えることが難しい，③自己の誤りを抽象化したり，分類，整理したりすることができない，④何が重要で何が重要でないかの重みづけの判断ができない，⑤注意やワーキングメモリー，展望記憶などの障害のため，いったん理解した問題点や目標が抜け落ちてしまう，ことである．

これらの特徴を検査によって数値化することは難しい．症状が明らかになる状況，あるいはリハビリテーション医療のどのような場面でどのような言動が観察されたのか，それはフィードバックや治療で軽減したのか観察し記録する．その記録は将来，再度リハビリテーションを計画するときに，あるいは障害固定や保険の診断書を医師が作成する際の資料になる．

PT OT ST へのアドバイス　前頭葉症状のわかりやすい表現[2]

本文の①～⑤にもあてはまらない前頭葉障害をわかりやすく用語としたものに，文献2によれば「収束的思考力」の低下（主要な考えに要約する能力，目的やゴールに向ってまとめていく能力の欠如）や「拡散的思考力」の低下（視点を柔軟に変える能力，状況にあった方法を選択する能力の欠如），「神経疲労」（器質的な欠損を補うために，過剰な努力をすることにより引き起こされる疲労），「抑制困難症」（自己調整力に問題があり，自己を抑制できない）がある．また，「ハエ取り紙症候群」（些細なイライラの原因に「とらわれて」しまい「払い落とす」ことが難しい）傾向がある．このような既存の検査は把握しにくい症状が，しばしば，"人が変わってしまった"という周りの人の印象，日常生活上の困った現象を言い当てる．

LECTURE 4. リハビリテーション医療の効果測定（評価）に際して

リハビリテーション医療や宿題課題が計画通り行えたか否か，方略（ストラテジー）を実行することでどのように得をすることがあったのかを，本人が後で振り返ることができるよう短い言葉で記録する，あるいは本人に記録させる．

高次脳機能障害への対応を吟味する際に必発する問題は，①症例ごとに素質（個人因子）や環境に違いがあり，機能障害や能力障害の改善に，あるいは活動や参加の向上に個別性があること，②障害の改善が視覚化・定量化しにくいこと，③どこからがリハビリテーション治療や支援の効果で，どこまでが自然回復の結果なのかが判別しにくいこと，である．対応として，①画像診断や脳波検査で責任病巣や脳神経ネットワークの損

傷の程度（個体の違い）を把握すること，本人の環境の程度と質（家庭状況，経済状況），適切な医療や居場所を享受できる地域にあるのかを把握すること，② 患者の障害程度を捉えるのに感度の良い評価法を選んで使用すること，③ 自然回復の「おつき合い」をしているのではなく，リハビリテーション「治療」を行っている根拠を記録することである．現実的には，各種机上の神経心理学的検査値の改善，能力障害や社会参加尺度の向上で，「治療」の効果を説明する．

リハ科医の視点　経時的に意欲（アパシー）を評価すると，経過が立体的に見えてくる

　意欲（アパシー）の評価法としてCAS（clinical assessment for spontaneity）：標準意欲評価法（日本高次脳機能障害学会作成）がある．日常生活による意欲スケールを用いるとよい．これは日常生活のある行為について，0（ほぼいつも自発的にできる），1（ときに促しや手助けが必要），2（ほぼいつも促しや手助けが必要），3（促しや手助けがあっても行動しないことがある），4（促しや手助けがあっても多くの場合行動しない），の5段階で評価する．

　なお，うつとアパシーの違いは，うつでは抑うつ気分（の自覚）があるのに対して，アパシーでは抑うつ気分がない．アパシーでは適度な励ましが必要である．

PT OT ST へのアドバイス　易疲労性に対して、疲れすぎないうちに休息させる

　課題を行わせると，最初は比較的よく取組めるが，5〜30分程度遂行すると疲れてしまい，注意が持続しない．これはメリハリをつけて効率よく注意力を用いることが苦手になるからである．肝心な時に肝心なところにだけ注意を集中し，余計なところには労力を使わない，という前頭前野によるトップダウンコントロールがうまくできなくなるからである．対応としては，一定時間経過したら休憩の時間をとるなど，疲れすぎないうちに自分で休息をとれるように導く．

　なお，1つの事柄には注意が持続するが，2つ以上の事柄を同時処理していくことができない様子も，トップダウンコントロールの不全によると推定される．

診断書作成につながる評価

生活場面での文脈で以下の分析，記録が大切．
・遂行機能障害：見守りや付き添いがあれば可能なのか？
・アパシー：声かけや促し，送迎があると，活動が増えるのか？
・脱抑制：衝動的な攻撃の対象は特定の人物に限られるのか？

（村井俊哉（2019）講演スライドより村井先生の許可を得て掲載）

高次脳機能障害に対するリハビリテーション診療の考え方
[3-1]（回復期，生活期初期の介入にあたって）

Essential Point

LECTURE 1. 神経基盤回復のメカニズムとして，神経生物学的な復元，脳の可塑性による復元，抑制作用の解除，再組織化（代償）を推定．

LECTURE 2. リハビリテーション医療の目標は活動と参加の向上にある．適切で明確な目標設定が重要．

LECTURE 3. 失敗や困難や不快さに共感し信頼関係をつくることが大切．気づきのレベルが高い場合は認知的アプローチ，低い場合は環境調整．

LECTURE 4. グループ療法にて，仲間の振る舞いに自分の障害についての気づきを得る，仲間の取り入れているスキルを見習う．

LECTURE 5. 達成体験，代理体験，生理的情緒的安定が自己効力感を高める．精神科リハビリテーションの基本原則を応用．

LECTURE 1. 神経基盤の回復のメカニズムは？

医学的には以下の回復がリハビリテーション治療によって推進されるとの仮説を根拠としている[4]．

A 神経生物学的な復元（再建）

一度破壊された神経細胞自体の復元は困難であるが，神経細胞自体が損傷されていなければ軸索については回復がみられる．また，記憶は神経細胞の一群のネットワークに蓄えられるというHebbの「記憶の座」のモデルに基づく仮説によれば，ネットワークの一部が損傷されても，外部刺激（リハビリテーション）により再び回路全体が活性化され，刺激の全体が再現される余地がある．比較的早期の改善がこれにあたる．

B 脳の可塑性による復元（再建）

脳の神経細胞やネットワークは，状況に応じて役割を変える性質がある．一例では，運動野が破壊された場合に，一次運動野よりさらに前方の運動前野や補足運動野が運動野の機能を代償しうる．同様な可塑性が，高次脳機能に対応する脳領域やネットワークでみられると推測される．また，神経解剖学的に連結がありながら沈黙していた回路・ネットワークが，新たに活性化されることにより機能の復元が得られるとの考えがある．

C 抑制作用の解除

局所的な損傷が起きると，物理的には隣接していないが神経連絡を有しているほかの部位の脳血流や代謝が低下する（diaschisis）．自然経過やリハビリテーションによる刺激にて，このdiaschisisが回復すれば機能が改善する．

なお，大脳皮質損傷にて視床の血流や代謝が低下したり，小脳半球の損傷で大脳損傷類似の高次脳機能障害が生じる原因のひとつと

して diaschisis が推定されている．

D 再組織化（代償）

障害された機能を担う別のネットワークがリハビリテーションにより代償的に活動し，機能の改善が得られるという考え方がある．幼少時の損傷からの回復や，長期的な年単位での改善は，この再組織化に因っている可能性が高い．

LECTURE 2. リハビリテーション医療では適切で明確な目標設定が大切

　高次脳機能障害者へのリハビリテーション医療の最終的な目標は，当然ながら机上の検査値の向上（機能障害の改善）のみにあるのではなく，より良い生活を送れるようになること（活動と参加の向上）である．そのためリハビリテーション治療は，①　神経心理学的障害自体の回復のみを目指すのではなく，②　残存能力を活用することの習慣化，さらには③　自身の障害について理解し自己管理していく技術を習得すること，④　日常生活上の困難さを軽減し社会参加を図ること，までを目標におく．

　さらに目標設定にあたっては，当事者（家族も含む）やスタッフの意欲が保たれるよう，①　患者主体であること，②　実現可能で明確であること，③　達成までの期間が設定されること，④　効果の予測が可能であること，が望ましい．

　特に前頭葉損傷を障害の基盤としている場合には，前述の評価法 Lecture 3 の①〜⑤の特性がしばしばみられ，リハビリテーション医療の目標や行うべきことが不明瞭になる．そのため，目標や方略（ストラテジー），具体的に行うことをできるだけ簡潔，明快に記載し，当事者と医療者の共通理解としておくことが必要である．これは一般の（前頭葉損傷を伴わない）高次脳機能障害者の場合にも有効である．

PT OT ST へのアドバイス　身体的リハビリテーション治療や運動を利用する

　高次脳機能障害，特に社会的行動障害への介入を拒否する者でも，身体的なリハビリテーション，運動体力向上，就労をイメージできる作業療法には動機づけが得られ，参加する者が多い．多職種チームにあっては，職域を越えた取り組み（多職種相互乗り入れ）を行う．

LECTURE 3. 高次脳機能障害（広義）への対応の原則

　対応のイメージを図9-2に示す[1]．本人は病気や怪我をする以前のようにできると思っている．そして不適応や失敗を起こし，生活上の快適さがなくなり，あるいは不快な気持ちだけが積み重なっていく．記憶障害のある人でも，エピソードや快適な気持ちの時を忘れても，不快な気持ちは記憶されていく．障害の指摘を最初にすると，拒否や怒りをまねく．

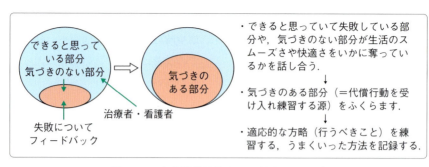

図9-2 高次脳機能障害への対応イメージ
(先崎 章：高次脳機能障害 精神医学・心理学的対応ポケットマニュアル．p.46 医歯薬出版，2009より)

　この失敗してしまうパターンや気づきがない部分が，いかに生活のスムーズさや快適さを奪っているかを話し合う．そのためには，本人の失敗による困難や不快さについて共感しねぎらうこと，できていることを話題にしてほめることを通して，まずは本人と信頼関係をつくることが必要である．

　次に，できれば失敗のたびに，その失敗による不快さを味あわないようにするためにはどうしたら良いのか，助言をしてその場で実行してもらう．あるいは成功体験を本人と喜び合う．その一連の過程を標語や短い文章，あるいは写真，図，標識などを使って，後で本人が見直せる形にしておく．さらに次の同じ場面でその手がかりにアクセスし実行する，以上をくり返し習慣化を図る．受容的で友好的な雰囲気の中でくり返し行われないと習慣化は難しい．

　障害について本人や家族，支援者が共通語として理解するためには，あるいは本人が理解するためには，比喩やたとえが有用である (p.236のPT・OT・STへのアドバイス 参照)．

　機能障害の程度が重篤な場合で，受傷・発病からある程度期間が経過した場合に，残念ながら自然回復を超えた向上が乏しかったということもある．この場合には環境調整が主な対応となる (図9-3の左側)[1]．

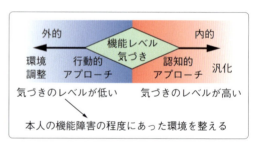

図9-3 気づきのレベルによる認知行動的アプローチの方向性 (三村，2009)
(先崎 章：高次脳機能障害 精神医学・心理学的対応ポケットマニュアル．p.60 医歯薬出版，2009より)

PT OT ST へのアドバイス　外在化と可視化

　特に在宅でのリハビリテーションは，楽しさや達成した感じがないと持続しない．目にみえる形にして本人・家族が手元で確かめ，振り返りができるようにしておくことが必要である (外在化)．カレンダーやホワイトボードへのチェック，グラフ化をする (可視化)．

LECTURE 4. 小グループ活動の利用 ただし十分なスタッフの数が必要

意図的に組織した小グループ（複数のスタッフも入れて数名〜十数名，メンバーを固定し月単位の持続が必要）の場を利用したリハビリテーション治療の方法がある[1]．週に1回であれば，自分の関心事や目標設定あるいは目標見直しの課題をセッションの一部で毎週くり返す．グループ内での各人のプレゼンテーションやフィードバックを通して，自身の機能障害の性質や他人への影響を理解することができる．あるいは仲間が取り入れているスキル（メモリーノートや，「これから良くなるためのわたしの行うこと」のポスターの活用など）を見習う．機能的な視点でみれば，ある者が口頭でプレゼンテーション（マイニュース，世の中のニュース，前回の宿題がどの程度できたかなど）をすることは，自己認知，洞察への足がかりとなる．聴衆側にとってみれば，注意をして相手の話を聞き取り，理解しメモをとる練習となる．同じような障害をもつ仲間の振る舞いに，自分では気がつかなかった自身の問題をみつけることになる．治療者が一方的に教示するより，はるかに本人に受け入れられやすい．

LECTURE 5. 自己効力感をいかに高めるか 精神科リハビリテーションにおける基本原則を応用

高次脳機能障害（広義）の治療に本人が参加するためには，本人の自己効力感を高めることが必要である．自己効力感を高める方法として① 成功体験，② 代理体験（他人が達成している様子を見ることによって自分にもできそうだなと感じること），③ 言語的説得，④ 生理的情緒的安定が知られている[5,6]．前述のとおり，① 成功体験は適応的な行動の習慣化に役立つ．また，②（集団の中で）モデルが取り入れている方策をみること（例：メモの使用）は，医療者からの指示と違って本人に取り入れられやすい．さらには④ 生理的情緒的安定のためには，ときに適量の向精神薬，鎮痛薬，抗めまい薬の投薬が必要である．

高次脳機能障害の治療の原則として，精神科リハビリテーションにおける基本原則の考え方を当てはめることができる[6]．すなわち，① 本人の自己決定を尊重する（患者主体であることに通じる），② 多職種による総合的なアプローチを行う，③ 本人の参加を保障する，④ 成功体験により心理的障害の軽減を図る，⑤ 本人の個別性に配慮する，⑥ 二次的障害の発症予防の視点をもつ，⑦ 変化やリカバリーへの希望をもつことである．高次脳機能障害は生活の障害として現れる．そのため，患者の生活に一番接することになる家族の障害に取り組む力を高めることが大切である．スタッフがニヒリズムに陥ることなく，未来志向の視点で希望をもって家族の応援をすること，すなわち⑦「改善にむかう」という希望を医療者がもつことが特に重要である．ここには，各地に組織化されている当事者（本人，家族）の活動に，専門家として協力することも含まれる．

[3-2] 高次脳機能障害に対するリハビリテーション診療の考え方（生活期での介入にあたって）

Essential Point

LECTURE 1. 機能回復が頭打ちになっても社会適応度の改善がある．活動や参加の場の確保が重要．

LECTURE 2. 生活期にあっては身につけたスキルを失わないようメンテナンスを行う．

LECTURE 3. 気づきの乏しい者では，失敗についての困難，不快さへの共感を伝え関係性をつくることがまずは必要．

LECTURE 4. 社会的行動障害が重症な場合，少量の抗精神病薬の投与，刺激の少ない環境にての生活が必要．

LECTURE 1. 機能回復が頭打ちになっても社会適応度の改善はある．日中の活動や参加の場の確保が重要

　リハビリテーションによって障害がどのくらいの時期まで改善するのか，という疑問が常に投げかけられる．例えば記憶障害であればリバーミード行動記憶検査の値でみると，日常生活上の記憶障害の回復は，個体差はあるものの，外傷性脳損傷，特にびまん性軸索損傷の場合には，受傷半年くらいまでは改善の途上にある．そして回復のスピードは低下するものの，受傷1年半くらいまでは徐々に改善をみる（図9-4）[1)]．

　一方，脳血管障害の場合には，発症半年を過ぎると記憶検査上の改善は乏しい場合が多い（ただし，注意力向上や覚醒度向上によって見かけ上，記憶検査の数値が向上していくことはしばしば経験する）．さらに低酸素脳症の場合には脳血管障害の場合に比べても回復の度合いは乏しい．しかし，検査の値としては頭打ちになったとしても，本人の能力に合う環境を整え，あるいは最低限のスキルを再学習させ，地域の社会資源を利用導入していく．そのことが生活や活動への意欲を高め，社会適応度は向上していく．この事実を家族に伝え，機能障害の軸ではこれ以上の改

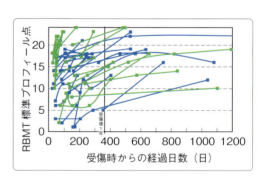

図9-4 外傷性脳損傷例のRBMT経過（受傷後1200日）

受傷時からの時間の経過でリバーミード行動記憶検査の値がどう回復していくか．全例リハビリテーション実施例．
（びまん性軸索損傷■ n=24，脳挫傷■ n=23）
（先崎　章：高次脳機能障害　精神医学・心理学的対応ポケットマニュアル，p.103，2009より）

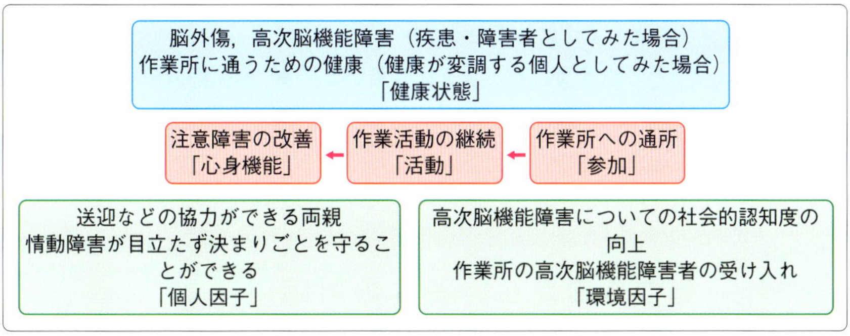

```
┌─────────────────────────────────────────────────────────┐
│     脳外傷，高次脳機能障害（疾患・障害者としてみた場合）      │
│   作業所に通うための健康（健康が変調する個人としてみた場合）  │
│                    「健康状態」                            │
│                                                          │
│   ┌──────────┐  ┌──────────┐  ┌──────────┐              │
│   │注意障害の改善│←│作業活動の継続│←│作業所への通所│         │
│   │ 「心身機能」 │  │  「活動」   │  │  「参加」   │         │
│   └──────────┘  └──────────┘  └──────────┘              │
│                                                          │
│   ┌─────────────────┐  ┌─────────────────────┐          │
│   │送迎などの協力ができる両親│  │高次脳機能障害についての社会的認知度の│      │
│   │情動障害が目立たず決まりごとを守るこ│  │        向上         │          │
│   │      とができる      │  │作業所の高次脳機能障害者の受け入れ │      │
│   │     「個人因子」     │  │     「環境因子」      │          │
│   └─────────────────┘  └─────────────────────┘          │
└─────────────────────────────────────────────────────────┘
```

図9-5 ICFの図による右側（参加）から左側（活動，心身機能）への波及
脳外傷後に高次脳機能障害をもち，自宅に閉居している例をもとに作成．
（先崎 章：臨床リハ，21：972-976，2012より）

善は見込めない（症状固定）との診断にて家族にもたらされる絶望を緩和しなければならない．

社会参加を持続させることによって心身機能が向上する，あるいは廃用による低下を免れるという例もある．低酸素脳症など発動性が低下している場合には，自宅での無為な生活では神経心理学的機能が低下していく．しかし，適切な場に本人を参加させることによって活動がわずかでも維持され，ひいては心身機能（ICF）の維持やときには向上も検査にてみられうる（図9-5）[7]．日中の活動や参加の場の確保が非常に大切である．

LECTURE 2. 身につけたスキルを失わないようメンテナンスを行う

高次脳機能障害への適切な対応は，精神症状や社会的行動障害の二次的な出現を予防する．具体的には身につけたスキルを失わないよう，例えば週1あるいは月1回，問いを投げかけ，以下のように返答があることを目指す．メモリーノート，日記を開いてもらい，前回来院時からの期間で，いつもにはない事柄（マイニュース）を（一つ）報告してもらう．そしてさらに「今どんなことに気をつけているか」を聞く．次頁の①～④のような「適応的な行動」を行っている（あるいは行うことが目標である）返答を導く．

次に①～④のいずれかを確認する．そしてうまくいったこと・成功したことを聞いて，ねぎらう（正のフィードバック）．さらに，例えば①では「大事なことはメモをとるようにしているので，（作業所で）注文を間違えずに伝えることができた」と，直後に話し合った内容を1行程度で本人に手帳にメモさせて，後で本人が確認できるように残しておく．随時，本人がそれを見る．このくり返しが，本人の活動と参加を持続させる．

① 「大事なことはメモをとるようにしている」◀ 記憶障害が目立つ例
② 「複雑なことは一つひとつ順番にやるようにしている」◀ 遂行機能障害が目立つ例
③ 「疲れたら休憩をとるようにしている」◀ 全般性注意障害と神経疲労が目立つ例
④ 「わからなくなったらまわりの人に聞くようにしている」◀ 場の文脈が読めない例

LECTURE 3. 気づきの乏しい者への対応

　言語的介入が可能なレベルの場合，図9-3の右側（認知的アプローチ）を行う．しかし気づきが乏しい者では，障害を指摘し説明しても，本人の不信感を助長し関係性を悪化させる．したがって，まずは失敗による困難，不快さについて言葉で共感を示す．そのうえで，できていると思っていて失敗している部分や，気づきのない部分が，生活のスムーズさや快適さをいかに奪っているかを話し合う．すなわち（気づきのない患者であっても，生活のスムーズさや快適さが損なわれていて，いかに損をしているかについて話題にすることができる．「記憶障害があるからメモをつけなさい」という誘導ではなくて，「メモをつけないことでいかに損をしているか」という視点から話題を進め，解決法を一緒に探していく．そして後で確認できるように記録させていく．

LECTURE 4. 社会的行動障害への対応（リハビリテーション医療）

　高次脳機能障害の中で最も頭を悩ませるのは，社会的行動障害への対応（リハビリテーション治療）である．対応についてのポイントを表9-3に示す．しかしリハビリテーション治療の実際は試行錯誤という面があり，マンパワーの制約もあり，しばしば十分な対応は難しい．易怒性や不安焦燥に対しては抗精神病薬を少量投与をしたうえでのリハビリテーションを行う．せん妄の治療で用いられる抗精神病薬が使用しやすい．

[怒りの抑制がきかない者へは]
○気づきを得ることが狙えるレベル，図9-3右側（場面が記憶に残っていて回想できる場合）

　正しいか否かで問題となる行動を話題にすると（本人は「正しい」ことをしているつもりなので）話し合いにまで至らない．対応の一例としてはLecture 3で述べたように，行動がいかに損になるのか，得をするためにはどう振舞えばよいのか，を話題にする．比喩を用いて本人の抱えている問題と対処法を本人の自尊心を損なわない形で話し合い，簡潔に記録して本人が振り返ることができるようにしておく（アドバイス参照）．心理士がいる場合にはSSTや認知行動療法で治療を試みる．

[言語的介入が難しい場合，図9-3左側（行動的アプローチ）]

　怒りの抑制がきかず，気づきを得るのが難しいレベル，すなわちエピソード自体も記憶に残らない場合には，その時その場での指摘と本人の納得，その出来事や対応を簡潔な文章，標語で記録し，あとで本人が振り返れるようにすることが必要である．そして同時に，適切な薬物療法（抗てんかん薬，抗精神

表9-3 社会的行動障害（回復期以降）とその対応

依存性・退行 〔子供っぽくなった，すぐに家族を頼る〕	→	立ち去り（不必要な反応を強化しない）
感情コントロールの低下 〔怒りが爆発する，人前で泣いたりまたは笑ったりする〕	→	原因を取り除く・環境調節（静かな環境），向精神薬の少量投与，適度な運動
欲求コントロール低下 〔我慢ができない〕	→	正の強化（適応的な行動をとったときにほめる・励ます），我慢の練習（段階をふんで）
対人技能拙劣 〔共感がない，空気が読めない，振る舞いや会話が一方的〕	→	グループの中で適応的なスキル習得の練習，本人による記録と見直し
固執性 〔どうでもよい些細なことにこだわる，臨機応変にできない〕	→	無理ない目標，プレッシャーを遠ざける
意欲・発動性の低下 〔自分から何かやろうとしない〕	→	興味ある分野を探す，過去に使用した物を利用して意欲や動機を促す，生活の習慣化
反社会的行動（万引き，性的逸脱，自らの行為の帰結に無頓着）	→	逸脱行為をしにくい環境を調整する（刺激から遠ざける）
抑うつ*	→	仲間をつくる，立場をつくる，軽い運動（散歩），不眠や焦燥に対しては投薬
幻覚妄想*	→	不安感・疎外感の緩和，健康な自我の部分への共感，抗精神病薬の投薬

*抑うつや幻覚妄想は社会的行動障害には含まれていないが，抑うつや幻覚妄想があると上記の各症状が生じやすいため，本表に含めて記載した.

（先崎 章：社会的行動障害，情動障害．臨床神経心理学, p.182, 医歯薬出版, 2018より）

病薬），立ち去りの対応（怒ったときには立ち去り，情動が安定しているときには対応する），あるいは刺激の少ない無理ない環境にて生活させることに主眼をおく.

言葉での関与が難しい場合には，集団での体育活動，作業活動，リクリエーションの中で規律を守る，場の雰囲気を乱さないで参加する，といった訓練を行う．適切な情動の発露を促す.

PT OT ST へのアドバイス　注意障害に対して

1. トップダウン，ボトムアップの双方向の刺激，働きかけが必要.
2. コンピュータや機器を利用した治療の場合，それが実際の生活にどう反映するか，汎化するかという視点を忘れないようにする.
3. スタッフにあっては，職域を越えた取り組み（多職種相互乗り入れ）がしばしば必要である．この場合，専門職としてのアイデンティティが損なわれてスタッフ側が心理的に疲労するので，（逆説的だが）専門性を高める自己努力が必要になる.

PT OT ST へのアドバイス　記憶障害に対して

1. エビデンスにのっとった介入が必要である．（最初に行った間違った手技が訂正されず持続するので）誤りなし学習とし，不必要な試行錯誤をさせない．
2. 鍛えれば鍛えるほど改善するものではないことを家族に理解してもらう．また本人が苦痛に感じることは決して持続しないし定着しない．
3. 領域特異的な練習をして汎化を狙うという方法が，特定領域の達成度が数値化でき，目的とゴールがはっきりと可視化できてよい．ただし，練習したもの以外にも汎化するのか，日常生活上にて向上がみられるのかは別の問題である．

比喩を用いると自尊心を傷つけずに対処法を提示できる．本人もイメージしやすい

高次脳機能障害の方には，発達障害の方よりもメタファー（比喩）や例えが入りやすい．以下に，一例を示す（文献13より一部改変）．

- 神経疲労の説明
  ➡「(10人から5人に) 担ぎ手が減った神輿 (みこし)」
- 左半側空間無視の説明
  ➡「あなたが左と思っているのは左の始まりではありません．左側はさらにその向こう側です」
- 前頭葉機能 (遂行機能障害) の説明
  ➡「信号機が故障している」「だから手動で交通整理を行いましょう」，「前はオートマでしたが，今はミッション操作です」
- 情報処置量 (ワーキングメモリ) の低下
  ➡「頭の作業スペース / まな板が小さくなっています」
- メモリーノート (手順書)，代償手段の導入
  ➡「脳の分身となるもの」「転ばぬ先の杖」「使える武器 (を用意しましょう)」
- 易怒性と対処
  ➡「瞬間湯沸かし器となってしまう」「消火器も持てるようにしましょう」

ボトムアップ／トップダウン　アプローチについて

低下した機能の向上を目指し，機能低下した部分をまんべんなく扱おうとするのがボトムアップ・アプローチである．一方，本人の意志や洞察を利用して能力向上を効率的に扱おうとするのがトップダウン・アプローチである．その両者がなされることが望ましい．

高次脳機能障害に対する
［4］リハビリテーション治療の手技

Essential Point

LECTURE 1. 対処法（コーピング）の学習と外在化，陽性のフィードバックと記録，次の機会での見直し，集団の場の利用．

LECTURE 2. 直接訓練，代償技術の導入，自己教示・外言語化・細分化，環境調整のいずれを行っているのか吟味する．

LECTURE 3. 失語症の治療には，言語機能の向上を目指すものと，コミュニケーション能力の向上を目指すものがある．

LECTURE 4. 半側空間無視，失行，失認の治療では，難易度の高すぎない課題をくり返し成功させて訓練意欲を保つ．

LECTURE 1. 高次脳機能障害へのリハビリテーション医療のポイント（まとめ）

高次脳機能障害者への対応で困る点と対応のポイントは以下である．①「記銘力障害」があり経験が積み重なっていかない．説明や教示が忘却されるので，対応が徒労に終わる．➡経験を外に見えるように（外在化）し残してもらう（メモや録音，動画に残す）．②「注意障害」があり疲れやすく課題が続かない．➡神経疲労がひどく回復不能になる前に，適度な休息をとらせる．③「実行機能障害・遂行機能障害」があり自分で行動できない．指導に手間がかかる．➡よくばらせないでひとつずつ行動させる．（遂行機能障害の項目を参照）④「情動回路の損傷を伴い」易怒性・突然の攻撃性がみられる．周囲との関係において齟齬が生じる．➡対処行動（コーピング）を学習させる．適切な向精神薬を投与する．⑤「事故前・病前は社会適応が良かったがゆえに自尊心があり」環境を受け入れられない．家族も同様である．➡できているところに注目がいくよう，対話を続ける．⑥「言外の物事に対する気づきの低下，自己モニタリングの低下」があり上記①〜④の自覚がない．➡プラスのフィードバックを根気よく続ける．⑦「機能障害の様相が一律ではなく」個別の援助が必要である．マンツーマンの対応が必要である．➡集団の場を利用する訓練も，当初は個別訓練と並行して行う．

LECTURE 2. リハビリテーション医療の実際とエビデンス（主に，Ⅰ 広義の高次脳機能障害に対して）

高次脳機能障害に対するリハビリテーションは疾患や機能障害の分類を超えて，① 直接的訓練，② 代償技術の導入，③ 自己教示，外言語化，細分化，④ 環境調整，に分けられる．エビデンスに基づく推奨グレードは脳卒中治療ガイドライン2015［追補2017対応］[9]による．

脳卒中以外の疾患にも，同様の効果を期待

して行っているのが現状である．

A 直接的訓練

▶ 1．全般性注意障害に対する「直接的訓練」
[推奨グレードB：行うよう勧められる．ランダム化試験で有意差あり]

　全般性注意に関する注意機能そのものを刺激し，回復を目指す．単純な反復課題（ボタン押し課題で単に反応時間の短縮を狙うなど）や覚醒度を上げる課題をくり返す．通常，家族がまず望む介入が直接的訓練である．直接的訓練がある程度有効であるのが注意障害である．注意に関する脳構造への直接刺激によって，注意力が改善するという前提のもとに反復刺激，練習のくり返しが行われる．低下した機能があたかも「こころの筋肉」のように，練習しただけ向上するという暗黙の仮説が前提となる．

　しかし，時間設定のない単調な課題を，効果を省みることなく延々と本人の意志に反して強制させることは，拷問に近い．注意の各種調節を必要とする複合的な課題（同時処理課題など）であることが望ましい．

　注意の要素別（持続，転換，選択，分配）のトレーニングとしてAPT（attention process training），APT-Ⅱがある．その中で参考に，同時に2つのことができない「分配」についてのAPT-Ⅱの訓練課題の例を下記に示す[10]．

・attention tapes with simultaneous task：聴覚的課題（主に持続性注意のテープ課題）と視覚的ワークシート作業を同時進行させる．
・read and scan task：物語，記事を読んで内容を把握しながら標的文字を抹消する．
・time monitoring task：課題（持続性注意課題でよい）を施行しながら時計にも注意を払い，一定時間（1分，5分等）が経過したら検者に知らせる．

　日本でも注意の要素（持続，転換，選択，

リハ科医の 視点
注意の5つのコンポーネントについて

　注意はそのコンポーネントにより，5つに分かれる．すなわち下層の機能から上層の機能へ順に，① 焦点性注意（刺激に反応する），② 持続性注意（一定時間，一定強度で注意を向ける），③ 選択性注意（必要な刺激を選択する），④ 転換性注意（他の対象に注意を切り替える），⑤ 分割性注意（同時に複数のものに注意を向ける）．いわば高次の注意機能といえる ④ 転換や ⑤ 分割は，遂行機能やワーキングメモリと重なる機能であり，自動車運転にもかかせない．

分配）別に課題を並べたワークブックが多く出版されている．

　リハビリテーション医療では，訓練した課題以外にも汎化することを期待する．評価は，①「訓練課題そのものの成績」，②「訓練課題に関連したほかの検査値（狭い範囲ではあるが汎化があるか）」，③「日常生活上の機能レベル（広い範囲での汎化があるか）」の3つの段階で行われる．注意に関しては，「直接訓練そのものの成績」の向上について多くの報告がある．一方，訓練課題を超えて，日常生活一般においても汎化がみられるか否かは見解が分かれている．脳卒中治療ガイドライン2015［追補2017対応］[9]では，永続的効果や日常生活活動への汎化についてはグレードC1としている．

▶ 2．記憶障害に対する「領域特異的な知識・行動の習得」と「誤りなし学習」
[推奨グレードC1：行うことを考慮しても良いが，十分な科学的根拠がない．ランダム化試験で有意差を得られていない]

1）領域特異的な知識・行動の習得

記憶力そのものを全般的に向上させようとすることは現実的でない．日常生活上まずは身につけてほしい特定の事柄に絞って，刺激の提示と質問，正答の提示，確認をくり返し，知識の習得を図る．具体的には，病棟にあってはスタッフの氏名やトイレや訓練室の位置など，自宅にあってはデイサービスのスタッフの顔写真や名前など，さしあたって必要なことに絞ってその学習を図る．質問に対して，試行錯誤で誤答する前に，正答を提示し音読で確認させる．失語や構音障害が重篤な場合には写真やイラストを活用する．この直接訓練では，以下の誤りなし学習によって行う．

2）誤りなし学習

試行錯誤させて一度誤った学習がなされると，正しい内容に置き換えることが難しい．健常者の場合には，試行錯誤したほうが，間違えたことを自己修正して行ったという体験も記憶として残る．しかし記憶障害があると，自己修正の過程は抜け落ちてしまう．したがって，誤りなし学習（errorless learning）が原則である．具体的には手がかりを与えて誤りのない課題とし，徐々に手がかりを減らしていく（手がかり漸減法）．

例えば，入院中，自室から訓練室へ行く道順を学習させるとき，直接の誘導を徐々に減らし，見守り，声かけのみとしていく．その際，曲がり角を間違えそうになったときに，完全に通り過ぎてしまう前に声をかけ制止し，正しい方向に誘導する．試行錯誤をさせないようにする．

B 代償技術の導入（外的補助具の使用）

▶1. 記憶障害に対して「外的補助具」の活用
［推奨グレード B］

記憶障害が比較的軽度の場合には外的補助手段に予定や約束事を記載し，その記載事項を確認しながら行動する訓練が有効である．外的補助手段の利用については，①メモリーノートや電子機器に，自身が記憶する内容を貯蔵させておく方法と，②アラームやタイマーなどを，手がかり（cue），合図として利用する方法とに区分される．身体障害者にとっての車椅子や装具と同じものとの本人・家族の理解を得たい．服薬のチェック表，スケジュール表，メモリーノートの記入と確認，カレンダーや時計，アラームの確認とそれに続く行動（展望的記憶の代償）も該当する．メモの記入や確認動作自体の習得と習慣化が必要である．すなわち，ある程度の直接的訓練と学習が可能であることが必要である．記憶障害や意欲低下が重篤な場合にはスキルが身につかない．この場合には，生活に直接つながる事柄に絞って，写真や絵文字を利用して簡便な形にて試みる．

C 自己教示，外言語化，細分化

▶1. 注意障害，半側空間無視に対して
［推奨グレードなし］

注意機能は自身に話しかけるという「内言」によって喚起，制御されるという仮説に基づく．例えば左半側空間無視の患者にて物事を行うときに「左に注意，左に注意」と言葉でつぶやくことを習慣化する．あるいは，行動を起こす際の思考を言葉にすることによって，行動の開始，自己調節を狙う．

▶2. 遂行機能障害に対して
［推奨グレード C1］

1）自己教示法（Cicerone & Wood 1987）

実行していくルールや決まり，方略をあらかじめ言葉で自己確認する．そして，実際に実行しているときに，その手順や方略を逐一言葉にしていく．言語化することにより，ルールや決まりや方略がより意識化され，遵守される．当初の声出し（外言語

化段階）が次第に小声で済むようになり，最終的には頭の中でつぶやく（内言語化段階）ことで課題の遂行がなされるようになる．「（作業が）わからなかったらマニュアルを見る．それでわからなかったらまわりの人に聞く．携帯電話で問い合わせる」との言語化があると，咄嗟のときにその通りに行動することができる．さらには，言語化し反復することによって学習され，自己の行動制御につながる．

2）目標管理訓練

（goal management training：GMT）

以下の5つの段階に分けて順に行う．①ゴールに目を向ける，②ゴールを設定する，③ゴールに至るためにより実行可能なサブ・ゴールを定める，④（サブ・）ゴールを記述し，⑤実行した結果を照合してみる（モニタリング），⑥設計した（サブ・）ゴールと実行した結果とが違っている場合には，①から再度くり返す．これをくり返し指導する．

3）問題解決訓練（von Cramon ら 1990）

できない課題の内容を分析し，一連の過程をいくつかの短い工程に分け，工程ごとの結果を評価し，誤りを見つけて訂正する練習を反復して行う．当初は支援者による見守りや指示によって行うが，できている工程から介入をやめ，最終的には自身で一連の行動がとれることを目指す．

D 環境調整（図9-3左側の方向）

▶ **1．記憶障害に対して**

[推奨グレードC1]

できないことで困惑しイライラし，周囲から叱責されることでストレスが増長され，二次的にさらに不安やうつ，被害感が増幅する．このような二次的な症状，不適応を予防するために，能力に合わせた適切な環境，周囲の配慮が重要である．環境調整としては，物理的環境調整（張り紙，掲示板，カレンダー，ホワイトボードを視野内にそろえる．あるいは，注意をそらすような周囲の外乱を排除する），人的環境調整（関係者が本人の障害特性を理解し，適切な促しや声かけや支援を均一レベルで行うことにより，失敗を未然に防ぐ），生活全般の調整（規則正しい無理のない日課表をつくり，極力変化を排除し単純化し，その習慣化を図る．作業時間を無理ない短時間にする，定時に休息をとる）に分けられる．自身の部屋やトイレの入り口に目印をつけ，引き出しに内容のラベルや写真を貼って，手がかりとしてもらうこともここに含まれる．

PT OT ST へのアドバイス　　記憶障害の種類，そして直接訓練を望む家族に対して

発症以前の記憶の障害は「逆向性健忘」，発症後の新しい記憶の障害は「前向性健忘」という．海馬損傷による記憶障害は，今の情報が脳にネットワークとして定着していかない前向性健忘である．

家族はこの前向性健忘を改善するために，直接訓練をくり返すことを望むことが多い．しかし，筋肉をトレーニングするような直接訓練に固執せず，メモリーノートの記載と利用といった代償手段導入を目標とすることが現実的である．筆者は家族に，神経衰弱のトランプゲームをくり返して自身の記憶力がアップしたか否かを問うようにしている．直接訓練に固執することが本人の自尊心を低め苦痛であることを，家族は理解してくれる．

PT OT ST へのアドバイス　作話と妄想の違い

　作話は，記憶の欠落を埋め合わせる発話である．したがって別の時には別の話しとなりうる．問いかけに応答する形で生じる当惑作話と，自発的に話す空想作話がある．一方，妄想は，確固たる確信に裏づけられた発言であり，いつも同じ内容である．気持ちがいつも妄想にとらわれている．

遂行機能（実行機能）障害の考え方と対応の原則

　遂行機能（実行機能）の要素は Lezak によれば，① 意思や目標の設定，② 計画の立案，③ 目的ある行動／計画の実行，④ 効果的な行動，である[1]．修正や調整する能力も必要である．遂行機能障害がされない場合には，上記①～④のどれがなされないのか，を明らかにしその細目に対応することが必要である．

　注意や記憶そして知能が保たれ精神状態が安定していても，うまく行動がなされない場合には遂行機能（実行機能）障害の可能性がある．なお皮質下との回路で，(i) 背外側前頭前皮質 (dorsolateral prefrontal cortex：DLPFC) 回路が「遂行機能障害」，(ii) 内側前頭前皮質 (medial prefrontal cortex：MPFC) 回路が「アパシー」，(iii) 眼窩前頭皮質 (orbitofrontal cortex：OFC) 回路が「脱抑制」と関連するという仮説がある．この(ii)(iii)の場合でも遂行機能が結果として障害されうる．また，まったく(i)の損傷がなくても遂行機能障害が生じうる．

LECTURE 3. 失語症者への対応

A 対応の原則

　言語治療の具体例を表9-4に示す[11]．① 言語機能そのものへのアプローチと② コミュニケーション能力の向上の2つのアプローチがある．

　治療は本人には，もどかしく辛い過程である．コミュニケーション能力を取り戻したい，思いや考えを伝え合いたいという本人の意思がないと言語治療は難しい．「片言でも会話ができて通じた」，「最初より向上してきている」，「できるようになってきている」，「身振りでもかなり伝わる」という肯定的な気持ちをもてるようにすることが非常に大切である．

　言語野は運動野，感覚野に隣接しているので，頻度が多い右利き左半球損傷による失語症者は，身体症状として右片麻痺，右半身四

表9-4　失語症における言語機能訓練の具体例

語音認知	言語音あるいは言語音列の異同弁別
単語の意味理解	音声や文字で提示した単語に該当する絵の選択 類義語あるいは反対語の選択
喚語	絵の呼称　漢字単語の音読
構文	提示された文に該当する絵の選択　助詞の選択
書字	写字　書称　文章の要約　日記
コミュニケーション能力	実用的コミュニケーション訓練（PACE）

（春原則子：失語症，臨床神経心理学，p.149-160，医歯薬出版，2018より）

肢体幹の感覚異常を呈しているほかに，口舌顔面失行，観念運動失行，観念失行をしばしば合併していることを念頭におく．

B 言語機能へのアプローチ

言語機能は「聴く・読む・話す・書く」の4つの言語モダリティに分類される[12]．通常はこの順で難しくなる．まずは，このモダリティのうち保たれている部分と低下している部分とを組み合わせ，低下している部分の反応の向上をみる（「総合的訓練」による全般的な促進）．そのうえでモダリティ別の障害パターンから言葉の表出に結びつく一定のルートを仮定し，そのルートを習得させる訓練を行う．

失語症では程度の差はあれ，喚語困難（表出がない）や言い誤り（錯語）を認める．錯語を分析（表9-5）することによって，誤り方のパターンが明らかになり，苦手なことに特化した練習課題を提示することができる．

復唱や音読は可能であるが単語の意味理解ができない場合は，単語と絵のマッチング課題で意味表象を活性化させる．あるいは表9-6にあるように類義語・反対語を選択させる．すなわち，聴覚刺激や文字の入力によって対応する意味表象が賦活されるようになることを目指す．

C 刺激法

失語症に対するリハビリテーションの基本は，刺激を多く与えて本人から反応を引き出すことである（刺激法）．具体的には，平易で親密度が高く，注意を集中できるレベルの刺激を，多くの材料を使用して反復する．聴覚刺激（と同時に視覚刺激）を系統的に入力する．誤反応を矯正するのではなく，反応の正確さを向上させる．

なお言語治療は刺激法のほかに，遮断除去法（Weiglにより提唱），機能再編成法（Luriaにより提唱）があるが，ST以外の職種では刺激法が行いやすい．

D 失語症のコミュニケーション能力の開発

言語機能そのものの修復を目指すことと同時に，コミュニケーション能力の改善・開発も念頭におく．セラピストはコミュニケーションの有効性増強法（PACE）の項目「新しい情報の交換」「コミュニケーション手段の自由な選択」「会話における対等な役割分担」「コミュニケーションの充足に基づいたフィードバック」を，身体治療をしながら実施することができる．

表9-5 失語における喚語に関する誤り方

言い誤り	定義	例
音韻性錯語	目的語が推測できる程度の音の誤り	カメラ「らめか」 とうもろこし「そうもろこす」
語性錯語	別の語への誤り	猫「さくら」
意味性錯語	悟性錯語と同様もしくは意味的に類似した語への誤り	猫「いぬ」
形式性錯語	音的に類似した別の語への誤り	さくら「サラダ」
記号素性錯語	単語が2つ以上結びついて日本語にはない音の並びとなる	「えんふとん」
新造語	日本語にない音の並びとなる	「せらすとんたき」
迂言	遠回しな言い方	ゾウ「あの，鼻の長い」 りんご「みかんじゃなくて」
保続	前に表出した言葉が後になって再度出現する	

（春原則子：失語症．臨床神経心理学，p.149-160，医歯薬出版，2018より）

Lecture 4. （左）半側空間無視，失認，失行への対応

（左）半側空間無視に対する各種治療とエビデンスを表9-6に示す．また，失認の種類と治療を表9-7に示す[15]．いずれも適量の刺激（難易度の高すぎない課題）をくり返し与え，本人の意欲を損なわないことが大切である．また，直接的訓練による機能障害の改善のみを目指すのではなく，代償技術の導入，自己教示や外言語化，さらには環境調整という視点を持つことが大切である．

表9-6 （左）半側空間無視に対する各種治療とエビデンスレベル

クラスⅡa（エビデンスレベルA）
プリズム順応課題，視覚走査訓練，左上肢の賦活課題，仮想現実を用いた課題，心的イメージ課題，視運動性刺激，頚部への振動刺激とプリズム順応の組み合わせ
クラスⅡb（エビデンスレベルB）
両眼の右半側視野に対する遮蔽法，反復経頭蓋磁気刺激法（rTMS）

（太田久晶：無視症候群のリハビリテーション．高次脳機能障害のリハビリテーション Ver3, p.212, 医歯薬出版，2018より）

表9-7 失認の種類と治療

種類	治療
視覚失認 ・連合型（模写・形の異同判断が可能） ・統覚型（模写・形の異同判断ができない）	健常なほかの感覚モダリティや言語を用いて，物品の名称，特性を学習させる
相貌失認 ・劣位半球後頭葉内側面（紡錘状回，舌状回）が重視されているが，両側性が重度の症状を示す	顔のみならず髪型，体型，服装などの視覚情報，声などの聴覚情報を動員して人物の同定ができるようにする
道順障害 ・目的とする場所の方角定位と距離判断が困難 ・脳梁膨大部後域に病巣（頭頂葉内側部，後帯状皮質も関与）	言語的な学習などを用いた代償方法の訓練
街並失認 ・熟知している建物や風景がどこであるかわからない ・右海馬傍回（後部）に病巣	建物の位置関係，看板の文字などの特性，特徴的な音などを手がかりとしてどこの場所であるか推定させる代償方法の訓練

（原 寛美：高次脳機能障害 記憶障害，失行，失認．最新リハビリテーション医学第3版，p.169, 医歯薬出版，2016より）

リハ科医の視点

失行症

失行症とは，①どういう動作を行うか理解していて，②その動作をするのに支障がない身体機能を有している（麻痺や失調はないか，あっても軽度）にも関わらず，③その動作を指示に従ってできない，④原因は脳損傷に由来する，ものをいう．失行は日常生活の自然な場面では症状が出にくく，模倣では出やすい．口頭指示にて最も出現しやすい．表9-8に各種失行の種類，症状，責任病巣を挙げた．リハビリテーション治療の対象として多い，観念失行，構成失行，着衣失行については対応の例を記した．

表9-8 失行のリハビリテーション診断と治療

種類	代表的な症状	代表的な責任病巣
肢節運動失行	（反復学習で身に付いていた動作「リスト」が壊れ）麻痺や失調がないのに，運動が稚拙に	中心前回～中心後回
口腔顔面失行	喉頭，咽頭，舌，口唇などの非意図的動きは良好だが，意図的動きができない	左縁上回
観念運動失行	（動作の「流れ図」と動作の「一覧表」との連結が損なわれ）意識しない場合にはできる一連動作や道具使用が，意図的にはできない	左縁上回
観念失行	（動作の「流れ図」が損傷され）動作を正しい順で展開できない，道具使用ができない	左中心回後方
構成失行	図形の模写や積木課題といった構成行為ができない	左／右半球後部
着衣失行	観念運動失行や観念失行もないのに，日常的に着衣動作が障害されている	右頭頂葉
前頭葉性失行	動作開始困難，道具の強迫的使用など	前頭葉内側面

代表的なリハビリテーション治療の例
〈観念失行〉
① 日用生活場面での観察，動作分析，併存症状の評価
② ターゲットとする動作を誤りなしのやさしい課題からくり返し練習
〈着衣失行〉
① 半側無視，身体失認，構成障害といった随伴症状の有無・程度の把握
② 衣服の形状と着衣失行との把握
③ 行為訓練（可能な段階を区切って）／環境調節（衣服に左右や上下の目印・手がかりを付ける）

PT OT ST へのアドバイス

自尊心を傷つけず，やる気を高めるために

やる気，意欲づけ，アドヒアランスをどう高めるのか，が大きな課題である．本人の拒否を招かないよう自尊心を保たせるためには，婉曲的だが特性をよく捉えた共通語，そして安心できるクローズドの環境での反復練習，そのフィードバックと"見れるようにしておくこと"が必要である．見るもの（メモ）や手がかりは1ヵ所にいつも同じところに置いてある／身に付けている，ようにする．

ゲルストマン症候群（Gerstmann syndrome）

優位半球（右利きであれば通常，左大脳半球）頭頂葉の主に角回および縁上回の損傷で生じる．数や左右といった抽象的な概念の心像（内的イメージ）の操作障害といわれている．① 手指失認（指定された指が示せない），② 左右失認（左右がわからない），③ 失算（くり上がり，くり下がりができない），④ 失書（書字や書き取りが極端に苦手になる）の四症状の2～3症状のみ確認できる場合も多い．

> **リハ科医の視点** 受傷・発症時の情報を共有することが大切
>
> 　救急病院での急性期治療後に転院してきた患者に対応する場合にも，急性期治療時の情報を共有すべきである．特に外傷性脳損傷の場合には，意識障害の程度が重く期間が長いと，社会適応度が低くなる傾向があるからである．すなわち，救急隊到着時や救急病院搬入時の意識障害の程度（glasgow coma scale：GCS）や意識障害の期間が，リハビリテーション治療の目標を立てるうえで必要な情報であるからである．
>
> 　また外傷性脳損傷では，回復リハビリテーション病棟転入時に画像所見が正常であっても，受傷直後にはしばしば外傷性くも膜下血腫を認める．それが，診断書に記載する唯一の画像異常所見となりうるので，患者の利益のためにも，画像の共有も大切である．

【文　献】

1) 先崎 章：高次脳機能障害 精神医学・心理学的対応ポケットマニュアル．医歯薬出版，2009．
2) 立神粧子：前頭葉機能不全その先の戦略．Rusk通院プログラムと神経心理ピラミッド．医学書院，2010．
3) 山口加代子：アセスメントの基本．臨床神経心理学，緑川 晶ほか編，p.53-68，医歯薬出版，2018．
4) 先崎 章ほか：高次脳機能障害マエストロシリーズ，1．基礎知識のエッセンス．医歯薬出版，2007．
5) Bandura A：Self-efficacy：toward a unifying theory of behavioral change. Psychol Rev, 84：191-215, 1977.
6) 精神保健福祉士養成セミナー編集委員会 編：精神保健福祉士養成セミナー5 精神保健福祉の理論と相談援助の展開Ⅱ（第6版）―精神保健福祉におけるリハビリテーション．へるす出版，2017．
7) 先崎 章：ICFとリハビリテーション―臨床医の立場から．臨床リハ，21：972-976，2012．
8) 先崎 章：社会的行動障害，情動障害．臨床神経心理学，緑川 晶ほか編，p.181-193，医歯薬出版，2018．
9) 日本脳卒中学会 脳卒中ガイドライン委員会：脳卒中治療ガイドライン2015［追補2017対応］．協和企画，2017．
10) 豊倉 穣：注意障害のリハビリテーション．高次脳機能障害のリハビリテーションVer3，武田克彦ほか編，p.194-208，医歯薬出版，2018．
11) 春原則子：失語症．臨床神経心理学，緑川 晶ほか編，p.149-160，医歯薬出版，2018．
12) 種村 純：失語症のリハビリテーション．高次脳機能障害のリハビリテーションVer3，武田克彦ほか編，p.227-234，医歯薬出版，2018．
13) 阿部順子編・リハビリテーション心理職会作成協力：高次脳機能障害の方に上手に伝わる説明テクニック集．日本脳外傷友の会，2014．
14) 太田久晶，石合純夫：無視症候群のリハビリテーション．高次脳機能障害のリハビリテーションVer3（武田克彦，三村 將，渡邉 修 編）p.210-219，医歯薬出版，2018
15) 原 寛美：高次脳機能障害　記憶障害，失行，失認．最新リハビリテーション医学第3版（安保雅博，上月正博，芳賀信彦 編），p.163-170，医歯薬出版，2016

第10章 摂食嚥下障害のリハビリテーション

[1] 摂食嚥下障害の特性

Essential Point

- **Lecture 1.** 摂食嚥下の運動モデルには4期モデル（丸のみ）とプロセスモデル（咀嚼嚥下）がある．その特性と両者の相違を理解する．
- **Lecture 2.** 運動モデルと神経機構の関連，神経支配の中枢についての解剖的理解を行う．

Dysphagiaという用語は，ギリシャ語のdysphageinから由来し，dys（difficult）+ phagein（to eat）という意味である．すなわち，摂食（食物の取り込み）+嚥下（のみ込み）障害を示す．

つまり，口腔への食物の取り込みに始まって，口腔内の食物を処理する運動能力，食塊コントロール，嚥下反射の発現，咽頭収縮，輪状咽頭筋の弛緩，食道への食塊の送り込みに至る広範な段階の障害である[1]．

Lecture 1. 正常の摂食嚥下の運動モデル[2]

摂食嚥下は随意運動と反射運動・自律運動が連携して行われるものである．その役割は口から食道を通って胃までの食物移送と，咽頭から食道への移送の際に気道への侵入を防ぐ気道防御という2つの役割を担っている．

主に以下の2つのモデルが用いられる．

A 4期モデル（図10-1）

液体の丸のみ嚥下の概念が基本．

[口腔準備期]
食物を取り込み，舌後方部と軟口蓋による口狭部閉鎖により，いったん口腔内に保持する．

[口腔送り込み期]
前舌部は口蓋へと接触しはじめ，舌後方部は下降する．食塊は舌と口蓋によって絞り込まれ（squeeze back），口峡部は開かれ，咽頭へ移送する．

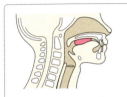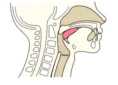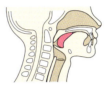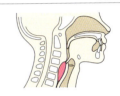

口腔準備期（随意運動） 口腔送り込み期（随意運動） 咽頭期（反射運動） 食道期（自律運動／蠕動運動）

図10-1 4期モデル
（文科省大学病院連携型高度医療人育成事業 教育ビデオ「摂食嚥下障害 基礎編」より）

[咽頭期]

咽頭収縮によって，食塊は食道へ移送する．

[食道期]

重力と食道の蠕動運動によって，食塊を胃へ移送する．

各期がほぼ重複することなく進行する．

B プロセスモデル

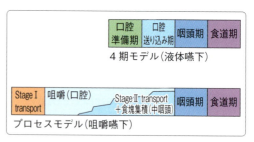

図10-2　4期モデルとプロセスモデル
（文科省大学病院連携型高度医療人育成事業 教育ビデオ「摂食嚥下障害　基礎編」より）

▶1．固形物の咀嚼嚥下の概念

咀嚼された食物を咽頭期が始まる前に口峡を通過して中咽頭に移送し，そこで食塊形成する．咀嚼された食物の一部が中咽頭に移送した後も，口腔内に残った食物は咀嚼している．食物が嚥下される前に口腔内にも咽頭内にも存在する．

▶2．4期モデルとの違い（図10-2）

① Stage I transport

捕食，臼歯へ移送．口唇で捕食された食物が「舌の pull back 運動」により臼歯部に運ばれる．

② 咀嚼

咀嚼期には舌は上下，左右に活発に動き，食物を咬合面に保持するように動く．

③ Stage II transport

嚥下できる形状になった食物は，舌の絞り込み運動（squeeze back）で，中咽頭へ移送される．

②と③は並行して進行する．

ここまでが4期モデルのいわゆる"口腔期"にあたる．咽頭期と食道期は，4期モデルとほぼ同様で，咽頭期には嚥下反射とともに食塊は咽頭から上部食道括約筋を越え，食道へと送られる．食道に入った食塊は，蠕動運動と重力によって胃へと送り込まれる．

Lecture 2. 神経機構

A 咀嚼の神経機構

咀嚼運動は，リズムをもち，特に意識しなくても実行可能な「半自動運動」であり，周期性運動であるが自由に止めることもできる．咀嚼中枢の神経回路（リズム発生器と筋収縮パターン発生器）プログラムに従って実行されると考えられている．咀嚼中枢は，咀嚼の過程で食物の物性がどのように変化したかを常に感覚器を介して受容し，関係する筋収縮のタイミングや強さを調整している．

B 嚥下の神経機構（図10-3）

▶1．嚥下反射の中枢（CPG）

脳幹の孤束核と延髄網様体の介在神経によって構成されている．機能的には起動神経群と切替神経群に分けて考えられている．

三叉神経，舌咽神経，迷走神経，上位脳（一定量の情報入力）⇒嚥下プログラム起動⇒切替プログラム起動⇒三叉神経，顔面神経，舌下神経，疑核，迷走神経背側核，頸髄神経（C1-3）⇒嚥下関連筋の活動（筋活動が始まると，随意的に止めることはできない）

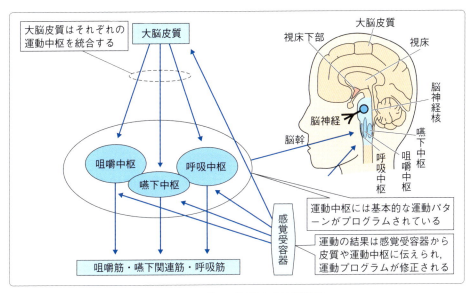

図10-3　嚥下に関連する神経機構

(才藤栄一, ほか監修：山田好秋. 第2章　摂食嚥下の生理. 接触嚥下リハビリテーション　第3版, p.78, 医歯薬出版, 2016より改変)

▶2．嚥下運動の誘発

中枢性（随意性）嚥下と末梢性（反射性）嚥下の2種類がある．いずれも延髄にある嚥下中枢にその情報を送り，嚥下を誘発している．

oint　誤嚥とは

食物・唾液などの口腔咽頭分泌物・薬などが嚥下前・嚥下中・嚥下後に気道に侵入することを誤嚥という．嚥下後の誤嚥が最も多く，高齢者の肺炎の原因にもなっている．気道に侵入してもむせない「不顕性誤嚥」も少なくない．

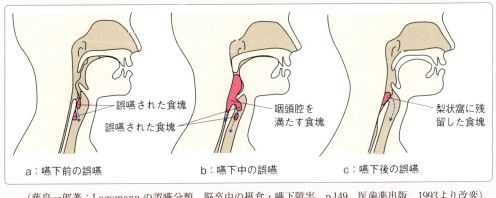

a：嚥下前の誤嚥　　　b：嚥下中の誤嚥　　　c：嚥下後の誤嚥

(藤島一郎著：Logemannの誤嚥分類. 脳卒中の摂食・嚥下障害, p.149, 医歯薬出版, 1993より改変)

[2] 摂食嚥下障害の評価法[4]

Essential Point

LECTURE 1.
神経疾患では，神経障害・認知障害・心理面などの要因で，軽い摂食嚥下障害は自覚しにくく，見逃されることも少なくない．訴えがなくても，摂食嚥下障害の早期発見につとめることが重要である[5]．

LECTURE 2.
ベッドサイド評価・スクリーニング・標準的検査について，実際の手技を正確に身につける，または，その意味づけについて理解することが重要である．
これは，予測できる食物窒息事故や誤嚥を防ぐための転ばぬ先の杖である．

LECTURE 1. ベッドサイドで発見できる摂食嚥下障害のサイン[5]

① むせ
　食事中の食物によるむせや唾液によるむせ
② 咳
　食事の途中・食後1～2時間に咳が出る，横になると咳が出る
③ 痰
　痰の増加・痰に食物が混じる
④ 声の変化
　食事中や食後のガラガラ声や，痰がからんだ声
⑤ 咽頭違和感
　食後などいつまでも違和感が残る
⑥ 食欲低下と食事中の疲労
⑦ 食事時間の延長
　目安は45分以上
⑧ 食事内容の変化
　汁物を避ける，パサパサしたものを避ける，軟らかいものを好むなどで，患者自身は意識していないことが多い
⑨ 食べ方の変化
　のみこむときに上を向く，食物が口からこぼれる，いつも食物が口腔内に残留しているなど
⑩ 体重減少
　特別な事情がないのに痩せてくる

などである．このほかにも，微熱が続くなど嚥下障害のサインは思わぬところにある．

次に嚥下障害のスクリーニング検査と専門家の評価を受ける．ベッドサイドでの観察で嚥下障害を疑われたら，まずはスクリーニング検査，さらに疑わしいときは，専門家の検査を受けるのが，ケアの近道である．

Lecture 2. スクリーニングテスト[4]

詳細は日本摂食嚥下リハビリテーション学会のウェブページ標準的検査手順を参照されたい.

A 反復唾液嚥下テスト（repetitive saliva swallowing test：RSST）（図10-4）

嚥下反射惹起を喉頭挙上の触診で評価する.
① 被検者を座位にする（リクライニング位可能）.
② 検者は被検者の喉頭に指を当て，30秒間でできるだけ嚥下運動をくり返させる.
③ 喉頭挙上の回数を数える．3回以上を正常とする.

［ポイント］
喉頭挙上は指の腹を通過したときを一回と数える．喉頭挙上筋の筋力低下などで挙上が不十分なときは，カウントしない.

B 改訂水飲みテスト（modified water swallowing test：MWST）（図10-5）

3 mLの水を口腔前庭に入れて，嚥下状態と嚥下前後の呼吸やむせを観察する.

C 頸部聴診（図10-6）

頸部に聴診器を当て，嚥下音と嚥下前後の呼吸音を聴取する.

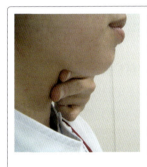

図10-4　反復唾液嚥下テスト

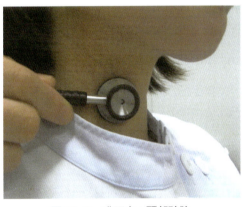

図10-6　嚥下音：頸部聴診

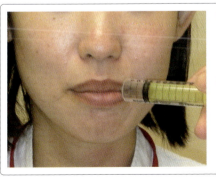

■方法
・座位でティースプーン1杯分または注射器（針なし）（約3 mL）の冷水を飲水する
・評価点が4点以上であれば，2回くり返す
・最も悪い場合を評価点とする

■評価
1. 嚥下なし，むせる and/or 呼吸変化
2. 嚥下あり，呼吸変化
3. 嚥下あり，呼吸良好，むせる and/or 湿性嗄声
4. 嚥下あり，呼吸良好，むせない
5. 4に加え，反復嚥下が30秒間に2回可能

図10-5　改訂水飲みテスト

（野﨑園子，ほか編：患者さんに伝えたい摂食嚥下のアドバイス　55のポイント，p.15, 医歯薬出版，2019より）

長い嚥下音や弱い嚥下音，複数回の嚥下音が聴取される場合には舌による送り込みの障害，咽頭収縮の減弱，喉頭挙上障害，食道入口部の弛緩障害などが疑われる．また嚥下時にいわゆる泡立ち音やむせに伴う喀出音が聴取された場合には，誤嚥を疑う．嚥下音の合間に呼吸音が聴取される場合には呼吸停止－嚥下－呼吸再開という呼吸・嚥下パターンが失調しているか，喉頭侵入や誤嚥が生じている可能性がある．

嚥下直後の呼吸音（呼気音）については"濁った"湿性音（wet sound），嗽音（gargling sound），あるいは液体の振動音が聴取される場合には，誤嚥や喉頭侵入あるいは咽頭部における液体の貯留が疑われる．

LECTURE 3. 標準的検査

スクリーニングテストで嚥下障害が疑われたら，嚥下機能検査を行うことを勧める．標準的検査としては嚥下造影（videofluoroscopy：VF）と嚥下内視鏡（videoendoscopy：VE）の2つがある．日本摂食嚥下リハビリテーション学会ウェブページの記載事項をもとに説明する．

A 嚥下造影（VF）[6]（図10-7）

X線透視により食物を経口摂取させて，評価する．ビデオ録画にて患者家族・ケアスタッフとも画像を共有する．解剖学的に理解しやすい．

可能であれば，VFチェアやリクライニング車椅子を用いることが望ましい．

嚥下・誤嚥の状態は食物の形態・量・温度などによって異なるため，各試行における姿勢・検査食などの条件を明記し，条件による違いについても評価する．

VF検査は特殊な条件下で行われるため，検査結果が必ずしも患者の平常の状態を反映しているとは限らない．結果の判断にあたっては，検査時の体調・疲労度など検査に影響を与える要因や臨床症状・経過を踏まえ，観察する嚥下動態が一番良い状態の嚥下（best swallow）か，一番悪い状態の嚥下（worst swallow）かを十分に考慮する．

B 嚥下内視鏡（VE）[7]（図10-8）

耳鼻咽喉科で用いる内視鏡を用いて，ベッドサイドまたは外来の椅子で行うことができる．

ベッドサイドで何回も検査ができる利点がある．録画を行うことを勧める．

評価：内視鏡では，嚥下関連器官の構造と，運動や感覚機能の状態（特に左右差），咽頭や喉頭内の貯留物の状態，反射の惹起性，嚥下反射前後の咽頭や喉頭内の食塊の状態などを評価する．

内視鏡では，咽頭期嚥下運動（嚥下反射）そのものは，嚥下反射中の視野消失（ホワイトアウト）のため観察することはできない．したがって，発声や咳払いなどの嚥下ではない課題で，運動や感覚機能を評価することと，咽頭や喉頭内の貯留物や残留物のような，嚥下運動の後にみられる状態を観察し評価することが特に重要である．

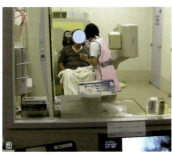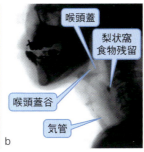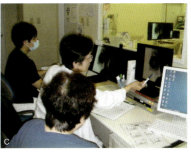

図10-7　VF（嚥下造影）
a．VF 風景，b．VF 画像，c．家族・ケアスタッフの同席
（野﨑園子編著：病院と在宅をつなぐ 脳神経内科の摂食嚥下障害─病態理解と専門職の視点─ p.8，全日本病院出版会，2018 より）

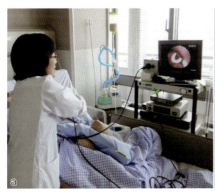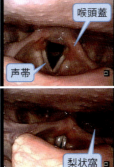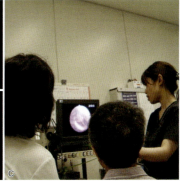

図10-8　VE（嚥下内視鏡）
a．VE 風景，b．VE 画像，c．家族・ケアスタッフの同席
（野﨑園子編著：病院と在宅をつなぐ 脳神経内科の摂食嚥下障害─病態理解と専門職の視点─ p.9，全日本病院出版会，2018 より）

VF・VE におけるチームアプローチ

VFやVEで大切なことは，嚥下機能評価を患者・家族・医療側の看護師やリハビリテーションスタッフ，介護スタッフに同席してもらい，情報共有により理解を深めることである．

LECTURE 4．摂食嚥下重症度

摂食嚥下機能のグレードには摂食嚥下障害臨床的重症度分類（DSS）や摂食嚥下能力のグレード（藤島）（表10-1）などが用いられるが，長期の経過をたどる神経筋疾患においては neuromuscular disease swallowing status scale：NdSSS[8]（表10-2）のスケールも有用である．

表10-1 摂食・嚥下能力のグレード

Ⅰ 重症 経口不可	1	嚥下困難または不能，嚥下訓練適応なし
	2	基礎的嚥下訓練のみの適応あり
	3	条件が整えば誤嚥は減り，摂食訓練が可能
Ⅱ 中等症 経口と 補助栄養	4	楽しみとしての摂食は可能
	5	一部（1〜2食）経口摂取
	6	3食経口摂取プラス補助栄養
Ⅲ 軽症 経口のみ	7	嚥下食で，3食とも経口摂取
	8	特別に嚥下しにくい食品を除き，3食経口摂取
	9	常食の経口摂取可能，臨床的観察と指導要する
Ⅳ 正常	10	正常の摂食嚥下能力

（藤島一郎：脳卒中の摂食嚥下障害，p.72，医歯薬出版，1993）

表10-2 神経・筋摂食嚥下状況スケール（Neuromuscular disease swallowing status scale:NdSSS）

Level.1	すべて代替栄養である上に，唾液の嚥下ができず，唾液の吸引が必要
Level.2	すべて代替栄養．唾液嚥下は可能で吸引は不要
Level.3	代替栄養が主体，楽しみレベルの経口摂取をしている
Level.4	栄養剤・食品を主体として経口摂取しており，代替栄養を併用していない
Level.5	3食の嚥下食経口摂取が主体で，不足分を補助的に栄養剤・食品で摂取している
Level.6	3食の嚥下食を経口摂取している．補助的な栄養剤・食品を摂取していない
Level.7	特別に食べにくいものを除いて，3食を経口摂取している
Level.8	食形態の制限はなく，3食を経口摂取している

※代替栄養：経口摂取ではなく，経管栄養（経腸／経静脈栄養）によるもの
(Wada A, et al：J Neurol，262：2225-2231，2015より）

［3］摂食嚥下障害に対するリハビリテーション診療の考え方

Essential Point

Lecture 1. 摂食嚥下リハビリテーションとは，摂食嚥下機能を評価し，介入プランを構築して実施し，全人的にチーム医療として患者の食生活を支えることである．

Lecture 2. 特に神経疾患では，その経過において，進行する疾患や寛解増悪をくり返す疾患が多く，きめ細やかな介入プランが求められる．

Lecture 3. それぞれの疾患特性をよく見極め，廃用症候群を予防し，臨床経過を考慮した食のQOL維持を目指す．

Lecture 1. 神経疾患の摂食嚥下障害

摂食嚥下リハビリテーションには，摂食嚥下機能評価，機能に見合った嚥下調整食，姿勢・食具・環境の調整，嚥下訓練・体操，栄養管理，誤嚥予防，患者の理解・受容へのサポート，介護者への援助などが含まれる．

神経疾患の摂食嚥下障害は経過により以下のように分類される．

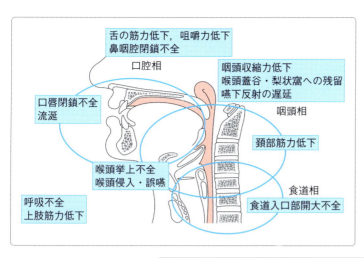

図10-9 筋萎縮性側索硬化症の摂食・嚥下障害

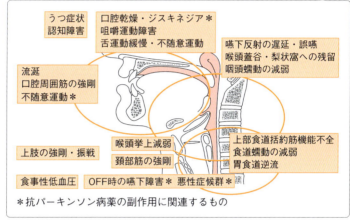

図10-10 パーキンソン病の摂食嚥下障害

＊抗パーキンソン病薬の副作用に関連するもの

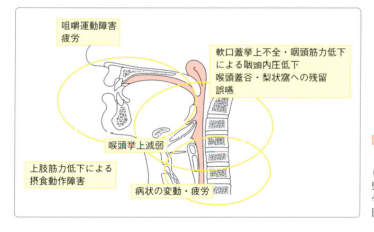

図10-11 重症筋無力症の摂食嚥下障害

(図10-9〜11の出典元 野﨑園子，ほか編著：DVDで学ぶ神経内科の摂食嚥下障害. 医歯薬出版，2014より改変)

① 比較的急速に進行するタイプ
　筋萎縮性側索硬化症（ALS）(図10-9)．
② 緩徐に進行するタイプ
　パーキンソン病（PD）やPD関連疾患，多系統萎縮症・脊髄小脳変性症，筋ジストロフィーなど(図10-10)．
③ 変動するタイプ
　多発性硬化症，重症筋無力症，症状変動の

あるPDなど(図10-11).
④急に発症して徐々に回復するタイプ
脳卒中, ギランバレー症候群など.

その臨床経過に合わせた介入プランを構築することが必要である.

A 比較的急速に進行するタイプ

次に起こる障害を予測して, あらかじめ補助栄養やPEGの時期, 呼吸管理の併用, 誤嚥防止術などの計画を立て, 患者の理解・受容を援助する. 廃用により残存機能が発揮されていないことも少なくなく, まずは, 評価と廃用対策が重要である. 病状の進行速度に受容が追いつかないことも多く, 味わう楽しみを尊重するなどのメンタルケアが重要となる. しかし, ALSにおいても, 急速に進行するタイプと比較的ゆっくり進行するタイプがあることも念頭に入れたケアプランが必要である. 呼吸不全と摂食嚥下障害は並行して進行することが多い. 定期的に観察して, 呼吸不全による影響を最小限にするとともに, 呼吸管理が必要な場合の対応を, あらかじめ十分説明して患者の意思決定を尊重する. 栄養管理は患者の生命予後を決定する.

B 緩徐に進行するタイプ

患者側に摂食嚥下障害の病識が乏しいことが多く, うつ症状や認知障害を伴うこともある. 患者の理解と受容を助けることが, リハビリテーションの第一歩である. 摂食嚥下機能を評価すれば, その時点での最大の嚥下能力を引き出すことができる. 嚥下調整食を長期に継続できるよう, メニューの工夫や調理法の指導など介助者へのサポートが重要である. チーム医療により, 肺炎や栄養障害・経腸栄養剤による合併症のリスクは軽減することができる.

C 変動するタイプ

悪化時の誤嚥防止対策と寛解時の嚥下機能の再評価がポイントである. 悪化時にはむしろ経口摂取を中止し, 一時, 経管栄養法により誤嚥のリスクを減らし, 早期寛解を促す. 寛解後, 嚥下機能検査による再評価を行い, 経管栄養の継続の可否や嚥下訓練の再開を決定する.

D 急に発症して徐々に回復するタイプ

回復経過に合わせて再評価をくり返し, 適切な食形態など摂食環境を整えることが, 早期回復を助けることになる.

上記のように, 神経疾患の摂食嚥下障害にはさまざまなタイプがあるため, 具体的な疾患の病態と対策については, 他書を参照されたい.

> **Point**
>
> 誤嚥・窒息のリスクを減らし, 残存機能を生かした摂食環境を提供し, 栄養状態を良好に保つことが, 介入効果として問われるところである.

［4］摂食嚥下障害に対するリハビリテーション治療の手技

Essential Point

LECTURE 1. リハビリテーションプランの構築の前提として，疾患特性を理解すること．

LECTURE 2. 直接訓練の目標は，廃用予防と残存機能をよりよく機能させること．

LECTURE 3. 直接訓練の目標は，誤嚥窒息などのリスク管理である．

LECTURE 4. 嚥下調整食の形態やその特性・適応について，十分な理解が必要である．

A 摂食嚥下訓練[2]

摂食嚥下訓練には食物を用いない間接訓練と食物を用いる直接訓練がある．

神経疾患においても，摂食嚥下障害の病態を正しく評価すれば，いずれの手技も用いることができる．

間接訓練には以下の方法がある．

① **嚥下促通法（嚥下反射惹起を促す）**

前口蓋弓冷圧刺激，喉アイスマッサージ，氷なめ訓練，徒手的嚥下反射促通手技，チューブ嚥下訓練（図10-12）などがある．このほかにも咀嚼運動・吸啜動作・歯肉マッサージにより誘発させる方法がある．

上位中枢から嚥下中枢への入力増強（視覚・嗅覚・聴覚など）やK-point刺激法（綿棒や舌圧子などで臼歯後三角の最後部・内側を刺激する），電気刺激などがある．

② **筋力増強訓練**

可動域訓練（開口・閉口），口唇突出・横引き，舌可動域訓練，舌筋力トレーニング，舌骨上筋群訓練（Shaker exercise）．

③ **嚥下手技訓練（直接訓練の項で後述）**

④ **バルーン拡張法**

神経疾患に比較的よく用いられる（図10-13）．バルーンカテーテルを食道入口を通過して挿入し，バルーンを拡張して引き抜く方法．Wallenberg症候群では，よく用いられているが，食道入口部開大不全のある慢性進行性疾患では，在宅でも食事前にバルーン引きぬき法を用いると，効果的である．

⑤ **ブローイング**

軟口蓋挙上や口唇閉鎖の筋力増強訓練として行う（図10-14）．

⑥ **電気刺激法**

経頭蓋，頸部経皮的に，嚥下関連の神経を刺激する方法．

B 機能に見合った嚥下調整食と栄養管理

摂食嚥下能力に適合した食形態調整がリハビリテーションやケアの基本であり，第一歩である（表10-4）．

嚥下調整食は嚥下しやすい食形態で，嚥下能力に応じたレベルを標準化している．嚥下評価や訓練を受けた医療機関と療養施設や在宅でのレベルが同じになるよう，日本摂食嚥

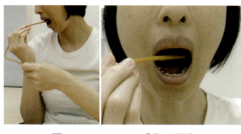

図10-12　チューブ嚥下訓練

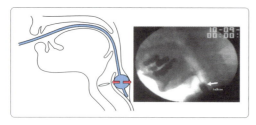

図10-13　バルーン拡張法

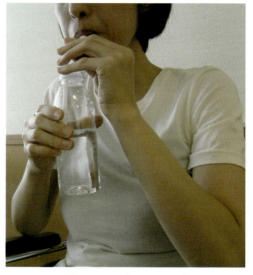

図10-14　ブローイング

表10-4　嚥下しやすい食事，しにくい食事

嚥下しやすい食形態や物性	嚥下しにくい，または誤嚥しやすい食形態や物性
① 食材の密度（大きさ・硬さ）が均一 ② 適度な粘度と凝集性（まとまり） ③ のみ込むときに変形し，すべりが良い ④ 口腔粘膜や喉への付着性が少ない．刻んだだけの食形態は嚥下しやすい食形態ではないことに注意する	① サラサラした液体 ② バラバラになるもの，パサパサしたもの ③ 口腔・咽頭内に貼り付きやすいもの　例：餅・パン ④ 水分と固形物に分かれるもの　例：全粥（おもゆと米粒に分かれる状態のもの） ⑤ 吸って食べるもの（呼吸と嚥下を瞬時に切り替える技が必要）例：麺類 嚥下能力以上の食事を提供していると，肺炎や窒息を引き起こしやすく，摂食嚥下リハビリテーションの効果を減弱させる．

下リハビリテーション学会が，嚥下調整食の標準化を行っているので，病院から在宅への診療情報交換の場合にこの基準を用いると共通理解が得られる．

詳細は日本摂食嚥下リハビリテーション学会ウェブページを参照されたい[11]．

栄養管理の再評価を

　栄養管理はすべてのケアの基本である．経口摂取にこだわりすぎず，経管栄養・補助栄養との併用も視野に入れる柔軟性が必要である．

　一時的な病状悪化から回復したときは，摂食嚥下機能の再評価をして食生活の再調整を行う．ALS では，栄養状態が生命予後の単独の決定因子であると報告されている[12]．

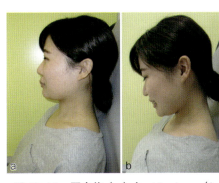
図10-15　正中位（a）と chin down（b）

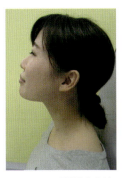
図10-16　頸部突出法

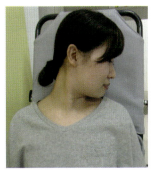
図10-17　頸部回旋

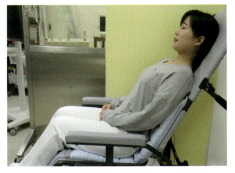
図10-18　体幹角度調整45°（全身）

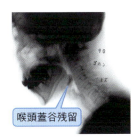
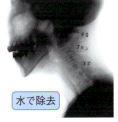
図10-19　交互嚥下

C 直接訓練法[2]

① 嚥下反射誘発（K-point 刺激法：前述）など
② 嚥下調整食（間接訓練でも用いる）
③ 嚥下手技（代償嚥下）

　現状の嚥下機能を最大限に活用して、嚥下の改善を目指し、誤嚥のリスクを最小限にすることを目指した嚥下方法で、実際の嚥下方法の工夫や姿勢調整を行う。息こらえ嚥下、Mendelsohn（メンデルソン）手技などの代償嚥下と、咽頭残留除去法（空嚥下、複数回嚥下、交互嚥下）などがある。

　VF/VE で実際にその効果が観察されるものを中心に、図示する。chin down（頭部屈曲位、頸部屈曲位、chin tuck）（図10-15）、頸部突出法（図10-16）、頸部回旋〔neck rotation, head rotation）（別名）横向き嚥下（図10-17）〕、体幹角度調整（図10-18）、交

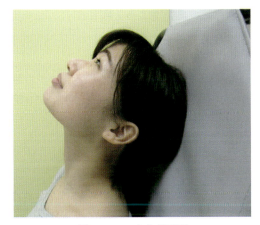
図10-20　上向き嚥下

（野﨑園子、ほか：嚥下造影と嚥下内視鏡の見方 6. 代償嚥下．Journal of CLINICAL REHABILITATION 27（6）：pp.502-507, 2018より）
図10-15→ pp.502より
図10-16, 17, 18→ pp.504より
図10-19, 20→ pp.503より

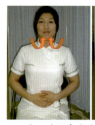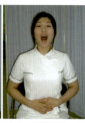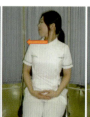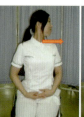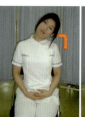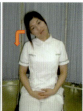

ゆっくり大きくお腹で深呼吸　　　　息を吐きながら首をゆっくり前後左右に曲げる

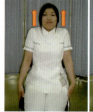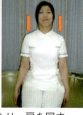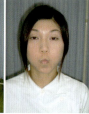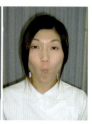

肩を上下させたり，肩を回す　　　頰を膨らませる，へこませる

図10-21　食事前の嚥下体操

(湯浅龍彦，ほか編：神経・筋疾患　摂食嚥下障害とのおつきあい～患者とケアスタッフのために～，p.67，全日本病院出版会，2007より)

互嚥下（図10-19），複数回嚥下・反復嚥下，上向き嚥下（図10-20），鼻つまみ嚥下，一側嚥下（健側傾斜姿勢と頸部回旋姿勢のコンビネーション），息こらえ嚥下．

D 食前の嚥下体操・リハビリテーション[12]

廃用予防を基本とし，残存機能をフルに生かすリハビリテーションが効果的である（図10-21）．

Point　患者家族の理解を深める

臨床的に重要なことは，代償嚥下の有用性をVF/VEで確認し，その後，VF/VEを患者家族と供覧して，姿勢や動作の意義を理解してもらうことである．

E 姿勢・食具・環境の調整

① 食事の基本は正しい摂食姿勢から始まる（図10-22）．
② 視野の確保（斜台）（図10-23）
　PT・OT・STが連携して行うと有用である．
③ 肘を安定させるピロー（図10-24）
④ 上肢筋力低下を補う上肢装具（図10-25）

F 食具の工夫と口へ運ぶ量や速さを適したものにする[14]

① 摂食しやすいスプーン（図10-26）
② スプーンの角度，スプーンの持たせ方
③ スプーンテクニック
　しゃくり上げない
④ 顎を上げずにのめるコップ（図10-27）
⑤ 箸の長さ

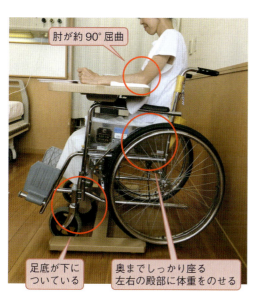

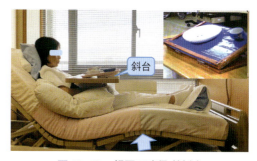

図10-23　視野の確保(斜台)
(野﨑園子，ほか編：患者さんに伝えたい　摂食嚥下のアドバイス 55のポイント．p.102, 医歯薬出版, 2019より)

図10-22　摂食姿勢のチェックポイント
(野﨑園子，ほか編：患者さんに伝えたい　摂食嚥下のアドバイス　55のポイント．p.103, 医歯薬出版, 2019より)

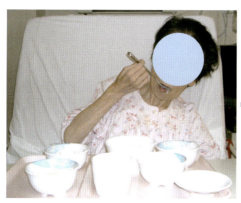 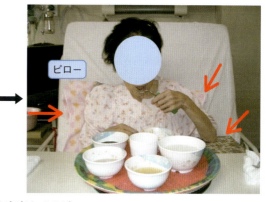

図10-24　肘を安定させるピロー
(湯浅龍彦，ほか編：神経・筋疾患　摂食嚥下障害とのおつきあい～患者とケアスタッフのために～．全日本病院出版会, 2007より)

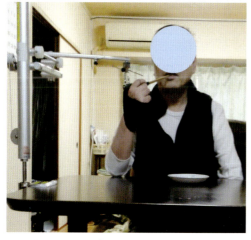

図10-25　上肢筋力低下を補う上肢装具

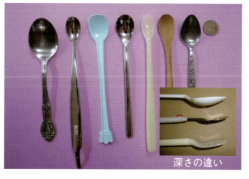

図10-26　スプーンの選び方
先端の幅が狭く，小さく，浅いのが良い．柄が長いと自食・介助にも適する．
(湯浅龍彦，ほか編：神経・筋疾患　摂食嚥下障害とのおつきあい～患者とケアスタッフのために～．p.60, 全日本病院出版会, 2007より)

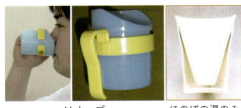
Uカップ　　　　ほのぼの湯のみ

図10-27　顎を上げずに飲めるコップ
(野﨑園子, ほか編：DVDで学ぶ神経内科の摂食嚥下障害, p.83, 医歯薬出版, 2014より)

G 呼吸訓練

① 口すぼめ呼吸
② 深呼吸と横隔膜呼吸
③ 呼気筋力訓練

H 誤嚥防止術

　誤嚥・窒息は，患者のQOLや予後に直結することは言うまでもない．医療者としての正しい知識が，過小評価や過剰な予防対策を防ぐ．一方で，これまで述べたケアで誤嚥が頻回で，患者のQOLが損なわれる場合は喉頭閉鎖術や喉頭全摘術のような外科的な誤嚥防止術も考慮すべき選択肢のひとつである．

　日本耳鼻咽喉科学会よりガイドライン[15]も公表されており，耳鼻咽喉科専門医に相談すると良い．

　窒息については，窒息しやすいパンやご飯・餅などについての啓蒙を行うとともに，万一の窒息に備えた対応法を指導する．

I 介護者のケア

　介護者にとって，食事は1日3回，365日行う最大のケアであり，介護者のQOLや健康管理も視野に入れたケアプランが必要である．
　「簡便に・効率よく・頑張りすぎない」介護をアドバイスするのが長続きのコツである．

J チーム医療

　リハビリテーションについては，リハビリテーション科医は基礎的な知識の上に経験を積み，具体的なリハビリテーション処方を行い，PTは姿勢や体力維持への介入，OTは摂食動作や環境整備への介入，STは嚥下機能評価と訓練を主な役割として担うが，お互いに補完し情報共有を行うことが，患者の安全でかつ有意義な食生活を維持することにつながる．

　チームメンバーが情報交換を行いやすい環境づくりも大切な要素である．

> **Point　切れ目のないチーム医療**
>
> 　神経疾患の摂食嚥下リハビリテーションは長く切れ目のないチーム医療であり，病診連携，在宅スタッフとの連携，家族との連携が鍵である．

Pickup

[最近の動向]

これまで僻地・離島医療において，テレビ電話による医療支援が行われてきた実績はあるが，在宅患者において動画ICTによる遠隔医療についての診療報酬も認められつつある．

海外では摂食嚥下リハビリテーションなどの領域において，インターネットコミュニケーションによる評価が対面式と比較して，精度的に問題ないとの研究も公表されている[18]．

Pickup

[パーキンソン病で有効性のエビデンスが示されている摂食嚥下訓練]

廃用を予防し，嚥下機能評価とPDの特徴に応じた訓練を行うことにより，摂食嚥下機能をより良い状態に維持することが可能である．以下，最近の介入研究を紹介する[19]．

1. 食形態調整・姿勢調整の介入におけるrandomized controlled trialでは肺炎予防は，蜂蜜＞ネクター＞顎引きの順であったが，認知症合併例では介入効果は難しい．
2. メトロノームを用いたリズム訓練において，クロスオーバー試験で短期効果が認められた．
3. 発話訓練としてエビデンスレベルの高いLee Silverman Voice Treatment (LSVT/LOUD)が摂食嚥下障害に対しても有効である．
4. 呼気筋力訓練

    随意咳の呼気加速とVF上の誤嚥は関連があり，呼気筋力訓練を行うことにより呼気加速が増加し，VF上の誤嚥が減少した(randomized controlled trial)(図10-28)．

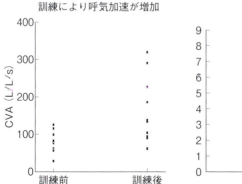
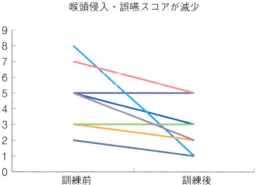

図10-28　呼気筋力訓練効果

(Pitts T, et al：Impact of expiratory muscle strength training on voluntary cough and swallow function in Parkinson disease. Chest, 135：1301-1308, 2009より改変)

【文　献】

1) Groher ME：Dysphagia：Diagnosis and Management, 3rd edition. Butterworth-Heinemann, 1997.
2) 出江紳一, ほか編：摂食嚥下リハビリテーション 第3版. 才藤栄一, ほか監修, 医歯薬出版, 2016.
3) 日本摂食嚥下リハビリテーション学会, ほか編：第1分野摂食嚥下リハビリテーション学会の全体像 Ver. 2. 38-40, 医歯薬出版, 2015.
4) 日本摂食・嚥下リハビリテーション学会医療検討委員会：摂食・嚥下障害の評価（簡易版）. 日摂食嚥下リハ会誌, 15：96-101, 2011.
5) 福岡達之：気付かれない摂食嚥下障害. 摂食嚥下ケアがわかる本 食の楽しみをささえるために. 松田 暉 監, 18-21, エピック, 2013.
6) 日本摂食・嚥下リハビリテーション学会医療検討委員会：嚥下造影の検査法（詳細版）. 日摂食嚥下リハ会誌, 18：166-186, 2014.
7) 日本摂食・嚥下リハビリテーション学会医療検討委員会：嚥下内視鏡検査の手順 2012 改訂. 日摂食嚥下リハ会誌, 17：87-99, 2013.
8) Wada A, et al：Development of a new scale for dysphagia in patients with progressive neuromuscular diseases：the Neuromuscular Disease Swallowing Status Scale (NdSSS). J Neurol, 262：2225-2231, 2015.
9) 湯浅龍彦, ほか編著：神経・筋疾患 摂食・嚥下障害とのおつきあい～患者とケアスタッフのために～. 全日本病院出版会, 2007.
10) 野﨑園子, ほか編著：DVDで学ぶ神経内科の摂食嚥下障害. 医歯薬出版, 2014.
11) 日本摂食・嚥下リハビリテーション学会医療検討委員会：日本摂食・嚥下リハビリテーション学会嚥下調整食分類 2013. 日摂食嚥下リハ会誌, 17：255-267, 2013.
12) Shimizu T, et al：Reduction rate of body mass index predicts prognosis for survival in amyotrophic lateral sclerosis：A multicenter study in Japan. Amyotroph Lateral Scler, 13：363-366, 2012.
13) 杉下周平：在宅でできる嚥下訓練. 神経・筋疾患 摂食・嚥下障害とのおつきあい～患者とケアスタッフのために～, 65-75, 全日本病院出版会, 2007.
14) 松田 暉（監修）, 野﨑園子（編集）：姿勢が第一. 摂食嚥下ケアがわかる本, 61-65, エピック, 2013.
15) 日本耳鼻咽喉科学会編：嚥下障害診療ガイドライン 耳鼻咽喉科外来における対応 2008 年版. 金原出版, 2008.
16) 松田 暉（監修）, 野﨑園子（編集）：食具や食器は自分に合ったものを. 摂食嚥下ケアがわかる本, 66-73, エピック, 2013.
17) 松田 暉（監修）, 野﨑園子（編集）：介護者をささえる. 摂食嚥下ケアがわかる本. 147-155, エピック, 2013.
18) Ward EC, et al：Impact of dysphagia severity on clinical decision making via telerehabilitation. Telemed J E Health, 20：296-303, 2014.
19) 野﨑園子：摂食嚥下訓練とは？ パーキンソン病の医学的リハビリテーション, 林 明人 編, 日本医事新報出版社, 2018.
20) 野﨑園子, ほか：嚥下造影検査（VF）と嚥下内視鏡検査（VE）の見方 6. 代償嚥下 Journal of CLINICAL REHABILITATION 27（6）：502-507, 2018.
21) 野﨑園子編著：病院と在宅をつなぐ 脳神経内科の摂食嚥下障害—病態理解と専門職の視点— 全日本病院出版会, 2018.
22) 野﨑園子, ほか編：患者さんに伝えたい摂食嚥下のアドバイス55のポイント, 医歯薬出版, 2019.

第11章 認知症のリハビリテーション

[1] 認知症の特性

Essential Point

- LECTURE 1. 認知症は，認知機能低下による生活障害である．
- LECTURE 2. 脳病変は徐々に進行し，10年以上の経過で死に至る．
- LECTURE 3. 病識低下が本質である．
- LECTURE 4. 記憶が失われ，自分が消えていく不安が背景にある．

LECTURE 1. 認知症は生活障害

介護保険法第五条の二に示された認知症の定義に立ち返ると，「脳血管疾患，アルツハイマー病その他の要因に基づく脳の器質的な変化により日常生活に支障が生じる程度にまで記憶機能及びその他の認知機能が低下した状態をいう」と規定されている．米国精神医学会の診断基準であるDSM-5（精神障害の診断と統計マニュアル 第5版）では，「（もし独居であるとしたら）生活管理に他者の手助けが必要なレベルになったら認知症」とされる．よって，認知機能が低下して「日常生活に支障が生じている状態」が認知症であり，生活障害への支援が必要である．

認知症の初期には金銭や服薬などの生活管理（instrumental activities of daily living：IADL）に問題が生じる．進行に伴い更衣や排泄などの基本的ADLにも支障が生じる．同時に他者との関係性の障害（参加の障害）が家庭の内外で生じる．

認知症をICF（国際生活機能分類）の視点で理解すると図11-1のようになる．

> **リハ科医の視点**
> 認知症かは生活障害から判別
> 生活状況から認知症かどうかがわかる．認知テストの点数で判別するのではない．

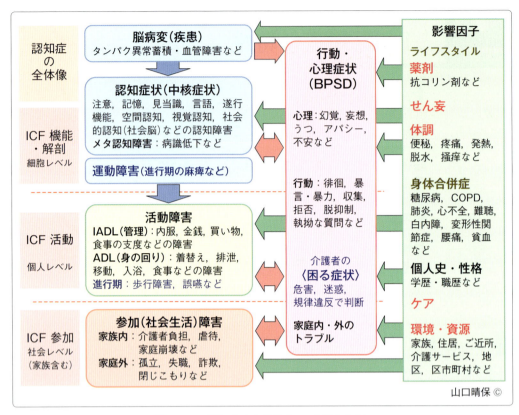

図11-1　認知症の全体像（ICFの視点から）
機能・解剖レベル：脳病変により認知機能障害（認知症状）が現れる．進行期には運動麻痺も加わる．
活動レベル：IADLやADLが障害される．
参加レベル：家庭内では家族との関係に，家庭外では友人・近隣との関係や社会生活障害が現れる．
行動・心理症状（BPSD）にはすべてのレベルが影響を与える．
右に示した影響因子（ICFでは個人因子や環境因子）が，すべての症状に影響を与える．

Lecture 2. 徐々に進行して死に至る

認知症の大部分は変性性の脳疾患で，タンパク質が異常蓄積して生じるものが多い．過半数を占めるアルツハイマー病を例に解説する．アルツハイマー病では脳にβタンパクが神経細胞の外に蓄積して老人斑を形成し，その後神経細胞内にタウタンパクが蓄積して神経原線維変化を形成し（その後，この神経細胞は死滅），神経ネットワークが壊れて認知症を発症する．βタンパクの蓄積開始から認知症発症までは20年以上かかり，老人斑や神経原線維変化といった脳病変が徐々に進行する．認知症発症前の数年間は「もの忘れがあるが生活管理が可能」な正常と認知症の中間ステージで，軽度認知障害（mild cognitive impairment：MCI）とされる．アルツハイマー病で認知症を発症するとアルツハイマー型認知症といわれ，発症後も徐々に進行し，10年以上の経過で運動麻痺も加わり，寝たきりで発語もなく嚥下障害により死に至る[1]．

アルツハイマー型認知症の進行過程は，小児の発達過程を逆行することを端的に示したのが，FAST（functional assessment staging

表11-1 アルツハイマー型認知症の日常生活機能に基づく重症度判定法（FAST）

ステージ	臨床診断	特徴	機能獲得年齢
1	正常成人	主観的にも客観的にも機能障害なし	成人
2	正常老化	物忘れや仕事が困難の訴え，他覚所見なし	
3	境界域	職業上の複雑な仕事ができない	若年成人
4	軽度 AD*	パーティーのプランニング，買物，金銭管理など日常生活での複雑な仕事ができない	8歳～思春期
5	中等度 AD	TPO に合った適切な洋服を選べない 入浴させるためになだめることが必要	5～7歳
6a	やや重度 AD	独力では服を正しい順に着られない	5歳
b	同上	入浴に介助を要す，入浴をいやがる	4歳
c	同上	トイレの水を流し忘れたり，拭き忘れる	48ヵ月
d	同上	尿失禁	36～54ヵ月
e	同上	便失禁	24～36ヵ月
7a	重度 AD	語彙が5個以下に減少する	15ヵ月
b	同上	「はい」など語彙が1つになる	12ヵ月
c	同上	歩行機能の喪失	12ヵ月
d	同上	座位保持機能の喪失	24～40週
e	同上	笑顔の喪失	8～16週
f	同上	頭部固定不能，最終的には意識消失	4～12週

＊Alzheimer's disease （Reisberg B：Geriatrics，41：30-46,1986を筆者抄訳）

of Alzheimer's disease）というステージングである（表11-1）．わが国の久野ら[2]は，アルツハイマー型認知症でMMSE（mini mental state examination）が20点だと小児の発達年齢で5歳相当であると報告している．筆者は，アルツハイマー型認知症を発症したら生活管理能力が小学校低学年相当，中等度だと幼稚園児並み，重度だと幼児並みになっていると介護者に説明している．このことを介護者が理解できると，本人が失敗しても介護者が責めずにやさしく接することができるようになる可能性が高まる．セラピストが接する場合も，子どもに接するようにわかりやすい指示や優しい態度が必須である．

リハ科医の視点

運動麻痺も脳病変に起因する

アルツハイマー型認知症の脳病変によってもたらされるのは認知障害だけでない．重度以降，運動麻痺やパーキンソニズムなども加わる．

Lecture 3. 病識低下が認知症の本質

　病識とは，自分の症状・障害の客観的な自覚である．アルツハイマー型認知症では病識低下が特徴で，記憶障害に対して「多少もの忘れするが年相応だ」などと自信過多で，自分の障害を軽く見積もる．この病識低下により，表11-2に示すように，① 医療や介護の受け入れを拒否し，② 入院・入所や金銭管理・財産処分などで適切な判断が不能となり，③ 運転中止の拒否など危険行為が増加し，④ 妄想や易怒性など認知症の行動・心理症状(behavioral and psychological symptoms of dementia：BPSD)が増加し，⑤ 介護保険認定調査員に対して「できない」ことも「できる」と回答し，⑥ 本人はうつになりにくいが，⑦ 介護者の負担増加や介護者のQOL低下などが生じる[3]．具体的には，筆者のもの忘れ外来で，実際には内服管理ができていない認知症の人の8割が「できる」と自認していた[3]．病識低下はアルツハイマー型認知症と前頭側頭型認知症では高頻度にみられ，レビー小体型認知症や血管性認知症では病識が比較的保たれている(表11-2)．

表11-2　病識保持事例と病識低下事例の比較

項目	病識保持事例	病識低下事例
障害の自覚	自覚あり	自覚に乏しく，できるという自信あり
代償・ケア	可能・受け入れる	不可能・拒否：例えば服薬支援を拒否
適切な判断	可能	困難：財産管理，受診，運転免許返納などで
危険	少ない	高い：運転，外出して戻れないなど
BPSD	少ない	妄想や暴言・暴力などの増加
情動	うつ傾向	多幸傾向，失敗の指摘に対する怒り
本人のQOL	低くなる	むしろ高い
介護者	影響が少ない	介護負担増大，介護者のQOL低下
病型	レビー小体型，血管性	アルツハイマー型，行動障害型前頭側頭型

(山口晴保，ほか：認知症ケア研究誌，2：39-50，2018)

PT OT ST へのアドバイス　病識低下度の把握が必要

　認知症の本人は「自分はリハビリテーションが必要ない」と思っていることも多い．この病識の低下した状態にある本人のやる気を引き出すスキルを身につけてほしい．

LECTURE 4. 自己崩壊の不安

健常では過去から現在までのエピソード記憶がつながっていて，時間軸が安定している．そして積み上げられたエピソード記憶の上にしっかりと自己が築かれている（図11-2）．一方，アルツハイマー型認知症では過去から現在までのエピソード記憶がつながらず，特に近時記憶は欠落している．自己の基盤となるエピソード記憶が欠落し，不安定な自己（自分が崩れる不安に満ちている）となっている．さらに，時間軸の概念が消えて，その瞬間瞬間を生きている[1]．この瞬間性を理解することが，アルツハイマー型認知症の人との関わりでは特に重要なポイントである．アルツハイマー型認知症では「今我慢すれば後で良いことがあるから今は我慢しよう」という報酬予測ができないので，常に楽しく，常に本人のニーズに応えるように対応する必要がある．

さらに，本人の視点取得という認知機能が低下して，他者の気持ちを理解することが難しくなってくるので，コミュニケーションの障害も加わる．リハビリテーションスタッフが，本人の考えを推測して対応することが必要になる．これも認知症特有の支援技術である．

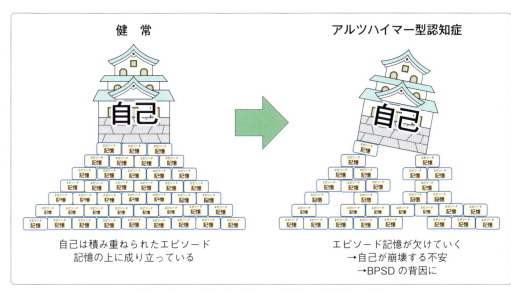

図11-2 記憶が欠けていく➡自己が崩壊する不安

リハ科医の視点　記憶の分類

少し前の記憶（例えば1時間前）は「近時記憶」であるが，介護の領域では「短期記憶」と誤用されていることが多い．短期記憶はワーキングメモリーに近く，分を超える記憶は「長期記憶」に分類される．長期記憶は近時記憶と遠隔記憶に分けられる．

[2] 認知症の評価法

Essential Point

Lecture 1. 【脳病変の評価】 MRI・CT，脳血流 SPECT などで評価する．

Lecture 2. 【認知機能の評価】 MMSE，HDS-R などの認知テストで評価する．

Lecture 3. 【生活障害の評価】 IADL，ADL，コミュニケーション，参加を評価する．

Lecture 4. 【BPSD の評価】 NPI，DBD スケール，BPSD+Q などで評価する．

Lecture 5. 【影響因子の評価】 せん妄，体調，環境，薬剤などを評価する．

Lecture 1. 脳病変の評価：MRI・CT，脳血流 SPECT

　リハビリテーションでは予後予測が重要である．認知症の予後予測には，① 大脳萎縮のパターンと程度：前頭萎縮の有無，海馬萎縮の有無など，② 脳室拡大の有無：正常圧水頭症の所見（DESH）が合併していると進行が早い．③ 虚血性病変の有無：大脳白質虚血が進んでいると進行が早い．

　脳血流 SPECT は認知症の原因疾患同定に役立つ．例えばアルツハイマー型認知症では後部帯状回と楔前部の血流低下パターンが特徴的である．しかし，85歳を超えると脳病変は重複するようになり，脳血流 SPECT の血流低下パターンから誤った判断を導く可能性もある．高齢になるほどいろいろな病変が合併してくるので，高齢では臨床症状から病型を判断するのが良い．一方，若年性（65歳以前の発症）では，脳血流 SPECT も含めてきちんとした鑑別診断が求められる．

> **PT OT ST へのアドバイス**
>
> **臨床症状から認知症のタイプを判別**
>
> 症状から認知症の病型を類推する「認知症病型分類質問票43項目版（DDQ-43）」を筆者が作成し，山口晴保研究室のウェブページで公開しているので，活用していただきたい．

Lecture 2. 認知機能の評価：MMSE，HDS-R

　MMSE や HDS-R（長谷川式認知症スケール）は，認知症のスクリーニングとして開発された簡易テストであり，認知症の診断にはより複雑な認知テストが求められるとされた時代があった．しかし，現在は，簡便に認知機能の程度を測定し，認知症診断の根拠として

練習

赤	黄	緑
□	×	⊿

上の表では、上の段に色の漢字、下の段に符号が書いてあり、色と符号の組み合わせが決まっています。

下の表は、下の段が空欄になっています。上の表の組み合わせに従って、下の段に合う符号を入れてください。

こちらから一つずつ右方向に答えてください。

赤	緑	黄	緑	赤	黄	緑	黄	赤

図11-3　山口漢字符号変換テスト（YKSST）の練習場面

本テストは山口晴保研究室ウェブページ（http://yamaguchi-lab.net/）からダウンロードできる．詳細は山口智晴，ほか：老年精神医学雑誌，22：587-594，2011を参照．

用いられている．MMSEやHDS-Rは多職種間で情報共有するツールとしても広まっている．これらは経過をみるのに有効だが，間隔尺度ではないのでリハビリテーション効果をみる指標としてはあまり優れていない．機能的自立度評価法（FIM）の認知項目5項目合計点でリハビリテーション効果をみることも可能であるが，リハビリテーション効果を定量的に示すなら，1分間にいくつできたかというようなスピードテストが望ましい．ここでは山口漢字符号変換テスト（YKSST）[4]を紹介する．YKSSTは，見本に示した漢字と符号の組み合わせに基づいて，提示された漢字に対応する符号を記入していく課題で，2分間に記入した正答数が得点となる（図11-3）．このようなスピードテストの得点をリハビリテーション介入前後で比較すると，例えば30点から36点に向上すれば，遂行スピードが1.2倍になったといえる．YKSSTは間隔尺度だからである．一方MMSEを効果指標としたときは，例えば点数が20点から24点に向上しても，認知機能が1.2倍になったとはいえない．

PT OT ST へのアドバイス

間隔尺度で効果評価を

介入研究で認知機能に対するリハビリテーション効果を示すには，なるべく間隔尺度を用いて評価する研究デザインを組み立てよう．そして，対照群を設定して同時に測定することが必須である．

LECTURE 3.　生活障害の評価：IADL，ADL，コミュニケーション，参加

病院・施設ではなく地域在住高齢者の訪問などで認知症かどうかの判別や重症度判定を目的として開発された「地域包括ケアシステムにおける認知症アセスメント」の21項目版（DASC-21）[5]を紹介する．DASC-21は，家庭外のIADL 3項目と，家庭内のIADL 3項目の計6項目がある（表11-3）．認知症では初期からこれらの項目に支援が必要となる．

中期以降に出現するADLの6項目も表11-3に示した．DASC-21には，これらのほかに記憶，見当識，問題解決判断力で各3項目計9項目の質問があり，認知症の全体像を評価できる．認知テストではなく，観察評価尺度（各項目4段階評価）なので，本人への負担がなく実施できる．コミュニケーション能力（指示が通じるか）や社会参加の状況も把握する．

PT OT ST へのアドバイス

まずは生活状況の分析的把握を

セラピストが認知症患者に関わるとき，IADL，ADL，参加，コミュニケーション能力の評価が必須で，これらの評価結果からリハビリテーションで何をすべきか，そしてゴールをどこに設定すべきかが見えてくる．

表11-3 DASC-21のIADL 6項目とADL 6項目[5]

分類	質問内容
家庭外IADL	一人で買い物はできますか
	バスや電車，自家用車などを使って一人で外出できますか
	貯金の出し入れや，家賃や公共料金の支払いは一人でできますか
家庭内IADL	電話をかけることができますか
	自分で食事の準備はできますか
	自分で，薬を決まった時間に決まった分量を飲むことはできますか
ADL	入浴は一人でできますか
	着替えは一人でできますか
	トイレは一人でできますか
	身だしなみを整えることは一人でできますか
	食事は一人でできますか
	家のなかでの移動は一人でできますか

各項目を，問題なくできる～まったくできない／全介助を要するの4件法で評価する．

LECTURE 4. BPSDの評価：NPI，DBDスケール，BPSD＋Q

認知症の行動・心理症状（BPSD）の標準的な評価尺度はneuropsychiatric inventory（NPI）である．妄想，幻覚，興奮，うつ，不安，多幸，無関心，脱抑制，易刺激性，異常行動の10項目版と，夜間行動，食行動を加えた12項目版がある．各項目，例えば妄想を頻度（0～4点）と重要度（0～3点）としてかけ算（0～12点で評価）で示すので，各症状が改善したときに点数が著しく減少し，効果を示しやすい指標である．NPIは専門職が介護者に質問しながら評価する．一方，介護者が質問紙に答えるNPI-Qという簡便な方式もある．介入研究で効果を示したいときにはNPIが優れているが，簡便に導入できるという点ではNPI-Qを効果指標としても良い．

DBDスケール（dementia behavior disturbance scale）は介護者が質問紙に答えるもので，28項目を「全くない」0点～「常にある」4点の5段階で回答する．13項目の短縮版（DBD13）もあり，介護老人保健施設で認知症短期集中リハビリテーションの効果を示す評価尺度として使われた[6]．

筆者らの開発したBPSD+Qは27項目の質問票（questionnaireを訳してQ）で，①介護者が自ら記入するので医療者側に負担が少なく記録できる，②BPSDを過活動性，低活動性，生活関連のサブカテゴリーに分けて点数化でき，認知症に合併することが多いせん妄に気づくための2項目を含む（せん妄はBPSDではないので「＋」とした），③介護保

険主治医意見書に周辺症状として挙げられている症状を網羅しているので主治医意見書の記入に役立つ，④ウェブサイトDCnetで，解説付きファイルを無料ダウンロードできる，⑤日本で開発された，という特徴を備えている[7]．

介入前後でこれらの指標の評価を実施して，介入効果を数値化して示すことができる．

LECTURE 5. 影響因子の評価：せん妄，体調，環境，薬剤

せん妄とは，意識水準が軽度に低下し，同時に注意障害など認知機能も軽度に低下した状態である．せん妄は認知症にしばしば合併するが，認知障害に分類される認知症と，意識障害に分類されるせん妄は，区別する必要がある．

せん妄はBPSDを悪化させ，介護負担を増大させる要因である．脳が脆弱になっている認知症の人にはせん妄がしばしば合併する[1]．せん妄は治療効果が高いので，せん妄合併の有無を評価することが重要である．ボーッとしていたらせん妄を疑う（特に低活動性せん妄が見落とされやすい），昼夜逆転があったらせん妄を疑うことで，見落としを防ぐことができる．便秘や虫歯，発熱，脱水などの体調変化がせん妄を誘発したりBPSD悪化を招く．入院などのリロケーションや身体拘束もせん妄の誘因となる．そして，せん妄の原因として最も多いのが薬剤である．認知症では脳が脆くなっており，健常者ではせん妄を起こさない薬剤でも容易にせん妄を生じる（抗コリン作用薬に注意）[1]．

抗コリン作用をもつ薬剤，例えば胃薬（H_2阻害薬）やかゆみ止め（抗ヒスタミン薬），総合感冒薬などが，脳内でもアセチルコリンに拮抗するように働くと，認知機能が低下したり，覚醒レベルが低下してせん妄を起こしやすくなる．ベンゾジアゼピン系の睡眠薬や抗不安薬も認知機能低下やせん妄のリスク増大だけでなく，転倒リスクも増やしてしまう．興奮性BPSDに対して抗精神病薬が使われているとパーキンソニズムなどを生じて転倒や誤嚥リスクが高まる．アルツハイマー型認知症治療薬であるドネペジルなどアセチルコリンを増やす薬剤は，過活動や易怒性の原因となることがある．逆にメマンチンは過量になると過鎮静を引き起こす．このように，どのような薬剤がどれだけ投与されているかチェックすることも必須である．認知症の脆弱な脳は薬剤の影響を受けやすいからである．

介護者との関係性や騒音などの物理的環境も認知症の症状に影響を与える．前述したように，認知症の人は不安を抱えていることが多いので，安心・リラックスできる環境を心がける．

PT OT ST へのアドバイス

せん妄に気づき，せん妄の原因を探ろう

セラピストが，「この人ボーッとしていて，リハビリテーションに乗らないから困った人だ」と判断する前に，服薬や体調や環境などをチェックしてみよう．思わぬところに原因が隠れているかもしれない．それが見つけられると嬉しいし，スキルアップにつながる．リハビリテーション効果を出すには，その準備である環境調整が大切である．

[3] 認知症に対するリハビリテーション診療の考え方

Essential Point

LECTURE 1. 認知症リハビリテーションの全体像を把握する．

LECTURE 2. 認知機能の改善を目指す．

LECTURE 3. 生活機能の向上を目指す．

LECTURE 4. 心の安定を目指す．

LECTURE 5. 脳活性化リハビリテーション5原則でかかわる．

LECTURE 6. ユマニチュード®で「あなたは大切な人」というメッセージを伝える．

LECTURE 1. 認知症リハビリテーションの全体像

認知症の人が脳卒中や骨折などでリハビリテーションを受ける機会は多いが，認知症そのものの回復を目指してリハビリテーションが行われることは，医療の現場では精神科作業療法を除けば少ない．介護保険の領域では，介護老人保健施設（以下，老健施設）で認知症短期集中リハビリテーションが行われるが，生活機能の向上を目指したリハビリテーションが推奨されている．本項では認知症そのものへのリハビリテーションを解説するとともに，後半では認知症の人への関わり方を脳活性化リハビリテーション5原則およびユマニチュード®として解説する．これらは認知症を有するリハビリテーション患者への対応で生かされるものである．

PT OT ST へのアドバイス

生活障害の改善を目指す

認知症のリハビリテーションだからといって，認知機能そのものの向上を目指さなくても良い．認知症は生活障害をもたらすので，生活機能の向上こそが最大のアウトカムであろう．

Lecture 2. 認知機能の改善を目指す

A 短期的に認知機能向上を目指すリハビリテーション

認知機能向上を目指すリハビリテーションの分類を表11-4に示した[8]．

認知刺激は，回想法などコミュニケーションを通じて記憶などの認知機能に間接的に働きかける手法で，楽しみながら実施でき，認知機能以外に感情にも働きかけるので，心理的安定にも寄与する．

認知練習は，計算ドリルなど認知機能に直接働きかけるものである．しかし，病識が低下していることが多いアルツハイマー型認知症や前頭側頭型認知症では取り組もうとしないことが多い．取り組んでもらうには「サポーター」として，ほめたり共感する役が必要である．計算ができないと失敗体験となり生活意欲が低下するので，適度に難しく，かつ100点をとってほめられるような問題の選択（難易度の調整）が重要となる（サポーターの役目）．

認知リハビリテーションは，認知練習，認知刺激，運動などを組み合わせた複合プログラムで，認知機能や生活機能の維持・向上，心理的安定などの幅広い効果が得られる．認知症は生活障害であり，生活行為を通じて身体を動かしながら楽しく取り組めるようなリハビリテーションが望ましい．身体活動による認知症進行遅延効果は次項で詳しく述べる．MCIでは，認知症への進行遅延リハビリテーションとして，運動と認知課題を組み合わせた複合プログラムがコグニサイズ（p.286 参照）などとして推奨されている．単純な運動（例えば1段の昇降をくり返すステップ運動）では飽きてしまうが，運動しながら，認知課題を同時に行うことで楽しさが増し，運動継続につながる．認知課題は単純なものでは，数字の逆唱，連続引き算（1000－7，993－7……），小グループならしりとりをしながらなど，徐々に難易度を高めながら，楽しく実施することで，運動と認知練習の相乗効果を見込める．

PT OT ST へのアドバイス

楽しい身体活動が基本

認知リハビリテーションだから学習課題をと短絡的に考えないほうが良い．生活機能向上に結びつく活動を楽しく行うことが参加意欲を高め，身体活動を含む楽しい活動が二次的に認知機能を高める．

表11-4 認知機能向上を目指すリハビリテーションの分類

	認知刺激 cognitive stimulation	認知練習 cognitive training	認知リハビリテーション cognitive rehabilitation
介入の焦点	全般的な認知機能	要素的認知機能	認知機能とADL
アプローチの観点	間接的な介入による精神機能の賦活，社会性強化	記憶など特定の認知機能の直接的改善	機能回復・代償手段を組み合わせる
プログラム例	現実見当識練習，回想法，カルタなど	計算ドリルや記憶課題など	認知刺激・認知練習・運動などの複合

（Choi J, et al：Neuropsychol Rev. 23：48-62, 2013 より作表）

B 長期的に認知症の進行抑制を目指すエクササイズと目的のある人生

運動（身体活動）がアルツハイマー型認知症の脳病変の進行を遅らせ、認知症の発症リスクを低減するという報告は多数あり、エビデンスとして根付いている。認知症を発症した以降も運動が認知症の進行遅延に有効だという報告が多数ある。Grootら[9]のメタ分析では、RCT18研究（対象者802人の認知症）を解析し、標準化平均差（standardized mean difference：SMD）0.42［95% confidence interval（CI）：0.23-0.62］；p＜0.01という結果を報告している。サブ解析で無酸素運動はSMD＝－0.10［95% CI：－0.38-0.19］；p＝0.51と効果が示せず、有酸素運動SMD＝0.41［95% CI：0.05-0.76］；p＜0.05または有酸素運動と無酸素運動の複合SMD＝0.59［95% CI：0.32-0.86］；p＜0.01が有効なことが示されている。

さらに、Laverらにより運動（身体活動）はADL低下を遅延する有意な効果が、6研究289人を対象としたメタ分析でSMD＝0.68と示されている[10]。

筋活動により脳のbrain-derived neurotrophic factor（BDNF）産生が促進されて、海馬の神経細胞新生が増えて記憶などを向上させる効果が期待されるが、脳内BDNF産生が高いとアルツハイマー病変に抗って進行が遅延することがBuchmanらによって報告されている[11]。したがって、身体活動を含むリハビリテーションが、認知症の進行遅延に望まれる。

人生の目標を持ち、自己決定しながら生きがいを感じて生活する「目的ある人生」が認知症の進行遅延に有効なことが、Boyleらの地域在住高齢者コホート研究から示されている[12]。この研究は病理解剖で脳病変まで検討していて、同程度の脳病変でも「目的ある人生」の指標が高いと進行が有意に遅いことを示した。

PT OT ST へのアドバイス

日課・役割への配慮を

リハビリテーションメニューに楽しい身体活動を取り入れよう。また、日課・役割の設定も大切で、生きがいを持ちながら生活できるよう支援することで、認知症の進行遅延を目指す。

Lecture 3. 生活機能の向上を目指す

わが国の認知症施策推進総合戦略「新オレンジプラン」の中で、『認知症の人に対するリハビリテーションについては、実際に生活する場面を念頭に置きつつ、有する認知機能等の能力をしっかりと見極め、これを最大限に活かしながら、ADL（食事、排泄等）やIADL（掃除、趣味活動、社会参加等）の日常の生活を自立し継続できるよう推進する。このためには認知機能障害を基盤とした生活機能障害を改善するリハビリテーションモデルの開発が必須であり、研究開発を推進する。』と記載されている[13]。

これに沿って、老健施設では、在宅復帰に必要な状態像として「排泄の自立」が介護家族から求められるので、これまで歩行練習が主体だったのを、排泄などの生活行為を主体にしたリハビリテーションに変えて在宅復帰を促すことで、病院から在宅復帰への中間施設という老健施設本来の役目を果たそうという提言がなされている[14]。

> **リハ科医の 視点** 　生活機能の向上を目指そう
>
> 　介護保険の中での認知症リハビリテーションは，認知機能そのものではなく，生活機能の向上を目指すべきであることが明確に示されている．

LECTURE 4. 心の安定を目指す

　回想法や音楽療法，アートセラピー，アロマセラピー，ゲームなどのアクティビティ，笑いヨガなどと，多くの療法・技法があり，認知機能向上よりも心理的安定を目指した取り組みが行われる．これらの要素をリハビリテーションプログラムの中に取り入れることで参加意欲が高まる．例えば，セラピストの技法の引き出しの中に笑いヨガが入っていれば，休憩時間に2分間大声で笑うことが，場の雰囲気を和ませ，同時に深呼吸・腹筋エクササイズにもなる．楽しくなくても笑うことで楽しい感情が引き起こされる．

　これらによって，本人の気持ちが穏やかになることでBPSDは生じにくくなり，また生じているBPSDが低減することが期待される．近い将来，相手の表情を読み取り，高いコミュニケーション能力を持つリハビリテーション補助ロボットが開発され，認知症の人の心の安定に役立つ時代が来ると考えている．

　認知症に伴う孤独感・孤立感や役割喪失（図11-2）を理解し，「認知症という困難を抱えながら生きる人」の安寧を支えることも，治癒を目指せない認知症の人へのリハビリテーションの大切なアウトカムのひとつといえよう．

> **治療手技の Tips** 　技法でいっぱいの引き出し
>
> 　リハビリテーションセラピストは，技法の引き出しの中に，快・リラックスを引き出す多種類の技法をしまっておこう．笑いヨガも役立つ．

> **PT OT ST へのアドバイス** 　共感力を育み楽しく交流
>
> 　リハビリテーションセラピストは介護ロボットに負けない共感力を育もう．相手の心の内を読み取り，相手が喜ぶように対応する能力を持てば，認知症の人とも楽しく交流できる．

LECTURE 5. 脳活性化リハビリテーション5原則

　認知症リハビリテーションは，認知機能を改善させることだけでなく（むしろそれ以上に），認知症があっても残存能力を最大限発揮して生活障害を軽減し，BPSDを予防・低減し，穏やかで豊かな生活を送ることをアウトカムとする．そして，認知症リハビリテーションのいろいろな技法を述べたが，どの技法を使うときも重要な基本原則を，筆者は

表11-5　脳活性化リハビリテーション5原則

	原　則	説　明
1	快	楽しいリハビリテーションで，いつも笑顔に→嫌がらずに参加継続
2	双方向コミュニケーション	ポジティブな内容の声かけと，楽しい会話と笑顔での交流→安心
3	役割・日課	毎日の役割や日課→生きがいと尊厳保持，抗うつ，やる気向上
4	ほめ合い	ほめられ，相手をほめる→両者で報酬系が働き喜びと意欲向上
5	失敗を防ぐ支援	認知症に起因する失敗を防いだり，失敗をフォローする→尊厳保持

(山口晴保，山上徹也：脳活性化リハビリテーション．認知症の正しい理解と包括的医療・ケアのポイント～快一徹！脳活性化リハビリテーションで進行を防ごう（3版），山口晴保 編，p.170-253，協同医書出版，2016 より)

「脳活性化リハビリテーション5原則」として提唱してきた[15]．表11-5に示す5原則を，日々の業務の中でどんなときも心がける．

[快]

楽しく実施する．認知症では時間の見当識が障害されて時間軸が崩壊し，その時その時を生きるようになる．それゆえ，その時その時が快であるようにリハビリテーションを実施する必要がある．「今はチョット辛いけど，後で良いこと（効果が出る）があるから我慢してください」は通じない．いつも楽しいリハビリテーションを目指す．

[双方向コミュニケーション]

ポジティブな内容の言語・非言語コミュニケーションが，認知症の人の抱える不安を軽減する．相手の言うことに相づちを打つだけでも，共感が本人に伝わる．マズローの「承認欲求」を満たすことになる．

[役割・日課]

認知症になると生活管理能力がまず衰え，役割を奪われることが多い．さらに入院・入所すれば「三食昼寝付きの廃用促進生活」で日課や役割がなくなり，生きがいを見い出せなくなる．そこで，その人の残存能力を活かして，「できること」に焦点を当てた役割作りが大切になる．例えば，ほうきを持って玄関を掃除すれば良いエクササイズになる．花壇の花植えなども良い活動になる．これらの生きがいを生み出す役割・日課を考えよう．

[ほめ合い]

役割・日課を作って「これをしよう」と誘っても，なかなか動いてくれない．「Aさんが掃除を手伝ってくれるとすごく嬉しい」「Aさん掃除が上手ですね．掃き方を私に教えてください」のようにほめながら誘うと動く可能性が高い．そして動いてくれたら「○○してくれてありがとう．とても嬉しい」と感謝を伝える．ほめること・感謝をすることは，言うほうも言われるほうもともに嬉しくなり，どちらの脳でもドパミンが放出され，やる気が高まる．

[失敗を防ぐ支援]

人間は失敗すると気持ちが落ち込む．それゆえ，失敗体験をなるべく少なくする必要がある．それには，できないことに対して最低限の手助けをさりげなく行うことが求められる．認知症の人の多くは前記のように病識が低下しているので，露骨に手助けをすると拒否される．アクティビティに誘って相手が失敗したときは，本人が「自分の能力が低いから失敗した」と落ち込まないよう，セラピストが「私の教え方が悪くてうまくできませんでしたね．ごめんなさい」と即謝る．

P̲T O̲T S̲T へのアドバイス　相手の立場で考え，相手が喜ぶ対応を

セラピストは常に日課・役割の設定を意識し，それに取り組んでくれればほめておだて，失敗すれば責任は自分にあると明言する．

LECTURE 6. ユマニチュード®

ユマニチュード®とは，『…最期の日まで尊厳をもって暮らし，…ケアを行う人々がケアの対象者に「あなたのことを，私は大切に思っています」というメッセージを常に発信する—つまりその人の"人間らしさ"を尊重し続ける状況こそがユマニチュードの状態である』と，本田美和子らは「ユマニチュード入門」の中で述べている．一人の人間として他者から尊重され，尊厳が保たれる関係性こそが，人間らしさである．ユマニチュード®は，このような理念をベースにして実用的な150以上の技法（ケアテクニック）を盛り込んでいるので，認知症リハビリテーションの場で生かせる技術が満載されている[16]．

以下は，筆者のユマニチュード®体験記である[1]．

じっと目を見つめられ，やさしく肩に触れられて，顔を近づけられて「あなたが好き」と言われたら……．これは小説でも，妄想でもありません．認知症ケアの極意です．注意力が落ちている認知症の人とのコミュニケーションでは，まず相手と視線を合わせて，見つめ続けること，アイコンタクトが基本です．認知症の人に正面から向かい，同じ高さで顔を向き合わせます．もちろん笑顔で．

そして，やさしい声で話しかけます．決して，遠くから大声で話してはいけません．大声を聞くと「叱られている」と感じてしまうからです．大脳皮質が働いて聞いた言葉の内容を理解する前に，扁桃体が働いて恐怖の情動を生み出してしまいます．大声を聞いたとたんに「怖い！」なのです．

大声は攻撃・逃げろというサインなのでしょう．ですから，恋人同士のように，囁くようなやさしい声で話しかけます．

手掌で肩か上腕をやさしく触れると，こちらへの注意も高まり，親近感がぐっと増すでしょう．適切な距離は，認知症の程度によります．重い人ほど近づいてコミュニケーションをとります．20cmまで近づければ，目と目が間近で，重度の人でもアイコンタクトができます．20cmなら恋人同士の距離です．そして，「あなたはすてきだ」「あなたは楽しそうだ」「あなたが協力してくれるので助かる」「あなたと一緒にいると嬉しい」などのポジティブメッセージを言葉と身振りで相手にたくさん伝え続けます．

このようにユマニチュード®は恋愛の極意と通じている．こうやって，相手との絆＝良好な関係性を形成することが，認知症ケアの極意であり，認知症リハビリテーションの現場でも活かされる理念と技法であろう．リハビリテーションを提供する側・される側という一方通行の上下関係ではなく，互いの間に共感が生まれ，互いに安心で穏やかな関係になる．認知症の人を「困った人」と捉えるのではなく，一人の人間として付き合おうという態度で接すれば，認知症の人とも心が通い，楽しい双方向コミュニケーションで，互いにほめ合い，感謝し合い，リハビリテーションがやりやすく，意欲も向上する．

> **治療手技のTips**
>
> **やさしさの表出**
>
> 相手の目を見てコミュニケーションしているか？ 相手の手首を掴むのは禁止．
>
> **ほめるコツ**
>
> 「すばらしい」「すてき」「すごい」ポジティブな言葉かけを，笑顔で連発しよう．ほめることが見つからなかったら目の前にいてくれることに感謝しよう．「あなたがいてくれて嬉しい」と．

[4] 認知症に対するリハビリテーション治療の手技

Essential Point

- **Lecture 1.** 回想法と作業回想法をとり入れる．
- **Lecture 2.** 現実見当識練習は慎重に対象を選ぶ．
- **Lecture 3.** 認知課題はほめながら実施する．
- **Lecture 4.** 生活障害にあきらめないで対処する．
- **Lecture 5.** 廃用防止：残存能力の活用が大切である．

LECTURE 1. 回想法

リボーの記憶の法則に従い，エピソード記憶は新しい記憶から消えていくが，若い頃の記憶は保たれる傾向がある．そして，エピソード記憶に比べると手続き記憶は保たれていることが多い．そこで，昔のことをテーマにして，その人が輝いて活躍していた頃を思い出して自信を取り戻すよう働きかける．通常は同世代を生きた少人数のグループで実施することで，話が盛り上がり，効果が増す．ただし，血管性認知症のケースなどで自発性が乏しい場合は，個別で実施し，その人が自分の言いたいことを言える環境をつくる．同時にあなたを大切にしているというメッセージも伝わる．対象者の特性によって小集団と個別を使い分けると良い．回想法は，きっかけとなる古い生活道具（例えばすりこぎとすり鉢）を提示して話を引き出すことが多いが，ただ提示するだけでなく，実際にそれを使って作業を行う作業回想法も行われる．

作業回想法は，医療スタッフとして働いている若い世代が体験したことがないようなことをテーマにし（例えば手打ちうどん作りなど），本人が昔活躍していた頃の手続き記憶を活用して，本人が得意とすることを実際に行う．認知症の人が先生役となり，スタッフに道具の使い方を指導するなど，通常の回想法よりも，より生き生きと活躍する場をつくることができる（図11-4）．セラピストは道具の使い方を教えてもらうことや，生活道具にまつわる苦労話などについて敬意をもって傾聴し，ほめることでやる気・快刺激を引き出す．すると対象者内でさらに話題が広がり，セッションが終わった後にも対象者同士のコミュニケーションが促される．このように介入は，小グループで，仲間同士のコミュニケーションや助け合いを引き出し，気配りして失敗を防ぎつつ，楽しい雰囲気で行うことで，5原則が活かされる．

実際に脳活性化リハビリテーション5原則を用いた作業回想法の効果が示されている．山上ら，田中らは老健施設での認知症短期集中リハビリテーションは「個別で20分」が原則であるが，例えば3人で60分のように小集団で実施するほうが，効果が高いことを示した[17,18]．

回想法は，自分の人生を振り返り（ライフレビュー），自信を取り戻すことが主目的であるが，貧困や戦争など昔の忌まわしい記憶がよみがえるリスクもある．その場合は，それを乗り越えて生きてきたその人の人生を賞賛してポジティブに終わるように心がける．

治療手技の Tips

回想法を活用しよう

認知症の人に昔のことを教えてもらおう．そして，教えてもらったことを感謝し，その人の人生を賞賛しよう．リハビリテーションの場面でも，昔話に触れたり，その人の活躍していた写真を入手しておこう．拒否のあるときなど，話をその写真に向けると態度が急変する．相手にとって嫌なことをする前にまずは友好的な関係と居心地のよい環境をつくる．

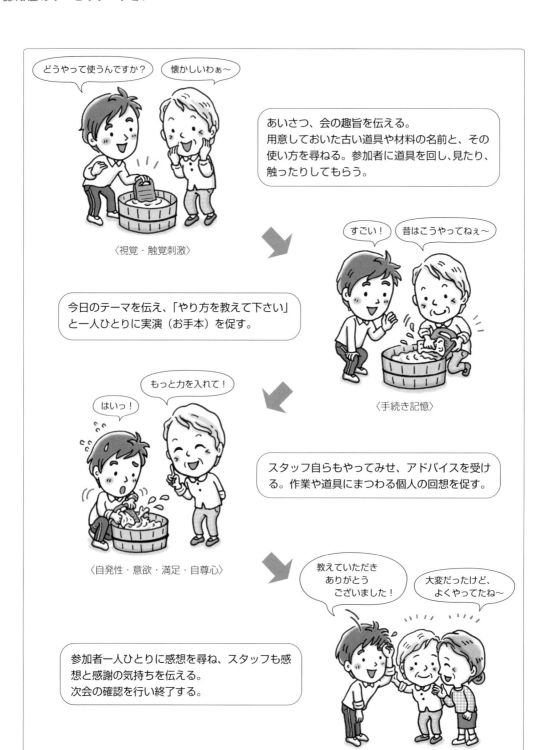

図11-4　作業回想法の実施手順
(山口晴保:紙とペンでできる認知症診療術—笑顔の生活を支えよう．協同医書出版，2016より許可を得て転載)

LECTURE 2. 現実見当識練習

現実見当識練習は，日付や場所，人物などの情報をくり返し提供して時間・場所・人物の見当識を高めようとする練習である．よって，認知症が軽度であれば，くり返しによって覚えることができるが，重度では本人の住んでいる世界（過去の輝いていた頃が多い）を否定することになり適応外である．アルツハイマー型認知症では病識が低下していることが多く，見当識障害によって本人が思っていることと違う事実を本人に突きつけることは，怒り反応を引き起こすか，うつを引き起こすことになるので好ましくない．

現実見当識練習を行うなら，認知症の軽度までを対象とし，脳活性化リハビリテーション5原則を用いて楽しくほめながら，さりげなく現実の情報をインプットするように心がける．

PT OT ST へのアドバイス

本人の住む時空を尊重する

記憶障害の進行とともに，過去の世界に住むようになる認知症の人を，現実世界に引き戻そうとすると混乱することが危惧される．むしろ，セラピストがその人の世界に入るほうが友好関係を築きやすい．

LECTURE 3. 認知課題

計算ドリルなどの認知課題を実施するときも，脳活性化リハビリテーション5原則が大切である．認知症で病識が低下していると，自分が認知課題に取り組まなければならない理由を理解できないので，奨めてもまず取り組まない．よって認知課題を実施するには，セラピストが良きパートナーとなって支える必要がある．失敗体験させないよう難しすぎないレベル設定が重要である．ほめるのは課題を達成したという結果ではなく，課題に取り組んでくれたこと（過程）をほめる．それも，記憶障害があるので，すぐにほめる，何度もほめる．そして"嬉しい"という感情の記憶が残るようにする．

具体的な課題としては，紙媒体のほかに，パソコン画面でゲーム感覚で取り組めるような認知課題もある．また，暗算や数字の逆唱のように運動しながらできる認知課題もある．

PT OT ST へのアドバイス

何回でもほめよう

記憶が確かなセラピストは一度ほめれば十分と考えるが，記憶障害のある認知症の人は何回ほめても，その都度喜んでくれる．何をほめられたかは忘れるが，良い感情が蓄積していくことが大切である．

Lecture 4. 生活障害

認知症による生活障害は，「認知症だからできない」と考えてしまうのではなく，動作をステップに分解しできないステップを抽出して，そのステップをできるようにする方法を考える動作分析や応用行動分析の手法で対処することで，生活障害を改善できる可能性がある．

例えば認知症が進行して洋式トイレを使えなくなったからオムツという代替手段を考えるのではなく，一連の動作を表11-6に示すように細かなステップに分解して，ステップごとに対応策を考え，できないステップを集中的に練習することで，できるようになる可能性がある．認知症が進んだからオムツと短絡的に対応するのではなく，どうしたらトイレを使用できるようになるかという工夫（括弧の中に例示）を行ってみる．簡単な動作であれば，認知症であっても何度も練習することで動作を獲得できる．認知症の人の残存能力をうまく引き出して，生活障害に対応する．

表11-6 認知症によるトイレ動作困難への対応

ステップ	対応の例
トイレの場所がわからない	ドアに「便所」と張り紙，ドアの色を変える
洋式便器を認識できない	「便器」と表示，ふたを外しておく，（和式を使う）
ふたを開けられない	ふたを開けておく
反対向きになって着座することができない	「反対向きになってまたぐ」と張り紙
トイレットペーパーを認識できない	先端を10cm位垂らしておく，昔の四角いちり紙（落とし紙）を用意して目立つところに置く
拭くことができない	目の前に「拭く」と張り紙
流すことができない	レバー近くに「流す➡」を表示，レバーに赤テープを巻く

PT OT ST へのアドバイス

うまくいくまでトライ

生活障害へのさまざまな対応策は，うまくいくとは限らないからこそ，いろいろ試してうまくいけば，セラピストの喜びが大きい．

Lecture 5. 廃用防止

認知症は大部分が進行性の疾患であるゆえ，認知機能向上を目指した取り組みで短期的な改善を示すことができるが長期的には悪化していく．しかし，そこで諦めては廃用を生み出す．筆者らの行った2つの研究成果からそのことを示す．

認知症の老健施設入所者9人（平均89歳，男3人，女6人）を対象に，「XaviXほっとプラス®」というテレビ画面を見ながら楽しく身体を動かすビデオゲームを週1回で10週間行ったところ，HDS-Rの得点が18.9 ± 4.3点から25.3 ± 2.4点へと有意に改善した（p = 0.002）[19]．この研究は，老健施設入居者がそれまで日中ボーッと過ごしていて楽しみも少ない環境にいて廃用が進んでいたために，楽しい運動ゲームの導入によって顕著な認知機能改善効果が示せたと筆者は考えている．廃用による認知機能低下は，認知症リハビリテーションで改善する可能性がある．

Muraiら[20]は，老健施設入所者でMMSEが

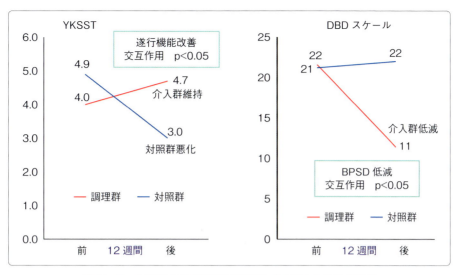

図 11-5 介護老人保健施設での調理プログラム介入の効果
対象者をランダムに群分けし（RCT），週1回90分間で12週間，脳活性化リハビリテーション5原則で実施した． （Murai T, et al: Prog Rehab Med 2：20170004, 2017.）

5～24点の45人を対象とした調理プログラムを立案した．介入前調査後に36人をランダムに2群に分け（RCT研究），週1回90分間の調理プログラムを12週間実施した介入群と，通常リハビリテーションだけの対照群を比較した．その結果，対照群に比べて介入群では遂行機能の有意な向上が見られ，BPSD も有意に低減していた（図11-5）．老健施設は入所者に包丁やはさみを使わせないところが多い．しかし，入所者には包丁やはさみを使って調理する能力が残されている．この残存能力を引き出し活用することで遂行機能が向上した．調理の効果はそれだけでなく，できあがった料理を仲間と楽しく食べることで，心理的安定が増し BPSD が低減した．筆者は計算ドリルなどで直接認知機能に働きかける認知練習よりも，生活行為を通じて楽しく認知機能や IADL 向上を図る認知刺激のほうが好ましいと考えている．

> **PT OT ST へのアドバイス**
>
> **楽しく頭を使おう**
>
> 骨や筋と一緒で，認知機能も廃用で低下する．少し頭を使う，そしてできたら楽しいということを常に意識して認知症の人に関わろう．この原則は，セラピスト自身にも当てはまる．常に創意工夫する，チャレンジする，そして成功体験を味わうことで成長する．

Pickup

[コグニサイズ]

コグニサイズはcognition（認知）とexercise（運動）を組み合わせた造語で，国立長寿医療研究センターが開発した運動と認知課題（計算，しりとりなど）を組み合わせた，認知症予防を目的とした取り組みの総称を表している．認知症予防を目的としているので主たるターゲットはMCIであり，記憶を含めた認知機能の改善が報告されている．

コグニサイズは，基本的にはどのような運動や認知課題でも構わないが，以下の内容が考慮されていることを前提としている．

1. 運動は全身を使った中強度程度の身体負荷（軽く息がはずむ程度）がかかるものであり，脈拍数が上昇する
2. 運動と同時に実施する認知課題によって，運動の方法や認知課題自体をたまに間違えてしまう程度の認知負荷がかかっている

コグニサイズの目的は，運動で体の健康を促すと同時に，脳の活動を活発にする機会を増やし，認知症の発症を遅延させることであり，コグニサイズの課題自体がうまくなることではない．課題に慣れ始めたら，どんどんと創意工夫によって内容を変えて難易度を上げることで効果が持続する．参加者が「もう少し難しい課題を考えること」も大事な課題となる．

できれば単独でなく，失敗も笑いとしながら仲間と楽しくコグニサイズを行うと良い．

以上は国立長寿医療センターのウェブページ掲載文章（予防老年学研究部：http://www.ncgg.go.jp/cgss/department/cre/cognicise.html）を加筆したものである．

【文 献】

1) 山口晴保：紙とペンでできる認知症診療術—笑顔の生活を支えよう．協同医書出版，2016．
2) 久野真矢，ほか：血管性認知症，アルツハイマー型認知症の認知機能と発達に基づいたADL能力の関連．老年精神医学雑誌，23：837-845，2012．
3) 山口晴保，ほか：病識低下がBPSD増悪・うつ軽減と関連する：認知症疾患医療センターもの忘れ外来365例の分析．認知症ケア研究誌，2：39-50，2018．
4) 山口智晴，ほか：高齢者の遂行機能評価尺度としての山口符号テストの開発～地域での認知症予防介入に向けて．老年精神医学雑誌，22：587-594，2011．
5) dask.jp：DASC-21とは．http://dasc.jp/about
6) Toba K, et al：Intensive rehabilitation for dementia improved cognitive function and reduced behavioral disturbance in geriatric health service facilities in Japan. Geriatr Gerontol Int, 14：206-211, 2014.
7) 内藤典子，ほか：BPSDの新規評価尺度：認知症困りごと質問票BPSD+Qの開発と信頼性・妥当性の検討．認知症ケア研究誌，2：133-145，2018．
8) Choi J, et al：Cognitive rehabilitation therapies for Alzheimer's disease：a review of methods to improve treatment engagement and self-efficacy. Neuropsychol Rev, 23：48-62, 2013.
9) Groot C, et al：The effect of physical activity on cognitive function in patients with dementia：A meta-analysis of randomized control trials. Ageing Res Rev, 25：13-23, 2016.
10) Laver K, et al：Interventions to delay functional decline in people with dementia：a systematic review of systematic reviews. BMJ Open, 6：e010767, 2016.
11) Buchman AS, et al：Higher brain BDNF gene expression is associated with slower cognitive decline in older adults. Neurology, 86：735-741, 2016.
12) Boyle PA, et al：Effect of purpose in life on the relation between Alzheimer disease pathologic changes on cognitive function in advanced age. Arch Gen Psychiatry, 69：499-505, 2012.
13) 厚生労働省ホームページ：「認知症施策推進総合戦略～認知症高齢者等にやさしい地域づくりに向けて～（新オレンジプラン）」について．平成27年1月27日発表．
14) 全国老人保健施設協会：介護老人保健施設等におけるリハビリテーションの在り方に関する調査研究事業．平成27年度老人保健健康増進等事業報告書，2016．
15) 山口晴保，山上徹也：脳活性化リハビリテーション．認知症の正しい理解と包括的医療・ケアのポイント～快一徹！脳活性化リハビリテーションで進行を防ごう（3版），山口晴保 編，pp170-253，協同医書出版，2016．
16) 本田美和子，ほか：ユマニチュード入門．医学書院，2014．
17) 山上徹也，ほか：老健における脳活性化リハビリテーションの有効性に関するRCT研究：集団リハで認知症重症度改善と主観的QOL保持．Dementia Japan, 29：622-633, 2015.
18) Tanaka S, et al：Comparison between group and personal rehabilitation for dementia in a geriatric health service facility：single-blinded randomized controlled study. Psychogeriatrics, 17：177-185, 2017.
19) Yamaguchi H, et al：Rehabilitation for dementia using enjoyable video-sports games. Int Psychogeriatr, 23：674-676, 2011.
20) Murai T, Yamaguchi H：Effects of a Cooking Program Based on Brain-activating Rehabilitation for Elderly Residents with Dementia in a *Roken* Facility：A Randomized Controlled Trial. Prog Rehabil Med, 2：20170004, 2017.

第12章 神経疾患の装具療法

[1] 装具の概要

Essential Point

- **Lecture 1.** 装具とは補装具のひとつであり，四肢・体幹に装着して用いられる．
- **Lecture 2.** 装具の目的は，関節の動きを制御（固定，制限，補助），アライメントの変更，変形部位の収納などを行うことにより，治療や生活に役立てることである．
- **Lecture 3.** 装具の基本的な名称，部品を知る必要がある．
- **Lecture 4.** 装具作製にあたっては，関節の制御，3点固定，接触部分，アライメントなどの考慮が必要である．

Lecture 1. 装具とは

　装具とは補装具のひとつであり，種々の目的で四肢・体幹に装着して用いられるものである．補装具は，障害者総合支援法により「障害者等の身体機能を補完し，又は代替し，かつ，長期間にわたり継続して使用されるものその他の厚生労働省令で定める基準に該当するものとして，義肢，装具，車椅子その他の厚生労働大臣が定めるもの」（表12-1）と定義されている．さらには，医師等による専門的な知識に基づいて，障害者等の身体への適合を図るように製作され，日常生活，就学，就労のために使用されるものであるとされている．

　装具はその支給制度の違いから治療用と更生用に分けられる．治療用装具は疾患の治療のために処方され，更生用装具は生活上の必要性に基づいて装着されるものとされている．これは法制度的分類であり，実際の装具の作製にあたっては費用補助の仕組みを理解して患者，使用者の経済的負担に配慮することが必要である．

表12-1　補装具の種目

肢体不自由関係	義肢，装具，座位保持装置，車椅子，電動車椅子，歩行器，歩行補助つえ
視覚障害関係	盲人安全つえ，義眼，眼鏡
聴覚障害関係	補聴器
その他	重度障害者用意思伝達装置
身体障害児のみ	座位保持椅子，起立保持具，頭部保持具，排便補助具

LECTURE 2. 装具の目的

装具の果たすべき役割が治療用であるのか更生用であるのかを明確にして作製する．しばしば治療用装具がそのまま更生用装具として用いられる場合があるが，作製時にその可能性についても考慮しておくことが必要である．また，特に治療用装具の場合，麻痺などの状態が変化していく可能性があるときには，装具完成までの期間，装着期間を考慮し，それに適合するものを作製しなければならない．

装着部位において装具が果たす役割には，関節の固定・運動制限・運動補助，アライメントの変更，変形部位の収納などがある．適切な装具を作製するためには，身体の構造，対象者の病態とともに装具に関わる材料，部品，構造の知識が必要である．

LECTURE 3. 装具の基本

A 装具の名称

装具は装着される関節名ないし部位で呼ばれる．体幹装具は仙腸装具，腰仙椎装具，胸腰仙椎装具など，上肢装具は指装具，手部装具，手関節装具，肘手関節装具など，下肢装具は足底装具，膝装具などである．下肢装具のうち，足関節足装具（ankle foot orthosis：AFO）は歴史的に短下肢装具，膝足関節足装具（knee ankle foot orthosis：KAFO）は長下肢装具と呼ばれている．

B 装具の基本構造

▶1．四肢の装具

四肢の装具は関節の制御が主な役割であり，関節を形成する2肢節に固定されるための支柱とカフ，さらに補助的に膝当て，ストラップが用いられる．支持部の連結には継手が用いられる．また，肢節への固定のために身体の形状に合わせ型をとる部品が広く使用されている．プラスチック製と呼ばれる装具も，すべてプラスチックで作製される場合も，前述した継手などの部品と組み合わせて作製される場合もある．

Column

[補装具の支給]

補装具の公的支給は，それぞれの目的に応じて災害補償，医療，福祉，公的扶助によって行われている．以前は年金制度においても行われていたが現在は廃止されている．

装具の価格は基準が定められており，規定されている．作製に先立って，それぞれの制度に患者や装具が合致しているか確認するとともに，制度間の優先順位，装具費用の支払い方法を知っておく必要がある．

2. 体幹装具

体幹装具の役割は脊柱の動きの制御であり，通常は固定が目的である．頭部，胸部，骨盤の位置関係を定めることがポイントであるが，下顎，胸部はそれぞれ咀嚼，呼吸などの運動の余地を残すことが必要なことを考慮しなければならない．

LECTURE 4. 装具作製にあたって考慮すべきこと

A 関節の制御

関節の位置関係を制御するためには，関節を形成する2肢節の位置関係を制御することが必要である．2肢節に支柱を沿わせ，その支柱に対してそれぞれの肢節を固定する．さらには補助的に膝当てやストラップを用いる．支柱とカフでは回旋運動を制御することが困難であるため，例えば股関節の内外旋であれば足部を，肩関節の内外旋であれば前腕を，前腕の回内外であれば手を含めて作製する．また，支柱を用いず身体の形状に合わせたプラスチックによるものが多く作製されている．これは身体への接触面を広くとることにより固定性を良好とし，圧の分散を図るものである．関節の制御に関する基本的な考え方は同様であるが，構造的，材質的な特徴を考慮して選択すべきである．

また，継手は支持部の連結に用いられ，関節運動の制御を担う．関節運動は単純な二軸運動とは限らないことや継手は体表面ないしその外側に設置しなければならないことより，継手の軸は生体の関節軸とは必ずしも一致しないが，作製にあたってはその位置を最適な場所としなければならない．また，プラスチックモールドの装具などでは，継手がなくそのたわみによって関節運動を制御しているものがある．この場合，その制動の度合いは装具の材質，構造により定まる．

B 3点固定

装具を身体に適合させるためには，3点固定の原理にしたがって，その3点にかかる力の大きさ，作用点，方向を考慮することが必要である．これらは，てこの原理にしたがうとともに，痙性麻痺と弛緩性麻痺でかかる力が変わってくる．また，この3点は装具にとって必ずしも1組とは限らず，多関節に及んでいくつもの力点，作用点が存在する場合，回旋運動に対するものが同時に存在する

Column

[継手の役割]

足関節部に用いられる足継手を例に説明する．支柱と継手の組み合せによって運動方向を底背屈に誘導することで側方不安定性を軽減する．継手の役割は，固定：背屈にも底屈にも動かない，遊動：その方向に抵抗なしに動く，制限：ある角度から動かない，制動：その方向にブレーキを受けながら動く，補助：底屈または背屈方向に動いた後戻るときにその方向に力が発生する機能，がある．遊動，制限，制動，補助はそれぞれ底背屈で病態に応じて組み合わせることができる．

場合，ストラップなどを用いる場合などにも考慮する必要がある．

C 接触部分

力の作用点については，神経，血管を圧迫しない，皮下に骨の触れる場所を避けることが必要である．また，かかる力を考慮してその接触部分の面積や圧分布を調整しなければならない．特に，感覚障害が存在する場合には注意を要する．

D アライメント

特に下肢装具では，装具装着部位から離れた関節もコントロールすることができる．例えば，立位時に足関節の背屈制限をすることにより，膝の伸展補助に力が働くなどである．また，拘縮，変形がある場合などは，運動軸，荷重軸をどのようにするか考慮が必要である．

E 麻痺肢における自由度制約

ここで自由度とは関節運動方向の数であり，例えば股関節では屈曲伸展，内転外転，内旋外旋の3自由度と考える．さらに同一肢の多関節の運動を考えた場合，あるいは歩行で両下肢の運動を考えた場合に，多くの自由度をコントロールしなければならない．装具によって麻痺肢の自由度を制約し，運動を単純化することで効率やレパートリーの多様性を犠牲にしても安全で再現性の高い運動を再建することにつながる．

F 起立・歩行

二足歩行のためには，まず安定した起立位がとれることが必要である．

歩行が円滑に行われる要素には，立脚期の安定性，遊脚の安定性，ロッカー機能などがある．ここでいうロッカー機能とは，足関節・足部を中心とした回転モーメントにより重心の上下，前後の移動を円滑にする働きであり，heel rocker，ankle rocker，forefoot rockerの3つが知られている．ロッカー機能が作用しないと歩行の円滑さを欠くとともにエネルギー効率を低下させる．heel rockerは踵の接地点を中心とした回転であるが，これが起こるにはまず立脚期が踵接地から始まることが必要である．また，股関節が内外旋位をとることにより，円滑な heel rocker が発揮されない場合がある．ankle rocker は，足関節の背屈方向への動きによる回転であるが，これが起こるには足関節の可動域，足関節の運動方向のコントロール，立脚期の支持機能が必要である．forefoot rocker は足指の MP 関節付近を中心とする回転である．

[2] 神経疾患の装具の特性

Essential Point

LECTURE 1. 他疾患同様その病態，障害に応じて装具が処方されるが，関節運動のコントロールと変形・拘縮の予防・改善に用いられることが多い．

LECTURE 2. 疾患の回復，進行，加えて，小児の場合は発達を考慮し，装具を作製する．

LECTURE 1. 神経疾患の装具の目的

　神経疾患といっても，その疾患の種類，障害像は多様である．神経疾患の運動機能に関わる問題点としては，麻痺，廃用性筋力低下，痙縮，固縮，関節拘縮・変形などが挙げられる．装具は神経疾患においては関節運動のコントロールと変形・拘縮の予防・改善に用いられることが多いが，それぞれの病態，障害に応じてその目的を定める必要がある．

　歩行は下肢装具を用いる場合の中心的テーマであり，歩行メカニズムと患者の機能ならびにその予後，予想される歩行の状態などを勘案するとともに，長期使用により反張膝などの新たな障害の発生についても考慮する必要がある．

　上肢，体幹に関しても，姿勢の保持や動作，ADLの改善を目的として装具が使用される場合がある．

　また，麻痺，痙縮の存在や疾患の進行などは，関節の変形・拘縮を助長する要因であり，これらを予防，改善するために装具が用いられる場合がある．

LECTURE 2. 神経疾患の装具作製にあたり考慮すべきこと

　神経疾患には，脳卒中やギランバレー症候群のように突然発症し，その後回復してくる経過をとるもの，脊髄小脳変性症や筋萎縮性側索硬化症のように徐々に進行するもの，脳性麻痺のように基本的に進行しないが成長，発達により障害像が変化してくるものなどがある．それぞれの疾患によりその経過が異なるため，回復，進行，成長・発達を予測し，装具作製の際に考慮する．

[3] 疾患・目的別にみた装具処方

Essential Point

- **LECTURE 1.** 脳卒中による片麻痺では，必要に応じ歩行改善の目的で下肢装具が用いられる．
- **LECTURE 2.** 脳性麻痺においても，必要に応じ歩行改善の目的で下肢装具が用いられる．
- **LECTURE 3.** 脊髄損傷では，セルフケア，移動能力改善のための装具が，障害高位や実用性を考慮して適用される．
- **LECTURE 4.** 神経変性疾患，末梢神経障害においても装具が用いられるが，ポリオ，ポストポリオ症候群については，装具作製においてその特徴についての考慮が必要である．

LECTURE 1. 脳卒中の起立・歩行のための装具

　脳卒中患者の回復期においては歩行の獲得が重要課題である．その際に適切な装具を使用することは，立位・歩行機能の改善に大きく貢献する．適切な装具の選択には患者の状態の把握が欠かせない．脳卒中の下肢装具は非常に多くの種類のものが用いられており，またその選択の手順もいくつかの方法があり，試用できる装具がある場合，それを利用しながら治療が進められる．施設や治療環境により装具処方の方針には違いがあるが，一般的と思われる方法を記載する．

1) 関節拘縮・変形，問題となる筋の短縮がないかどうかチェックする．
2) まずは患者の立位・歩行能力を大まかに捉え，歩行能力についての目標を立てる．
3) 立位保持が可能か．足部に十分荷重が可能か，膝折れはみられるか．
4) 歩行の各期においてそれぞれの動きが可能か，立脚期と遊脚期について評価する．発症からの経過期間，これまでの治療経過より今後の見通しや痙縮などが加わる可能性について予測する．今後，装具の調節の余地を残すかどうか考える．
5) 下肢装具の必要性と作製時期について決定するが，作製にかかる時間を考慮する．
6) 装具を作製する場合，その基本構造を決定する．

　短下肢装具の通常の長さは，腓骨小頭の2～3 cm遠位から足尖までであるが，麻痺肢機能によってはより短いもので良い場合がある．
　足部については十分な荷重をかけられるよう，内外反のコントロール，尖足が著しい場合の補高を考える．
　足継手についてどの部品を使用するかを検討する．プラスチック製の場合，たわみを利用し継手のないものが多く使用されているが，材質に応じた継手が使用される場合もある．足継手が有効に機能するには，麻痺肢が踵から接地しロッカー機能が働くことが必要である．継手にはいろいろな機能を持たせる

ことができるが，実際にどの機能が有効であるかを見極めることが重要である．

短下肢装具は数多く存在するが，オーソドックスなものやその施設，装具製作者が作製，使用し慣れているものから選択することが現実的と考えられる．

1) 両側支柱靴型短下肢装具（図12-1）は固定性がよく，内外反が強い場合ストラップを用いることもできる．また，足継手があり，調節性に富んでいる．ただし，重量が大きくなり，かさばるため，特に和式生活での応用範囲がせまくなりがちである．
2) プラスチック製短下肢装具（図12-2）は，痙縮や拘縮・変形が強い場合に固定性が不十分となる場合があるが，軽量で上から靴を履くことができるなど日常生活への応用範囲はより広い．俗に靴べら式（shoehorn type）と呼ばれるものは，そのたわみで継手機能を代用しているが，素材やたわむ部分の幅，形状などにより強度が決定される．継手付のプラス

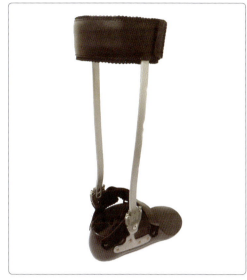

図12-1　両側金属支柱式短下肢装具
下腿両側の金属支柱と足継手によって足関節の運動を強固にコントロールする．継手はそれぞれの目的にしたがって選択される．

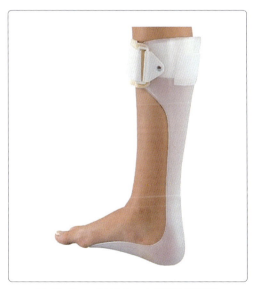

図12-2　プラスチック製短下肢装具
プラスチックのたわみを利用して足関節運動に制動と補助を加える．カットラインの変更により，不可逆的ではあるが制動力を調整できる．

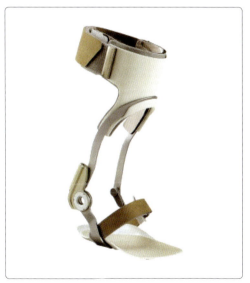

図12-3　ゲイトソリューション®を用いた短下肢装具
油圧緩衝装置によって足関節の底屈運動に制動を加える．油圧機構の特性により，踵接地時の衝撃吸収をスムーズに行うことができる．底屈制動力の調節が可能．

チック装具は多くの種類があるが，耐久性に難がある場合がある．また，軽度の麻痺で緩やかな制動で十分な場合，支柱部分が短いオルトップ®などの装具が用いられる．

3) 近年使用され始めた短下肢装具の足継手として，ゲイトソリューション®（図12-3）やRAPS®（Remodeled Adjustable Posterior Strut）（図12-4）などがある．それぞれの特性に応じて使用する．

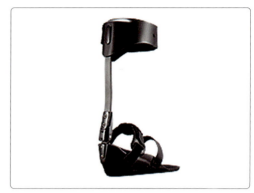

図12-4　RAPS®を用いた短下肢装具
後方板バネと単軸継手によって，足関節の運動方向を底背屈方向のみに制限する．可動域と底屈制動力の調整が可能．

LECTURE 2. 脳性麻痺の装具

脳性麻痺の下肢装具の目的は，① 支持基底面の獲得，② 歩行効率の改善，③ スキルトレーニングの促進，④ 変形の矯正と予防とされる．歩行機能改善を目的とする場合には，望ましくない動きを抑制することにより，歩行パターンを改善し，同時に足関節，足部の安定性を確保する目的で，短下肢装具が多く用いられる．麻痺や痙縮が軽度な場合は，足底装具が用いられる場合もある．これらは，ロフストランドクラッチあるいはposture control walker（PCW）などの歩行補助具と組み合わせて用いられることが多い．

LECTURE 3. 脊髄障害の装具

脊髄損傷では障害された髄節により可能となる動作がほぼ定まる．適切な装具により，セルフケア，移動を改善できる場合がある．

A 上肢の装具

C4, 5残存レベルでは，balanced forearm orthosis（BFO）（図12-5），C5残存レベルではスプーンなどの自助具を固定し食事の自立に役立つ手関節固定装具が用いられる．C6, 7ではtenodesis-like actionで物体の把持が可能となるが，把持力が不十分な場合に手関節駆動式把持装具（図12-6）が用いられることがある．

B 起立・歩行用装具

L3〜L5では歩行時に短下肢装具が用いられることがある．Th11〜L2では長下肢装具が立位保持に必要となるが，股関節のコントロールが難しい例では，骨盤帯付き長下肢装具を作製し歩行再建を行う．股継手にはHGO（hip guidance orthosis），RGO（reciprocating gait orthosis）など外側にあるものと，MSH-KAFO（KAFO with medial single hip joint）と呼ばれる内側型のものがある．内側型に用いられる単股継手としては

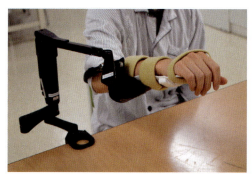

図12-5　BFO（balanced forearm orthosis）
重力に抗して前腕部を支えるための上肢装具．水平面上で前腕部を移動することができるように，軸受けのついた多関節アームが前腕部を支える．本例ではカックアップスプリントを装着している．

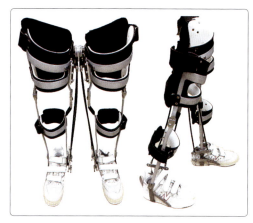

図12-7　HALO（Hip & Ankle Linked Orthosis）
内側股継手タイプの対麻痺用長下肢装具．足継手と股継手がケーブルでリンクされており，荷重により足関節が背屈すると，それに伴い反対側の股関節が自動的に屈曲するようになっている．

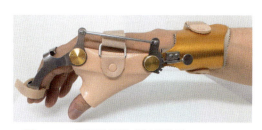

図12-6　手関節駆動式把持装具
手関節を背屈させることにより，手指による物体の把持を行う機構が備えられている．

WalkaboutやPrimewalkがある．また，股継手と足継手をケーブルで連動させたHALO（Hip & Ankle Linked Orthosis）（図12-7）と呼ばれるものもある．

LECTURE 4. 神経変性疾患，末梢神経障害，ポリオの装具

A 神経変性疾患，末梢神経障害

それぞれの障害に応じて，姿勢の保持，移動能力の改善などを目的として使用される．パーキンソン病や筋萎縮性側索硬化症（ALS）の首下がりに頸椎装具，パーキンソン病の体幹前屈に体幹装具が用いられることがある．また，ALSの上肢の筋力低下に対しポータブルスプリングバランサーを用いて食事動作を可能にすることができる場合がある．下垂足，尖足には短下肢装具の適応を検討する．

B ポリオ／ポストポリオ症候群

ポリオ（急性灰白髄炎）は1960年頃より以前に流行したウイルス感染症で，脊髄前角細胞が病変部位であり，麻痺を呈する．現在はワクチンの普及により新規発症はほとんどみられないが，長年経過した後に麻痺肢あるいは非麻痺肢に筋力低下，疲労感増大などの症状が新たに生じるポストポリオ症候群が注目

されている．

　下肢麻痺による歩行障害に対して下肢装具が使用される場合，活動的な時期は頑強な装具が必要とされる場合が少なくないが，装具の重量が過用の原因になることもありうるため，加齢や退職など生活習慣の変化を捉えて必要な強度を保てる範囲で軽量化を図ることが望ましい．

　装具を使用していなかった例において（幼少期に使用経験があってその後装着しなくなった例を含む）ポストポリオ症候群の発症により装具の必要性が生じた場合は，頑強な装具では困難な場合がほとんどであり，重量，歩容変化，装着感の最小化を図る必要がある（図12-8）．いずれにせよ，実用歩行に達するか，装着が実生活の中で継続可能かフォローアップする必要がある．

　神経疾患の装具は，ほかにも多くの種類のものが用いられており，ここで述べたものはごく一部である．いずれにせよ装具の適応については前述したようなさまざまな要素を考慮して決定されるので，各疾患の章を参考にされたい．また，最近は外的な動力を利用したいわゆるロボットやFES（functional electrical stimulation）が盛んに利用されるようになってきているが，ここでは割愛した．

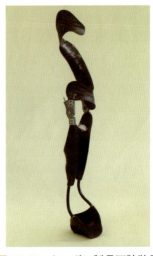

図12-8　カーボン製長下肢装具
CFRP（炭素繊維強化プラスチック）を使用した下肢装具．金属支柱を使用したものよりも軽量かつ高剛性であり，ポストポリオ症候群など，特に軽量であることが求められる場合に使用される．

【文　献】
1) 日本整形外科学会，ほか 監：義肢装具のチェックポイント第8版．医学書院，2014．
2) 日本リハビリテーション医学会 監：脳性麻痺リハビリテーションガイドライン第2版．p.142-145，金原出版，2014．
3) 渡邉英夫，ほか：脳卒中の下肢装具第3版．医学書院，2016．
4) 小林庸子：神経筋疾患の装具療法について．義装会誌，30：6-10，2014．
5) 沢田光思郎，ほか：ポリオ装具とポストポリオ装具．義装会誌，30：11-14，2014．

日本語索引

太字は主要解説頁を示す.

あ

α運動ニューロン　34
アイスマッサージ　7
足間代　147
アセチルコリン　200
アテトーゼ　188
　——型脳性麻痺　197
アパシー　80, 227
誤りなし学習　239
アルツハイマー型認知症　266
アンヘドニア　80

い

息溜め　134
育児支援, 脳性麻痺の　212
異所性骨化　160
一次運動野　30
遺伝性圧脆弱性ニューロパチー　176
遺伝性筋疾患　118

う

ウートフ徴候　157
ウェアリング・オフ現象　85
上田式12段階片麻痺機能検査　42
うつ　227
　——熱　159
運動機能評価法　42
運動失調　7, **99**
運動障害, 脳性麻痺の　188
運動症状, パーキンソン病の　79
運動神経　171
　——線維　174
運動分解　99
運動麻痺　141

え

鉛管様筋強剛　80
嚥下の神経機構　248
嚥下機能検査　22
嚥下造影　252

嚥下促通法　257
嚥下体操　260
嚥下内視鏡　252
炎症性ポリニューロパチー　172

お

黄色靱帯骨化症　144
凹足　123
横断性脊髄症　145
温痛覚　143
温熱性発汗試験　23

か

γ運動ニューロン　34
カーボン製短下肢装具　180
カーボン製長下肢装具　298
下位運動ニューロン障害　117
介護保険　10
臥位姿勢　205
外傷性脳損傷　221
回想法　281
外側脊髄視床路　143
外側前庭核　36
外側皮質脊髄路　32, 143
改訂水飲みテスト　251
外的 cue　91
外反扁平足　123
回復期リハビリテーション, 片麻痺の　54
カエル呼吸　134
踵脛テスト　100
拡散強調画像　20
拡大代替コミュニケーション　129
下肢 Barré 徴候　38
下肢伸展挙上試験　151
下肢装具　130, 290
下垂足　124
風に吹かれた変形　216
画像検査, 脊髄障害の　153
可塑性　3, **11**
片麻痺　**29**

合併症, 筋萎縮性疾患の　122
寡動　79
過用症候群　157
ガワーズ徴候　122
簡易上肢機能検査　52, 105
感覚障害性運動失調　101
感覚神経　171
　——線維　174
　——誘発電位　17
感覚・知覚障害, 脳性麻痺の　189
眼窩前頭皮質回路　241
ガングリオシド　172
環軸椎亜脱臼　144
関節可動域運動, 脳性麻痺の　202
関節可動域訓練　128
完全麻痺　42

き

奇異性歩行　80
記憶障害　219, 236
偽性アテトーゼ　104
気づき　220
気道クリアランス　134
機能障害, 神経疾患の　6
気分障害　80
逆向性健忘　240
逆モデル, 小脳適応制御系の　103
ギャッチアップ　163
嗅覚障害　82
急性期リハビリテーション, 片麻痺の　54
急性灰白髄炎　297
急性発症型, 神経疾患の　8
橋小脳路　102
胸髄　141
協調運動障害　99
胸椎椎間板ヘルニア　144
胸腰仙椎装具　290
ギラン・バレー症候群　178
起立性低血圧　159
起立動作　65

筋萎縮性疾患　117
筋萎縮性側索硬化症　120
筋強剛　80
筋強直（ミオトニア）　123
　　──性ジストロフィー　118
筋緊張　124, 147
筋原性筋萎縮　117
近時記憶　269
筋ジストロフィー　118, 137
筋電図検査　17
筋無力症候群　118
筋力増強運動, 脳性麻痺の　204
筋力低下　171

く・け

首下がり　80
経口抗痙縮薬　56, 199
痙縮　56, 147
　　──のメカニズム　34
頚髄　141
頚髄症治療成績判定基準　152
痙性片麻痺　29
痙性歩行　147
痙直型脳性麻痺　186, 197
頚椎症性脊髄症　144, 189, 215
頚椎装具　130
頚椎椎間板ヘルニア　144
経頭蓋磁気刺激　19
軽度認知障害　266
頚部聴診　251
鶏歩　124
血漿ノルアドレナリン　24
血中アルカリフォスファターゼ値
　　　　　　　　　　　　　160
ゲルストマン症候群　244
現実見当識練習　283
腱反射　147

こ

後脛骨神経　174
膠原病　172
高次脳機能障害　8, **219**
後縦靱帯骨化症　144

抗精神病薬　273
更生用装具　289
後脊髄動脈症候群　145
叩打ミオトニア　123
巧緻運動障害　147
抗てんかん薬　199
後天性, 筋原性筋萎縮疾患　119
後天性, 神経原性筋萎縮疾患　120
行動障害　81
後方支持型歩行器　209
後方突進現象　80
絞扼点　172
誤嚥　249
呼吸機能障害　7, 159
呼吸理学療法, 筋萎縮性疾患に対する
　　　　　　　　　　　　　133
国際生活機能分類　3
コグニサイズ　286
腰曲がり　80
固縮　6
骨格筋萎縮　117
固有知覚　111
コンピュータ断層撮影　19

さ

座位姿勢　134
　　──の修正　60
座位動作　63
座位保持　58
作業回想法　282
錯語　242
詐病　222
三次元動作解析　25, 105
漸増性筋力トレーニング　128
三半規管　104

し

10秒試験　147
シーティング　211
視覚・視知覚, 脳性麻痺の　189
視覚的cue　93
弛緩性片麻痺　29
磁気共鳴画像　19

軸索　171
　　──変性　17
自己教示法　239
自己効力感　231
四肢麻痺　142, 187
　　──上肢機能分類　150
ジスキネジア　87
　　──型, 脳性麻痺　186
ジストニア　87, 118
姿勢異常　80
姿勢矯正訓練　95
姿勢保持障害　84
耳石器　104
膝蓋間代　147
失語　219, 241
失行　219, 243
実行機能障害　241
失調型, 脳性麻痺の　186
失認　219, 243
指定難病　10
シナプス除去　12
社会的行動障害　219, 222
　　──への対応　235
ジャクソン試験　151
尺骨神経　174
シャルコー・マリー・トゥース病　175
重症筋無力症　118
重症心身障害　189
　　──児　215
重症度分類
　　──, Frankelによる　149
　　──, Hoehn-Yahr（HY）の　88
　　──, 脊髄小脳変性症の　109
重心動揺計　26, 105
手根管症候群　172
順モデル, 小脳適応制御系の　103
上位運動ニューロン障害
　　　　　　　　　34, 117, 188
障害者総合支援法　182, 289
上肢Barré徴候　37
上肢機能評価　49
上肢装具　130, 290
小脳性運動失調　101

小脳の構造　101
褥瘡　160
自律神経過反射　159
自律神経検査　22
自律神経障害　82, **159**, 171
自律神経不全　23
神経基盤回復　228
神経原性筋萎縮　117
神経行動障害　219
神経根症状　151
神経細胞体　171
神経疾患, リハビリテーション対象の　6
神経心理学的障害　219
神経伝導検査　17, 172, 174
進行性核上性麻痺　83
振戦　6, 80
深部感覚　112, 143
　――障害　171
深部静脈血栓症　160

す

随意運動　99
遂行機能障害　219, 241
髄鞘　171
錐体外路症状　6
錐体路　143
睡眠障害　80
すくみ足　6, 80
ステッピングストラテジー　70
ストレッチング, 脳性麻痺の　203
スパーリング試験　151

せ

生活機能　4
生活期リハビリテーション, 片麻痺の　55
生活障害　265
　――, 認知症による　284
精神科リハビリテーション　231
正中神経　174
赤核脊髄路　102
脊髄　141

脊髄炎　144
脊髄血管障害　144
脊髄腫瘍　144
脊髄障害　**141**
　――の装具　296
脊髄小脳　101
　――変性症　107
　――路　102
脊髄前角　117
脊髄損傷　142
脊髄中心症候群　145
脊髄半側切断症候群　145
脊柱管　141
脊椎症状　151
舌咽頭呼吸　134
摂食嚥下訓練　257
摂食嚥下障害　7, **247**
摂食嚥下の運動モデル　248
前脛骨筋　66
先行随伴性姿勢調節　196
前向性健忘　240
仙髄　141
前脊髄動脈症候群　145
仙腸装具　290
前庭機能障害性運動失調　101
前庭小脳　101
前庭脊髄路　36
先天性, 神経原性筋萎縮疾患　120
先天性ミオパチー　118
前頭葉障害　226
全般性注意障害　219
前皮質脊髄路　32
前方支持型歩行器　209
せん妄　273

そ

装具療法　**289**
足関節足装具　290
促通反復療法　14
足底装具　130
咀嚼運動　248
粗大運動能力分類システム　193

た

体幹回旋運動　94
体幹装具　131
体幹大腿連合屈曲運動　39
第5指徴候　37
体性感覚誘発電位　18
大脳小脳　101
大脳半球　34
大脳皮質運動野　117
多系統萎縮症　83, 103
竹馬徴候　176
多職種連携　5
脱髄　17
脱抑制　241
多発性筋炎　118
多発性硬化症　29, 144
短下肢装具　74, 130, 294
タンデム立位　69

ち

着座動作　65
チャドック反射　147
注意障害　235
肘手関節装具　290
中心性脊髄症候群　145
中枢性運動麻痺　6
肘部管症候群　172
チューブ嚥下訓練　258
聴覚障害, 脳性麻痺の　189
長下肢装具　130
長期記憶　269
直接的訓練, 全般性注意障害に対する　238
治療用装具　289
チルトテーブル　163

つ

槌趾　123
対麻痺　142
継ぎ足歩行　99
継手　291

て

低酸素脳症　221
定量的軸索反射性発汗試験　24
ティルト機構　212
手関節駆動式把持装具　163, 297
手関節装具　290
テノデーシス　163
デュボヴィッツ新生児神経学的
　　評価法　191
デルマトーム　148
てんかん　189
電気生理学的検査　17
転倒　9, 108
デンバー発達判定法　192

と

統一パーキンソン病スケール　88
糖原病　118
動作解析検査　25
動的脊柱装具　131
糖尿病性ニューロパチー　180
糖尿病　172
動揺性歩行　123
徒手筋力テスト　42, 147
トップダウン・アプローチ　236
登はん性起立　123
トラクトグラフィー　20
トレムナー反射　147

な

内側前頭前皮質回路　241
内側網様体脊髄路　36
内反尖足　147, 200
斜め徴候　80
難病医療費助成制度　181

に

2点識別感覚検査　173
日常生活活動　194
ニューロパチー　121
ニューロリハビリテーション　13, 217
認知課題　283

認知機能障害　81
認知症　8, 265
　──の行動・心理症状　272
　──リハビリテーション　275

の

脳炎　221
脳活性化リハビリテーション　277
脳血管障害　221
脳血管性パーキンソニズム　82
脳磁図　19
脳室周囲白質軟化症　187
脳神経運動核　117
脳性麻痺　185
　──の合併症　189
　──の装具　296
　──の病型分類　186
脳卒中　29, 219
　──の装具　294
　──機能評価法　45
　──重症度スケール　49
脳波　17

は

パーキンソニズム　82, 273
パーキンソン病　79
　──の運動症状　79
　──の診断基準　84
　──の治療薬　86
　──の非運動症状　81
把握ミオトニア　123
背外側前頭前皮質回路　241
肺コンプライアンス　134
背側網様体脊髄路　36
排痰介助　133
廃用症候群　157
歯車様筋強剛　80
長谷川式認知症スケール　270
発達検査，脳性麻痺の　192
馬尾　142
バビンスキー反射　147
バランス練習（訓練）　95, 206
バルーン拡張法　258

反復経頭蓋磁気刺激療法　14
反復唾液嚥下テスト　251

ひ

非運動症状，パーキンソン病の　81
非骨傷性脊髄損傷　146
皮質延髄路　117
皮質性小脳萎縮症　103
皮質脊髄路　102, 117
非侵襲的陽圧換気療法　7, 129
尾髄　141
左半側空間無視　219
皮膚感覚帯　148
皮膚筋炎　118
腓腹神経　174
びまん性軸索損傷　232
評価方法，筋萎縮性疾患の　125
表在感覚障害　171
病識低下　268
標準意欲評価表　227
表面筋電図　18

ふ

複合筋活動電位　17, 174
複合神経活動電位　174
福祉用具　211
不顕性誤嚥　249
不随意運動　99, 188
不全片麻痺　29
プッシュアップ動作　162
不動症候群　53
部分免荷トレッドミル歩行訓練　14
踏み出し戦略　70
ブラウン・セカール症候群　31, 145
プラスチック製短下肢装具　295
プルキンエ細胞　102
フレイル　91
フレンケル体操　112
ブローイング　258
ブローンボード　206
プロセスモデル，摂食嚥下の　248

へ

平衡障害　99
ペナンブラ　6
変換運動障害　99
ベントン視覚記銘検査　225
片麻痺　29

ほ

膀胱直腸障害　141, 159
ホーマンズ徴候　161
歩行器　108, 209
歩行補助具　131
歩行練習　208
ポジショニング　205
ポジトロン断層法　21
ポストポリオ症候群　297
補装具　289
ボツリヌス療法　15, 56, 156, 200
ボトムアップ・アプローチ　236
ホフマン反射　147
ポリオ　297

ま

末梢神経障害　7, 171
麻痺　29
　　――肢の自由度　292
　　――肢の強制使用　12
慢性炎症性脱髄性多発神経炎　178
慢性硬膜下血腫　29
慢性進行型, 神経疾患の　8
慢性進行性外眼筋麻痺症候群　118

み

ミエロパチーハンド　147
ミオクローヌス　118
ミオトニア　123
ミオパチー　117
ミトコンドリア病　118

む・も

矛盾性歩行　80
無髄線維　171
無動　6, 79
目標管理訓練　240
問題解決訓練　240

や・ゆ

薬剤性パーキンソニズム　83
薬物療法, パーキンソン病の　84
遊脚期　72
有酸素運動, 脳性麻痺の　205
有髄線維　171
床反力計　26
指装具　290
指鼻指テスト　100
指離れ徴候　148
ユマニチュード　279

よ

4期モデル, 摂食嚥下の　247
腰髄　141
腰仙椎装具　290
腰椎椎間板ヘルニア　143
予測的姿勢制御　31

ら・り

ラゼーグ徴候　151
リクライニング機構　212
立位保持　61
立脚期　71
リハビリテーション　1
　　――支援ロボット　136
　　――治療, 機能障害に対する　6
流涎　82
両側支柱靴型短下肢装具　295
両麻痺　187

れ

レーヴン色彩マトリックス検査　225
レビー小体型認知症　83
レム睡眠行動障害　80
レルミット徴候　147

ろ

老人斑　266
ロッカー機能　292
ロフストランド杖　131
ロボット訓練　15
ロンベルグ徴候　100

わ

ワルテンベルグ反射　147

外国語索引

A

action research arm test (ARAT) 52
activities of daily living (ADL) 107, 121, 194
air stacking 134
Alberta infant motor scale (AIMS) 193
American Spinal Injury Association (ASIA) 150
amyotrophic lateral sclerosis (ALS) 120
ankle clonus 147
ankle foot orthosis (AFO) 131, 290
ankle rocker 292
anterior spinal artery syndrome 145
anticipation 103
anticipatory postural adjustments (APA) 196
ASIA 機能障害尺度 149
ataxia 99
atlantoaxial subluxation 144
augmentative and alternative communication (AAC) 129
autonomic dysfunction 159
autonomic failure 23
autonomic hyperreflexia 159
autonomic symptom 151
axonal degeneration 17

B

Babinski reflex 147
balanced forearm orthosis (BFO) 297
behavioral and psychological symptoms of dementia (BPSD) 268
bladder and rectal dysfunction 159
body-weight supported treadmill training (BWSTT) 14
brain machine interface (BMI) 168
Brown-Séquard syndrome 31, 145
Brunnstrom stage 42

C

central spinal cord syndrome 145
cerebral palsy (CP) 185
cervical spondylotic myelopathy 144
Chaddock reflex 147
Charcot-Marie-Tooth disease (CMT) 175
chronic inflammatory demyelinating polyneuropathy (CIDP) 175
chronic progressive external ophthalmoplegia (CPEO) 118
clinical assessment for spontaneity (CAS) 227
cognitive rehabilitation 275
compound muscle action potential (CMAP) 17
compound nerve action potential 174
computed tomography (CT) 19
constraint induced movement therapy (CI 療法) 14, 217
cortical cerebellar atrophy (CCA) 103

D

decomposition of movement 99
decubitus 160
deep vein thrombosis 160
dementia behavior disturbance scale (DBD スケール) 272
demyelination 17
dermatomyositis 118
diaschisis 228
diffusion weighted image (DWI) 20
disability 4
dorsolateral prefrontal cortex (DLPFC) 241
drop foot 124
Duchenne muscular dystrophy (DMD) 118
Duchenne 歩行 124
dynamic spinal brace (DSB) 131
dysdiadochokinesis 99
dysmetria 99
dysphagia 247

E

electrical encephalograph (EEG) 17
electromyography (EMG) 17
errorless learning 239
expanded disability status scale (EDSS) 151

F

fidgety movements 188
finger escape sign 148
floppy infant 118, 124
foot tapping test (FTT) 148
forced limb use (FLU) 12
forefoot rocker 292
freezing 6
Frenkel 体操 112
Fugl-Meyer assessment (FMA) 45
functional ability scale (FAS) 49
functional assessment measure (FAM) 223
functional assessment staging of Alzheimer's disease (FAST) 266

functional balance scale (FBS) 105
functional electrical stimulation
　（FES） 298
functional independence
　measure for children (Wee-FIM)
　　194
functional independence
　measure (FIM) 223
functional MRA (fMRI) 20
functional reach test 106
functioning 4

G

Gerstmann syndrome 244
glossopharyngeal breathing
　（GPB） 134
goal management training
　（GMT） 240
Gottron 丘疹 123
Gower's 徴候 123
gross motor function
　classification system (GMFCS)
　　193
gross motor function measure
　（GMFM） 194
Guillain-Barré syndrome (GBS)
　　175

H

HALO (Hip & Ankle Linked
　Orthosis) 297
heat retention 159
heel rocker 292
herniated disc of the cervical
　and thoracic spine 144
heterotopic ossification 160
hip guidance orthosis (HGO) 296
Hoehn-Yahr (HY) 88
Hoffmann reflex 147
Homans 徴候 161
Hoover 徴候 40
Hybrid Assistive Limb® (HAL®)
　　177

I

instrumental activities of daily
　living (IADL) 121, 265
international classification of
　functioning, disability and
　health (ICF) 3
International Parkinson and
　Movement Disorder Society
　（MDS） 84
involuntary movement 99

J・K・L

Jackson test 151
knee-ankle-foot orthosis
　（KAFO） 130
Kurtzke 尺度 151
Lambert-Eaton myasthenic
　Syndrome (LEMS) 118
Lasègue sign 151
Leigh 脳症 118
Lhermitte sign 147

M

magnetic resonance imaging
　（MRI） 19
magnetoencephalography
　（MEG） 19
Mann 試験 99
manual muscle testing (MMT)
　　42, 173
manually assisted coughing
　（MAC） 133
maximum insufflation capacity
　（MIC） 133
MDS-UPDRS (MDS-unified
　Parkinson's disease rating
　scale) 88
mechanical in-exsufflation (MI-E)
　　134
medial prefrontal cortex (MPFC)
　　241
medical research council (MRC) 44

mild cognitive impairment
　（MCI） 266
Mingazzini 試験 38
mini mental state examination
　（MMSE） 225, 267
mitochondrial myopathy,
　encephalopathy, lactic acidosis,
　and stroke-like episodes
　（MELAS） 118
modified Ashworth scale (MAS)
　　44, 151
modified water swallowing test
　（MWST） 251
motor activity log (MAL) 51
motricity index (MI) 44
MR アンギオグラフィー（MRA）
　　20
MSH-KAFO (KAFO with
　medial single hip joint) 296
multiple sclerosis 144
multiple system atrophy (MSA)
　　103
muscle tonus 147
myelitis 144
myelopathy hand 147
myoclonus epilepsy associated
　with ragged-red fibers
　（MERRF） 118

N

near infrared spectroscopy
　（NIRS） 21
neonatal behavioral assessment
　scale (NBAS) 192
nerve conduction study (NCS) 17
neurobehavioural disability 219
neuromuscular disease
　swallowing status scale
　（NdSSS） 254
neuropsychiatric inventory
　（NPI） 272
neuropsychological impairment
　　219

NIHSS (National Institute of Health stroke scale) 48
non-invasive positive pressure ventilation (NPPV) 7

O

orbito frontal cortex (OFC) 241
orthostatic hypotension 159
ossification of posterior longitudinal ligament (OPLL) 144
ossification of yellow ligament (OYL) 144

P

paraplegia 142
patellar clonus 147
peak cough flow (PCF) 133
pediatric evaluation of disability inventory (PEDI) 194
penumbra 6
periventricular leukomalacia (PVL) 187
Pisa 徴候 80
polymyositis (PM) 118
Pompe 病 118
positron emission tomography (PET) 21
posterior spinal artery syndrome 145
pressure sore 160
progressive strength training 128

Q

quadriplegia 142
quantitative sudomotor axon reflex test (QSART) 24

R

range of motion exercises (ROM) exercise 128
Raven's coloured progressive matrices (RCPM) 225

reciprocating gait orthosis (RGO) 296
repetitive facilitative exercise 14
repetitive saliva swallowing test (RSST) 251
repetitive transcranial magnetic stimulation (rTMS) 14
respiratory dysfunction 159
Romberg 徴候 99
root symptom 151

S

scale for the assessment and rating of ataxia (SARA) 105
Semmes-Weinstein monofilament test 173
sensory nerve action potential (SNAP) 17
simple test for evaluating hand function (STEF) 51, 105
somatosensory evoked potential (SEP) 18
spastic gait 147
spasticity 147
spinal angiopathy 144
spinal canal 141
spinal cord 141
—— injury 142
spinal cord injury without radiographic abnormality (SCIWORA) 146
spinal cord injury without radiographic evidence of trauma (SCIWORET) 146
spinal symptom 151
Spurling test 151
steppage gait 124
straight leg raising test 151
stroke impairment assessment set (SIAS) 45

T

T 字杖 131
tendon reflex 147
tenodesis 163
tetraplegia 142
time up & go test 106
trail making test (TMT) 225
transcranial magnetic stimulation (TMS) 19
transverse myelopathy 145
Trendelenburg 歩行 123
Trömner reflex 147
tumor of spinal cord 144

U

Uhthoff 徴候 157

V

Valsalva 試験 24
videoendoscopy or videoendoscopic examination of swallowing (VE) 22, 252
videofluoroscopy or videofluoroscopic examination of swallowing (VF) 22, 252
vital capacity (VC) 133
voluntary movement 99
voxel-based morphography (VBM) 13, 21

W

waddling gait 123
Wallenberg 症候群 257
Wartenberg reflex 37, 147
wind-swept 変形 216
Wolf motor function test (WMFT) 49
writhing movements 188

【監修者略歴】
江藤文夫（えとうふみお）
1972年東京大学医学部医学科卒業．1974年東京大学医学部老年病学教室入局，1984年東京大学医学部附属病院理学療法部講師，1993年獨協医科大学リハビリテーション科学教授，1998年東京大学医学部附属病院理学療法部教授，2001年東京大学大学院医学系研究科リハビリテーション医学分野教授，2005年国立（身体）障害者リハビリテーションセンター病院長，2011年同総長，2013年同退職，同顧問．

【編者略歴】
和田直樹（わだなおき）
1995年群馬大学医学部卒業．同大学院終了．獨協医科大学リハビリテーション科，東京大学リハビリテーション科での勤務を経て2002年より群馬大学リハビリテーション科勤務．2013年メイヨークリニック神経内科に留学．2015年より群馬大学リハビリテーション科教授．現在に至る．

神経疾患のリハビリテーション
2019年12月1日　1版1刷　　　　　　　©2019

監修者　　編　者
江藤文夫　　和田直樹

発行者
株式会社 南山堂　代表者 鈴木幹太
〒113-0034　東京都文京区湯島4-1-11
TEL 代表 03-5689-7850　www.nanzando.com

ISBN 978-4-525-24841-3　　定価（本体4,000円＋税）

JCOPY ＜出版者著作権管理機構 委託出版物＞
複製を行う場合はそのつど事前に(一社)出版者著作権管理機構（電話03-5244-5088，FAX 03-5244-5089, e-mail: info@jcopy.or.jp）の許諾を得るようお願いいたします．

本書の内容を無断で複製することは，著作権法上での例外を除き禁じられています．また，代行業者等の第三者に依頼してスキャニング，デジタルデータ化を行うことは認められておりません．